扫频光源光学相干断层扫描

Atlas of Swept Source Optical Coherence Tomography

（波）索菲亚·麦克沃斯卡　编著

邵　毅　周　琼　余　瑶　主译

中国科学技术出版社

·北　京·

图书在版编目（CIP）数据

扫频光源光学相干断层扫描 /（波）索菲亚 · 麦克沃斯卡编著；邵毅，周琼，余瑶主译 .
— 北京：中国科学技术出版社，2020.9
ISBN 978-7-5046-8343-4

Ⅰ . ①扫… Ⅱ . ①索… ② 邵… ③ 周… ④ 余… Ⅲ . ①眼病一影象诊断 Ⅳ . ① R770.43

中国版本图书馆 CIP 数据核字（2019）第 180748 号

First published in English under the title
Atlas of Swept Source Optical Coherence Tomography
edited by Zofia Michalewska and Jerzy Nawrocki

策划编辑	崔晓荣　孙若琪　王　群
责任编辑	张晶晶
装帧设计	华图文轩
责任校对	焦　宁
责任印制	李晓霖

出　　版	中国科学技术出版社
发　　行	中国科学技术出版社有限公司发行部
地　　址	北京市海淀区中关村南大街 16 号
邮　　编	100081
发行电话	010-62173865
传　　真	010-62179148
网　　址	http://www.cspbooks.com.cn

开　　本	787mm×1092mm　1/16
字　　数	180 千字
印　　张	10
版　　次	2020 年 9 月第 1 版
印　　次	2020 年 9 月第 1 次印刷
印　　刷	河北鑫兆源印刷有限公司
书　　号	ISBN 978-7-5046-8343-4 / R • 2446
定　　价	108.00 元

译者名单

主　译　邵　毅　周　琼　余　瑶

副主译　施　策　陶文思　周学智

主　审　王建华

编　委（以姓氏笔画排序）

王建华　Bascom Palmer 眼科医院
石文卿　南昌大学第一附属医院
叶　蕾　南昌大学第一附属医院
朱佩文　南昌大学第一附属医院
向楚琪　中山大学中山眼科中心
刘荣强　广州医科大学附属第一医院
刘钰鑫　南昌大学江西医学院
刘康成　中南大学湘雅医院
李　娟　西安市第四医院
杨　林　南昌大学第一附属医院
吴园园　南昌大学第一附属医院
杨启晨　香港中文大学眼科及视觉科学系
杨雁嫦　南昌大学江西医学院
余　瑶　南昌大学第一附属医院
邵　毅　南昌大学第一附属医院
周　琼　南昌大学第一附属医院
周学智　中南大学湘雅医院
施　策　温州医科大学眼视光医院
闻思敏　南昌大学第一附属医院
袁　晴　南昌大学第一附属医院
徐云芳　南昌大学第一附属医院
容　蓉　中南大学湘雅医院
陶文思　Bascom Palmer 眼科医院
黄　亮　南昌大学第一附属医院
龚滢欣　南昌大学江西医学院
黎　彪　南昌大学第一附属医院

序　言

眼科作为一门医学专科有其特别之处，眼科医生可以直接观察到疾病。在过去，眼科医生通过绘画来记录他们观察到的症状，但这对许多现代眼科医生来说是不够的。眼科检查的第一个飞跃是产生了眼底照相和荧光血管造影术。这些技术能更好地记录病情，还能帮助医生进一步认识疾病。另一个诊断疾病的重要来源是患者眼部的病理组织学检查。

20 世纪 90 年代，James Fujimoto，David Huang 和 Eric Swanson（麻省理工学院）对 Carmen Puliafito（南加州大学）和 Joel Schuman（匹兹堡大学）的临床眼科仪器进行了改进，发明了时域光学相干断层扫描（optical coherence tomography, OCT）。这一革命性改变成为改善视网膜疾病检查和记录的里程碑。第三代时域 OCT（Stratus OCT, Zeiss, Oberkochen, Germany）迅速成为全世界的一项标准检查。本书主编 Michalewska 博士和 Nawrochi 博士非常高兴见证了这一成像领域的发展。2006 年 1 月，他的诊所引进了第一台频域光学相干断层扫描仪（spectral-domain OCT, SD-OCT），并在 2006 年夏纳举办的美国视网膜手术协会与欧洲玻璃体视网膜学会的联合会议上第一次报道了用这项设备进行检查的一系列患者。在 2007 年又发表了关于 SD-OCT 的第一篇文章。

从此，这个领域飞速发展。早在 2008 年，Richard Spaide 提出了增强型深度成像 OCT（EDI-OCT），该技术可以实现脉络膜的可视化。新的高质量 SD-OCT 能够在体内进行组织病理学检查。

到 2012 年年底，SD-OCT 已经成为全世界的标准检查。当时又革命性地推出频扫 OCT（SS-OCT）（DRI-OCT, Topcon, Tokyo, Japan）。这项新技术可以在更高质量、更广范围的同时实现对玻璃体、视网膜和脉络膜进行三维检查。2013 年 1 月，Michalewska 博士和 Nawrochi 博士的诊所改用 SS-OCT。他们没有预想到在两年后，即 2015 年出现了 SS-OCT 血管造影术（SS-OCTA）（Atlantis 以及之后的 Triton, Topcon, Tokyo, Japan）。

除了能更好、更清楚地观察视网膜、玻璃体和脉络膜，SS-OCT 和 SS-OCTA 还提高了医生对许多疾病的认识，并改变了许多疾病诊断的要点。

本图集提供了许多有关 SS-OCT 和 SS-OCTA 病理学检查的信息。作者们展示了这项新技术的优势(以及可能的困难)，通过高质量的图片来解释 SS-OCT 的成像，帮助读者进行研究。本书还对 Jay Duker 和 James Fujimoto 等引领正在开发的这项新技术的未来进行了探讨。

本书的作者来自不同国家，他们分享了自己对视网膜疾病及青光眼的认识。他们希望对青光眼在视网膜学中能引起足够的重视，并为此提供了跨学科的优势。

Michalewska 博士和 Nawrochi 博士很荣幸能够跟一个非常专业的杰出团队和出版商来出版这本图集。希望本图集可以给读者提供关于这一技术的最新信息，同时希望眼科医生及视网膜专家通过阅读本图集可以增长对这一技术的知识。

Lodz, Poland　　Zofia Michalewska

Lodz, Poland　　Jerzy Nawrocki

（杨启晨　王建华　译）

目　录

第一章

频扫 OCT 简介

光学相干断层扫描（optical coherence tomography, OCT）这个概念是于 1991 年首次提出的，是一种可实现光学无创成像的方法，可以使生物组织的横截面可视化，其分辨率比传统超声波高 1 ～ 2 个数量级。由于眼对于可见光和近红外光是光学可达的，因此眼科 OCT 是 OCT 发明中最成功的临床应用，具有无比的轴向分辨率（1 ～ 10μm）和穿透深度（组织 1 ～ 2mm）。本章简要介绍了 OCT，包括早期的时域 OCT（time-domain OCT, TD-OCT） 和 最近的频域 OCT（fourier-domain OCT, FD-OCT），它们可以表征为两种形式的光谱域 OCT（spectral-domain OCT, SD-OCT） 和扫描光源 OCT（SS-OCT）。自 2006 年 SD-OCT 商业推出以来，包括世界上第一个 Topcon 3D OCT-1000， 与 TD-OCT 相比，SD-OCT 具有速度快、灵敏度高等显著的优势，使得 OCT 仪器在眼科中得到了更广泛的应用。另外，采用最先进的高速波长调谐激光器（扫频源）、数字数据采集和处理技术的 SS-OCT 克服 SD-OCT 在更深范围下信号的衰减，以及用于观察更广视野结构 OCT 和 OCT 血管造影成像提供了前所未有的 A 扫描速率。随着商用波长调谐激光器的进步，第一台临床 1μm SS-OCT 机器 Topcon DRI OCT-1 Atlantis 于 2012 年商业化地应用于视网膜成像。

如图 1-1 所示，OCT 沿着轴向方向（A 扫描）测量光学后向散射分布（背向散射光的强度和飞行时间），类似测量传统超声成像中声波的回声。通过横向扫描入射光束并执行连续的 A 扫描来产生二维横截面图像（B 扫描）。类似地，体积数据集可以通过沿着横向获取连续的 B 扫描来生成。

由于光速远高于声波的速度，因此直接测量背散射光的速度非常具有挑战性。相反，OCT 基于低相干干涉测量来间接测量通过混合后向散射光与来自参考反射镜的光而产生的光学干涉的传播时间。迈克尔逊干涉仪最常用于 OCT 系统。来自宽带光源的光被分束器分成参考臂和样本臂。来自这两个臂的反射光再次通过分束器重新组合，并用光电探测器进行检测。根据用于重建背向散射光的强度和传播时间的方法，有两种类型的 OCT 技术，即 TD-OCT 和 FD-OCT。

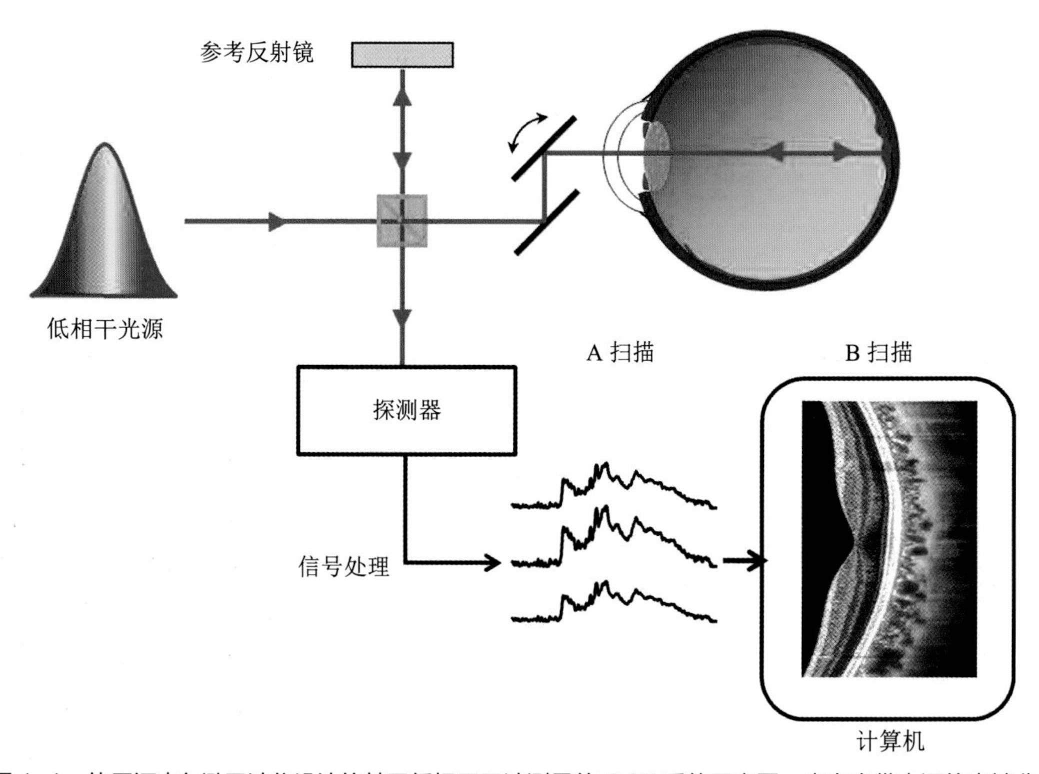

图 1-1 使用迈克尔逊干涉仪设计的基于低相干干涉测量的 OCT 系统示意图。来自宽带光源的光被分束器分成参考臂和样品臂。来自这两个臂的反射光再次通过分束器重新组合，并用光电探测器进行检测。通过扫描样品臂中的光来产生 OCT 图像，以沿着轴向方向获得顺序的光学后向散射轮廓。有两种类型的 OCT 技术，即时域 OCT（TD-OCT）和傅里叶域 OCT（FD-OCT），以重建背散射光的强度和传播时间。与在参考臂中使用移动反射镜的 TD-OCT 相反，参考反射镜在 FD-OCT 中是固定的，它包括频谱域 OCT 和扫频源 OCT

在 TD-OCT 系统中，将移动镜放置在参考臂中，并且使用单个光电检测器。当 OCT 系统中的参考反射镜沿着轴向方向移动时，获取样本的相应深度相关后向散射分布。OCT 的轴向分辨率由光源的相干长度决定，而成像速度取决于参考反射镜移动的速度。由于机械参考镜的速度相对较慢，商用眼科 TD-OCT 的成像速度已被限制在每秒 400 次 A 扫描。

为了进一步提高成像速度和灵敏度，基于快速线性检测器阵列的 SD-OCT 在 21 世纪初用于在体视网膜成像研究。在 SD-OCT 系统中，参考反射镜是静止的而不是移动的。成像速度取决于线性探测器阵列的速度，该速度可能高于每秒数万次 A 扫描，与 TD-OCT 系统相比，成像速度大约提高了 100 倍。SD-OCT 将干涉图检测为波长（λ）的函数，与直接检测作为 TD-OCT 中参考反射镜深度位置的函数的反向散射轮廓相反。如图 1-2 所示，深度信息，更确切地说是参考反射镜和样本之间的深度差，被编码为干涉条纹的频率。当样品的深度接近参考反射镜的深度时，干涉条纹的频率很低（图 1-2a）。当样品深

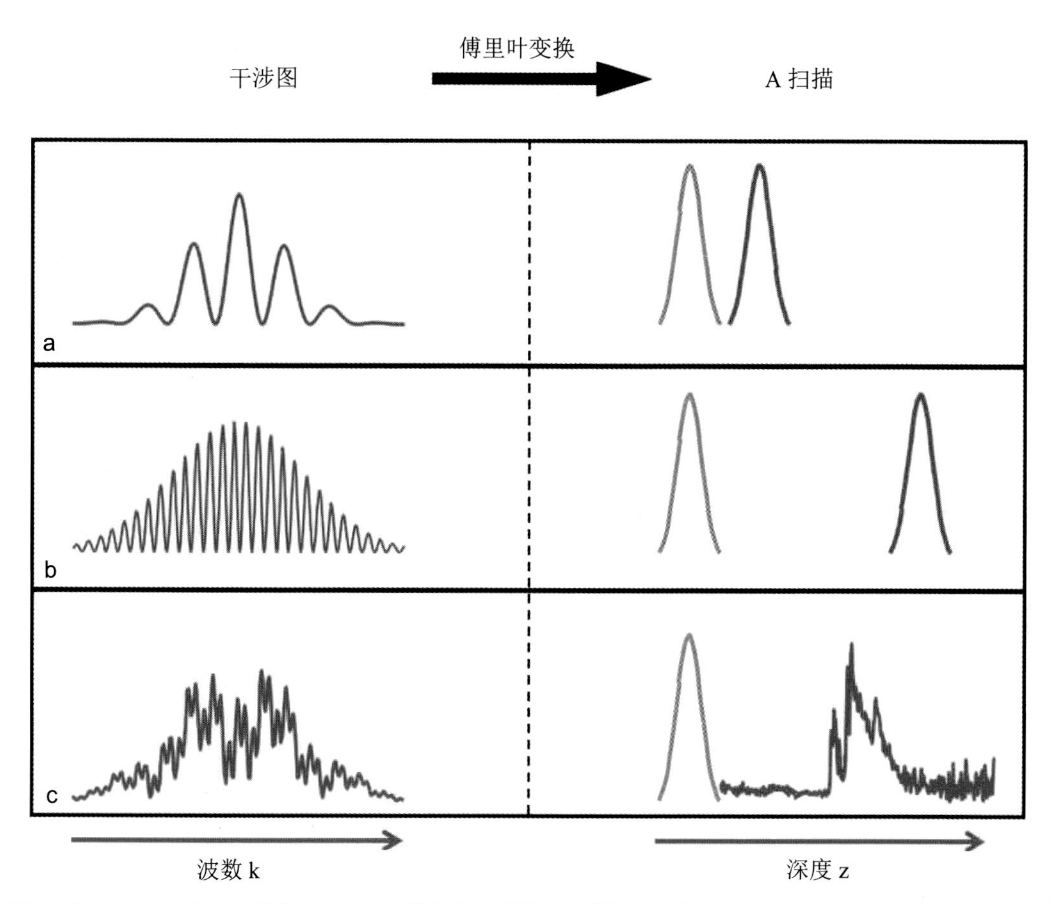

图 1-2 FD-OCT 信号重构示意图。通过对干涉图进行傅里叶变换来生成 A 扫描。(a) 低频干涉图对应参考反射镜附近的信号。(b) 高频干涉图对应远离参考反射镜的信号。(c) OCT 干涉图可以具有多个频率分量，包括 A 扫描剖面中重建的不同深度的信号

度远离参考镜时，干涉条纹的频率很高（图 1-2b）。使用线性探测器阵列同时检测沿轴向从不同深度反射的光（图 1-2c）。通过对波数（k）中检测到的干涉图执行傅里叶变换，可以很容易地获取 A 扫描轮廓。

SD-OCT 更高的速度和灵敏度使体积成像具有更好的图像质量。另外，SD-OCT 受到 FD-OCT 技术中出现的信噪比（signal-to-noise ratio, SNR）衰减特性的影响。如图 1-3 所示，在 SD-OCT 中通常观察到，重构后的样本信号强度在离零延迟位置较远时变弱。

这种 SNR 衰减主要是由于 SD-OCT 解析干涉条纹的能力有限所致。在使用宽带光源如超发光二极管（superluminescent diode, SLD）的 SD-OCT 系统中，干涉图是由检测臂中的光谱仪产生的，该检测臂扩散不同波长的光以通过线性检测器阵列记录。然而，由于线性探测器阵列上的像素数量有限，彼此非常接近的不同波长的光落在同一个像素上，并被无差别地数字化，如图 1-4 所示。

结果，干涉条纹的分辨率降低。在数学上，这构成了干涉图在线性检测器阵列

的每个元件上的光源的连续谱上的积分效应。换句话说，根据频率的不同，干涉条纹的分辨率在检测期间会受到不同的影响。如图 1-3 所示，条纹频率越高，衰减越多，其幅度越弱。因此，在傅里叶变换之后，重构信号的幅度将与深度有关。据报道，SD-OCT 的 SNR 衰减可高达 15dB/mm。考虑到商用眼科 OCT 仪器的典型 2mm 成像范围，高达 30dB 的 SNR 下降非常显著，并且成像范围的下端实际上不可用的情况并不少见。

通过消除光谱仪和线性检测器阵列的使用，SS-OCT 采用快速波长调谐激光器、高速光电探测器和信号数字化仪。因此 SS-OCT 提供了在 SD-OCT 中看到的光谱仪光谱分辨率限制的重要解决方案，并且因此能够进行更深范围的成像而不损害由上述 SNR 衰减导致的更深位置处的灵敏度。如图 1-5 所示，在 SS-OCT 中使用的激光光源的瞬时线宽度，而不是在 SD-

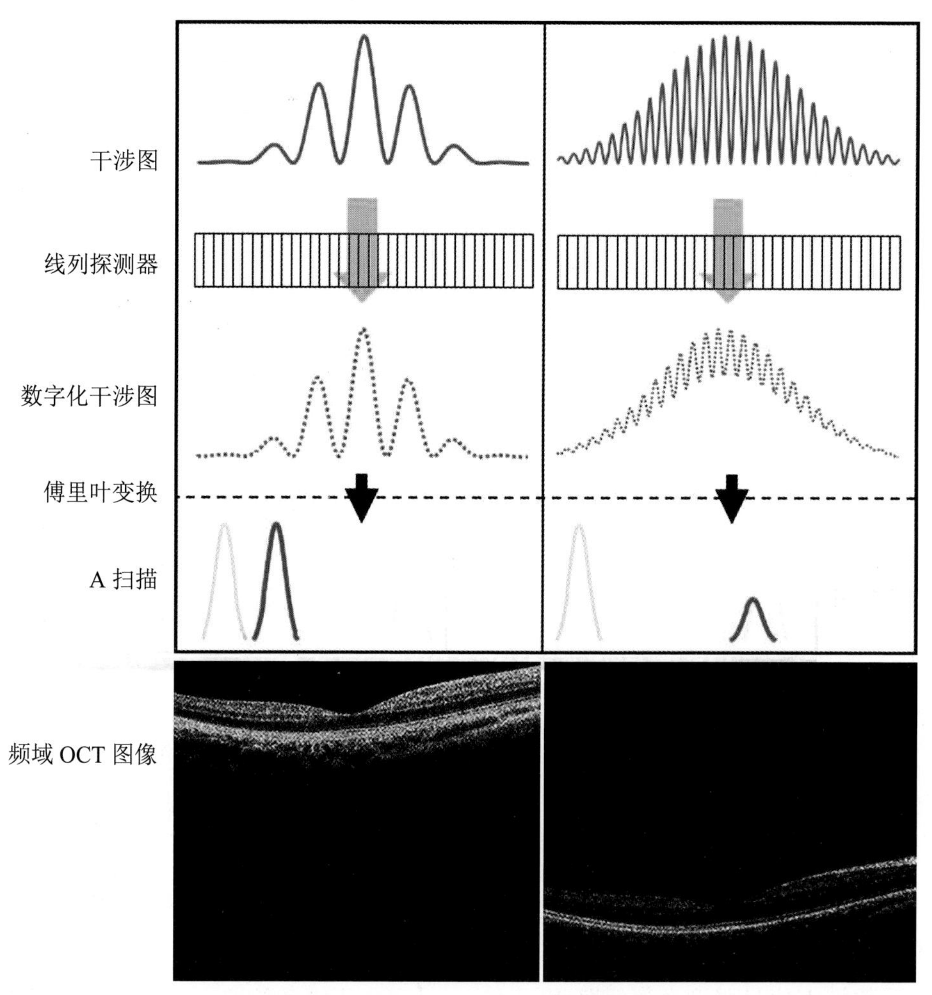

图 1-3　SD-OCT 中的信号滚降示意图。干涉图的光谱分辨率受光谱仪线性检测器阵列的限制。较高频率的干涉图遭受更多的信号衰减。因此重构的 A 扫描的幅度在 SD-OCT 中与深度相关

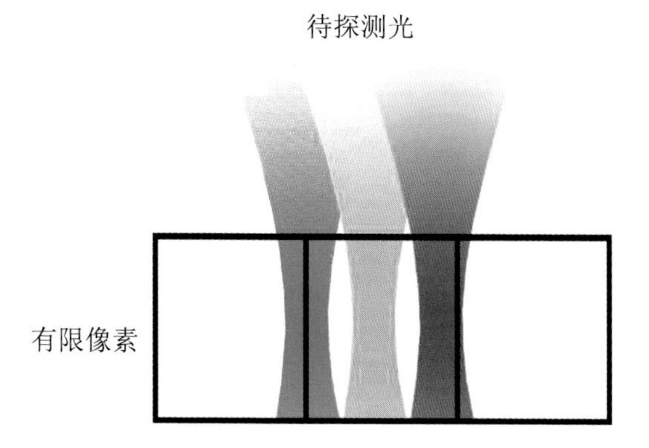

图 1-4　光谱域 OCT 光谱仪中有限像素上不同波长光分辨率限制的说明

OCT 中使用的线性检测器阵列的有限像素尺寸，主要取决干涉条纹的可分辨性。

瞬时线宽度表征激光模式在一个特定时刻的纯度，并且它扫过一系列单独的波长。理想状态下，调谐激光器在任何给定时刻都以单一波长发光。实际上，所发射的光通常由跨越特征为瞬时线宽的特定范围的多于一个波长的光子组成。这种波长杂质对 SD-OCT 中的线性检测器阵列的有限像素尺寸的影响类似于干涉图，并且

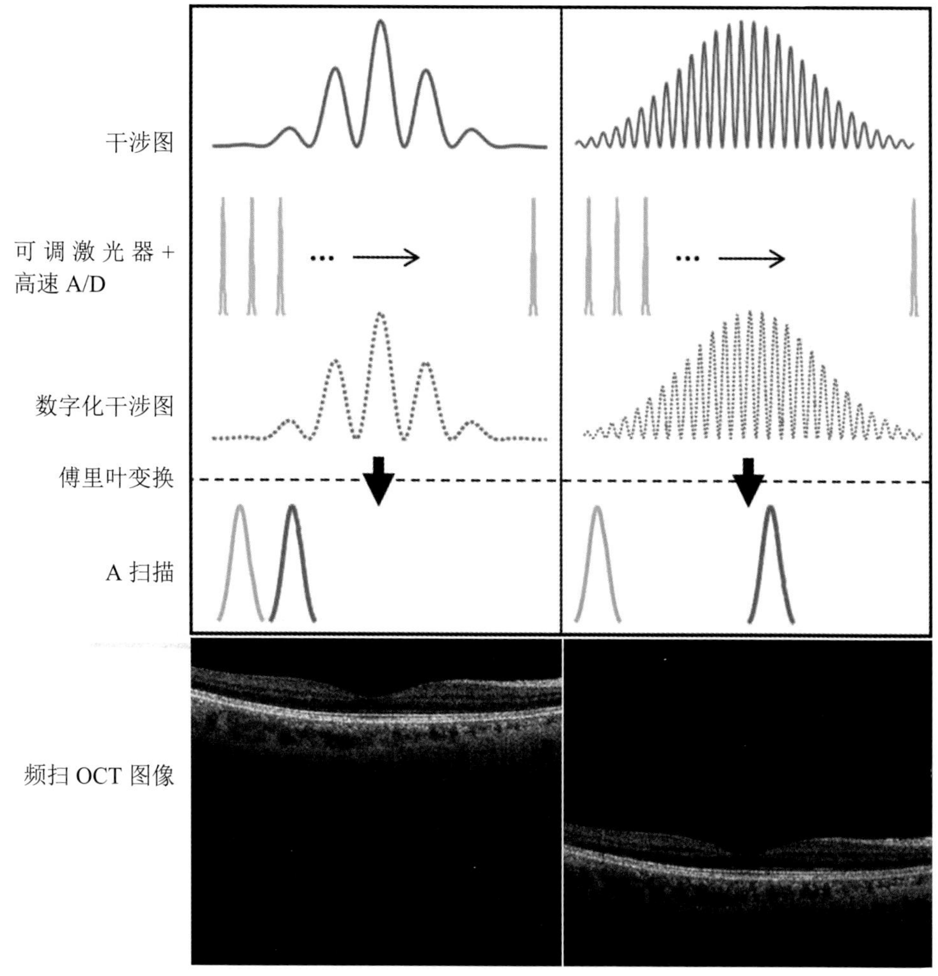

图 1-5　SS-OCT 中的信号滚降示意图。调谐激光瞬时线宽和高速数字化仪产生干涉图的良好可分辨性。较高频率的干涉图很好地解决而没有衰减。因此重建的 A 扫描不会在成像范围内出现信号滚降

也导致了 SNR 衰减。然而，随着激光技术的最新进展，商用调谐激光器已经显著改善了瞬时线宽。因此，干涉条纹可以在整个成像范围内得到很好的分辨。由最新的垂直腔表面发射激光器（vertical-cavity surface emitting laser，VCSEL）实现的 SS-OCT 系统中的 SNR 衰减在高达 50mm 的成像范围内几乎为零。

此外，SS-OCT 能够在 1μm 波长范围内工作。除了低吸水率和最小深度依赖性色散外，1μm 波长的 OCT 不易在组织中散射，如白内障和出血。它还可以更好地穿透视网膜色素上皮细胞（retina pigment epithelium, RPE）并观察脉络膜层和巩膜的深层结构。通过比较采用 800nm 波长 SD-OCT 系统（Topcon 3D OCT-2000）和 1μm 波长 SS-OCT 系统（Topcon DRI-2000）采集的不同深度的视网膜图像，可以了解 1μm 波长 SS-OCT 的实际优势（Topcon DRI-OCT Triton），如图 1-6 所示。

在成像范围内的任何深度获得高质量图像的能力不仅使患者和医生更容易拍摄 OCT 图像，而且还促进了能够适应眼球曲率的大成像范围。更重要的是，1μm 波长的 SS-OCT 可以增强先前遮挡的特征与同一图像中的视网膜的可视化，而无须复杂

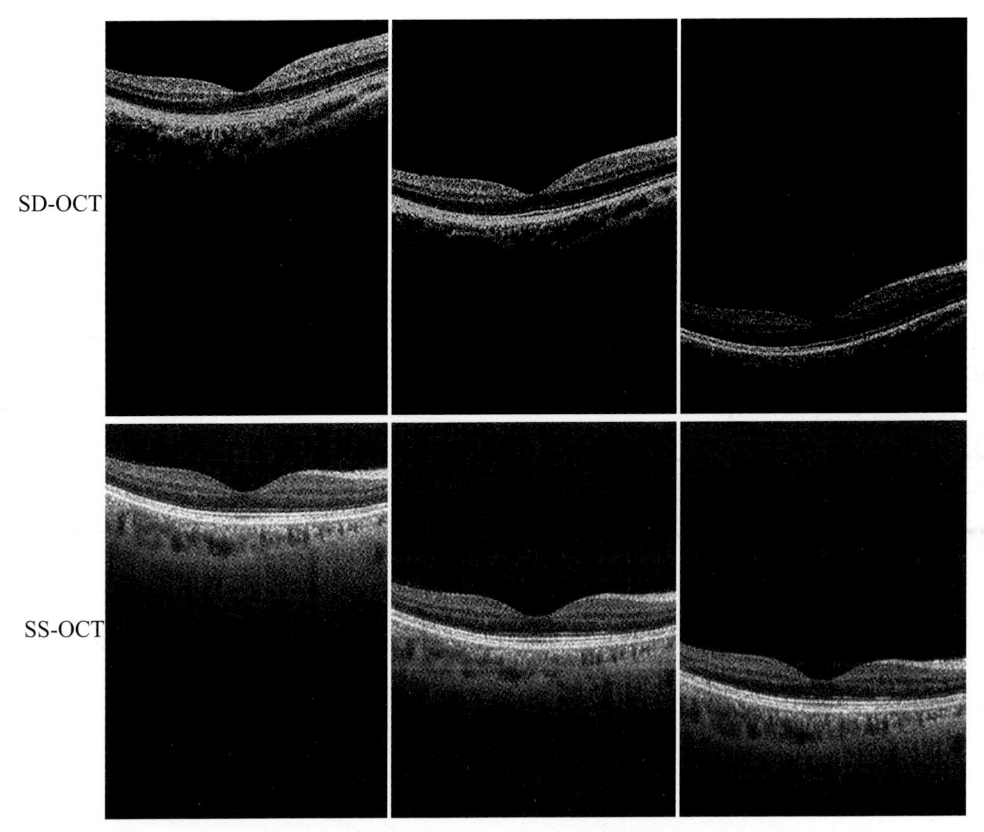

图 1-6　用 800nm 波长 SD-OCT 和 1μm 波长 SS-OCT 获取的不同深度的视网膜图像。1μm 波长的 SS-OCT 不仅可以观察脉络膜和巩膜的深层结构，而且还能在成像范围内的任意深度获得高质量的 SD-OCT 图像

的成像处理，如图 1-7 所示。

这有助于脉络膜成像、后玻璃体可视化以及新领域的眼科研究。基于 1μm 波长 SS-OCT 的 OCT 血管造影的最新发展也通过在正常人类受试者体内可视化脉络膜毛细血管和脉络膜微脉管系统来证明其功能成像能力。

SS-OCT 技术的发展为更好的临床眼科成像仪器提供了许多特性，包括更高的速度，更广的成像范围，均匀的灵敏度，更少的边缘洗出，更少的光线 - 白内障组织散射，更深的穿透力，更好地观察脉络膜，扫描光的不可见性，在成像过程中对患者的注意力分散更少，运动伪影更少，以及最终小型化和降低成本的潜力。商业 SS-OCT 的开发成果首次由拓普康在 ARVO 2010 上发布，用于临床研究的原型拓普康 SS-OCT 仪器不久之后，拓普康凭借最新一代 DRI-OCT Triton 继续引领临床 SS-OCT 技术。该技术融合了彩色眼底照相，荧光素血管造影和眼底自发荧光成像，以及前后位 OCT 和 OCT 血管造影。先进的 SS-OCT 技术为新一代多模式眼科仪器开启了全眼成像，测量眼轴长度和获取术中 OCT 的可能性。虽然 SD-OCT 目前在眼科市场仍占主导地位，但预计在不久的将来 SS-OCT 继续发展并为医学界做出越来越多的贡献。

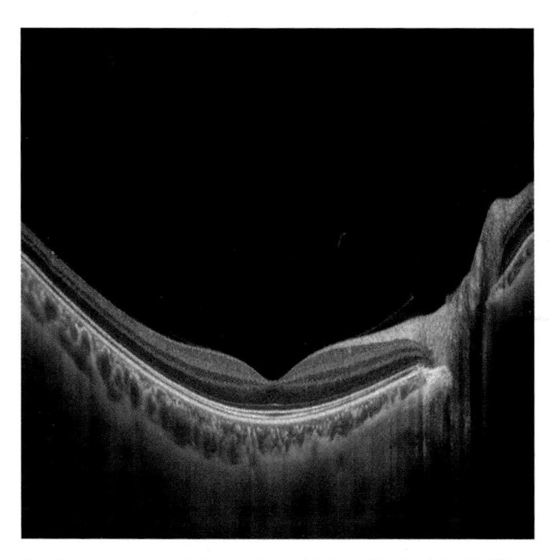

图 1-7 1μm 波长的 SS-OCT 增强了先前模糊特征与视网膜在同一图像中的可视化，而无须复杂的成像处理。1μm 波长的 SS-OCT 可实现玻璃体、脉络膜和巩膜细节的可见性

参考文献

[1] Huang D, Swanson EA, Lin CP, Schuman JS, Stinson WG, Chang W, et al. Optical coherence tomography. Science. 1991;254（5035）: 1178–1181.

[2] Leitgeb R, Hitzenberger C, Fercher A. Performance of fourier domain vs. time domain optical coherence tomography. Opt Express. 2003;11（8）:889–894.

[3] De Boer JF, Cense B, Park BH, Pierce MC, Tearney GJ, Bouma BE. Improved signal-to-noise ratio in spectral-domain compared with time-domain optical coherence tomography. Opt Lett. 2003;28（21）:2067–2069.

[4] Choma M et al. Sensitivity advantage of swept source and Fourier domain optical coherence tomography. Opt Express. 2003;11（18）: 2183–2189.

[5] Fujimoto J, Swanson E. The development, commercialization, and impact of optical coherence tomography. Invest Ophthalmol Vis Sci. 2016;57（9）:OCT1–OCT13.

[6] Klein T, Wieser W, Eigenwillig CM, Biedermann BR, Huber R. Megahertz OCT for ultrawide-field retinal imaging with a 1050nm Fourier domain mode-locked laser. Opt Express.

2011;19（4）:3044–3062.

[7] Klein T, Wieser W, Reznicek L, Neubauer A, Kampik A, Huber R. Multi-MHz retinal OCT. Biomed Opt Express. 2013;4（10）: 1890–1908.

[8] AAO New Product Report. Ophthalmology management. 2012;16:60–66. http://www.ophthalmologymanagement.com/articleviewer.spx?articleID=107777.

[9] Tearney GJ, Bouma BE, Fujimoto JG. High-speed phase- and group-delay scanning with a grating-based phase control delay line. pt Lett. 1997;22（23）:1811–1813.

[10] Wojtkowski M, Leitgeb R, Kowalczyk A, Bajraszewski T, Fercher AF. In vivo human retinal imaging by Fourier domain optical coherence tomography. J Biomed Opt. 2002;7（3）:457–463.

[11] Potsaid B, Gorczynska I, Srinivasan VJ, Chen Y, Jiang J, Cable A, et al. Ultrahigh speed spectral/Fourier domain OCT ophthalmic imaging at 70,000 to 312,500 axial scans per second. Opt Express. 2008;16（19）:15149–15169.

[12] Potsaid B, Baumann B, Huang D, Barry S, Cable AE, Schuman JS, et al. Ultrahigh speed 1050nm swept source/Fourier domain OCT retinal and anterior segment imaging at 100,000 to 400,000 axial scans per second. Opt Express. 2010;18（19）:20029–20048.

[13] Grulkowski I, Liu JJ, Potsaid B, Jayaraman V, Lu CD, Jiang J, et al. Retinal, anterior segment and full eye imaging using ultrahigh speed swept source OCT with vertical-cavity surface emitting lasers. Biomed Opt Express. 2012;3（11）:2733–2751.

[14] Wang Y, Nelson J, Chen Z, Reiser B, Chuck R, Windeler R. Optimal wavelength for ultrahigh-resolution optical coherence tomography. pt Express. 2003;11（12）:1411–1417.

[15] Esmaeelpour M, Povazay B, Hermann B, Hofer B, Kajic V, Kapoor K, et al. Three-dimensional 1060-nm OCT: choroidal thickness maps in normal subjects and improved posterior segment visualization in cataract patients. Invest Ophthalmol Vis Sci. 2010;51（10）: 5260–5266.

[16] Unterhuber A, Povazay B, Hermann B, Sattmann H, Chavez-Pirson A, Drexler W. In vivo retinal optical coherence tomography at 1040nm-enhanced penetration into the choroid. Opt Express. 2005;13（9）:3252–3258.

[17] Huber R, Adler DC, Srinivasan VJ, Fujimoto JG. Fourier domain mode locking at 1050nm for ultra-high-speed optical coherence tomography of the human retina at 236,000 axial scans per second. pt Lett. 2007;32（14）:2049–2051.

[18] Spaide RF. Visualization of the posterior vitreous with dynamic focusing and windowed averaging swept source optical coherence tomography. Am J Ophthalmol. 2014;158（6）:1267–1274.

[19] Spaide RF, Akiba M, Ohno-Matsui K. Evaluation of peripapillary intrachoroidal cavitation with swept source and enhanced depth imaging optical coherence tomography. Retina. 2012;32（6）: 1037–1044.

[20] Itakura H, Kishi S, Li D, Akiyama H. Observation of posterior precortical vitreous pocket using swept-source optical coherence tomography. Invest Ophthalmol Vis Sci. 2013;54（5）:3102–3107.

[21] Stanga PE, Sala-Puigdollers A, Caputo S, Jaberansari H, Cien M, Gray J, et al. In vivo imaging of cortical vitreous using 1050-nm swept-source deep range imaging optical coherence tomography. AM J Ophthalmol. 2014;157（2）:397–404.

[22] Flores-Moreno I, Arias-Barquet L, Rubio-Caso MJ, Ruiz-Moreno JM, Duker JS, Caminal JM. En face swept-source optical coherence tomography in neovascular age-related macular degeneration. Br J Ophthalmol. 2015;99

（9）:1260–1267.
[23] Choi W, Mohler KJ, Potsaid B, Lu CD, Liu JJ, Jayaraman V, et al. horiocapillaris and choroidal microvasculature imaging with ultrahigh speed OCT angiography. PLoS One. 2013;8（12）:e81499.
[24] Hendargo HC, McNabb RP, Dhalla AH, Shepherd N, Izatt JA. Doppler velocity detection limitations in spectrometer-based versus swept-source optical coherence tomography. Biomed Opt Express. 2011;2（8）:2175–2188.
[25] Adhi M, Liu JJ, Qavi AH, Grulkowski I, Lu CD, Mohler KJ, et al. Choroidal analysis in healthy eyes using swept-source optical coherence tomography compared to spectral domain optical coherence tomography. Am J Ophthalmol. 2014;157（6）:1272–1281.
[26] Wang Z, Lee HC, Vermeulen D, Chen L, Nielsen T, Park SY, et al. Silicon photonic integrated circuit swept-source optical coherence tomography receiver with dual polarization, dual balanced, inphase and quadrature detection. Biomed Opt Express. 2015;6（7）: 2562–2574.
[27] Reisman CA, Yang Q, Wang Z, Tomidokoro A, Araie M, Hangai M, et al. Enhanced visualization and layer detection via averaging optical coherence tomography images. Invest Ophthalmol Vis Sci. 2010;51（13）:3859. Presented at 2010 ARVO Annual Meeting.
[28] Hirata M, Tsujikawa A, Matsumoto A, Hangai M, Ooto S, Yamashiro K, et al. Macular choroidal thickness and volume in normal subjects measured by swept-source optical coherence tomography. nvest Ophthalmol Vis Sci. 2011;52（8）:4971–4978.
[29] Ohno-Matsui K, Akiba M, Moriyama M, Ishibashi T, Tokoro T, Spaide RF. Imaging retrobulbar subarachnoid space around optic nerve by swept-source optical coherence tomography in eyes with pathologic myopia. Invest Ophthalmol Vis Sci. 2011;52（13）: 9644–9650.
[30] Lu C, et al. Ultrahigh speed ophthalmic surgical OCT for intraoperative OCT angiography and widefield imaging. Invest Ophthalmol Vis Sci. 2016. Presented at 2016 ARVO Annual Meeting.

（刘钰鑫 邵 毅 译）

第二章

频扫 OCT 的临床应用和优势

拓普康 DRI Triton 是一款内置彩色眼底相机的光学相干断层扫描仪（OCT）。它采用扫频光源技术，中心波长为 1050nm，扫描速度为 100kHz，深度分辨率为 8μm。它提供人眼前后段的高速、高分辨率 B 扫描。它还提供了 3D 扫描模式，可以以横截 *en face* 模式查看。它可以自动生成各种视网膜层的厚度图，包括：①全视网膜厚度；②视网膜神经纤维层（retinal nerve fiber layer, RNFL）；③神经节细胞层（ganglion cell layer, GCL）加上内网状层（inner-plexi-form layer, IPL）；④ RNFL 加 GCL 加 IPL；⑤脉络膜层。由于扫描速度快，可以在一次扫描中对大部分视网膜进行成像，包括覆盖 12mm×9mm 区域的 3D 扫描，其中包括黄斑和视盘区域。该装置能够捕捉超出传统宽视野（100°）的优异解剖细节（图 2-1）。

Triton OCT 拥有一个标准参考数据库，通过该数据库可以比较厚度图，并自动识别与正常的偏差。Triton（Triton plus）版本还能够执行荧光素血管造影（fluorescein angiography, FA），无红细胞成像和眼底自发荧光（fundus autoflourescence, FAF）。最近，Triton 还包括执行 OCT 血管造影术的能力，创建微血管的 3D 图像。它是帮助临床医生检测和管理许多眼部病变的有用且不可或缺的工具。Triton OCT 尚未在美国批准销售。

Triton 是第三代 OCT 的一部分。第一代 OCT 是 20 多年前由麻省理工学院的 Jim Fujimoto，David Huang，Michael Hee 等开发的。该 OCT 速度缓慢，分辨率差，并且按照时域原则进行操作。也就是说，它在干涉仪中使用了一个移动的参考镜，这限制了速度。光源宽度的限制（±25nm），导致深度分辨率有限（10 ～ 20μm）。尽管存在这些限制，但时域 OCT 在商业上取得了成功，并成为视网膜和青光眼的参考标准。最近开发的第二代 OCT，使用

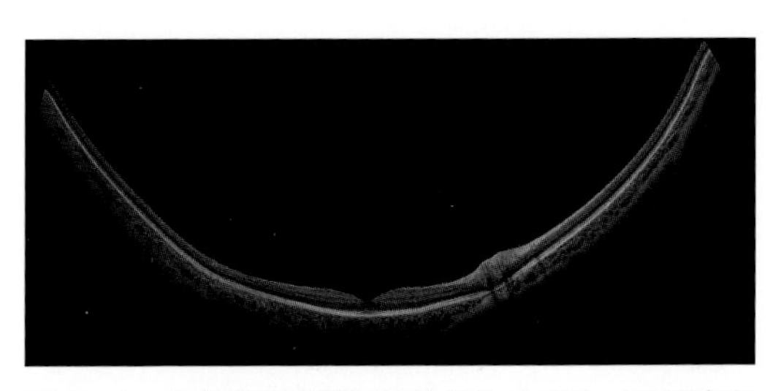

图 2-1　正常视网膜的宽场 SS-OCT，显示清晰的视网膜和脉络膜细节，包括视盘、黄斑和周边。该图像表示以黄斑为中心的 136° 视场

傅里叶域（也称为光谱域）方法。它的速度更快（20 ～ 70kHz），并且深度分辨率（5 ～ 8μm）也有所提高，主要是因为它使用了一个固定的参考反射镜并具有宽带光源（±50nm）。第三代 OCT，扫频 OCT（SS-OCT）包括几项重大技术进步。首先，SS-OCT 将扫频光源技术与波长较长的光源结合使用。扫频源利用窄带波长激光，并扫过宽范围的波长。这消除了对光谱仪的需求，该光谱仪允许更快的扫描速度（100kHz）。较长波长的光源（集中在 1050nm）由于较长波长的性质（较少散射，较好的穿透）而提供较强的穿透。这随后允许首次对脉络膜进行成像和定量评估，以及更好地穿透白内障和其他介质浑浊。相比时域或傅里叶域 OCT，SS-OCT 的灵敏度随着深度而较少降低，这意味着整个图像从上到下具有高灵敏度（图 2-2）。这使玻璃体成像，同时在同一扫描中保持良好的脉络膜能见度。较长波长的另一个优点是它对人眼的可见度较低，因为它以 1050nm 为中心，范围为 ±50nm。这是有利的，因为患者通常看不到扫描光，因此他们不会分心并且不太可能使眼睛跟随扫描光束。多年来，OCT 技术不断发展，第三代 OCT 的 SS-OCT 是最新版本，与旧版本相比具有许多优势。

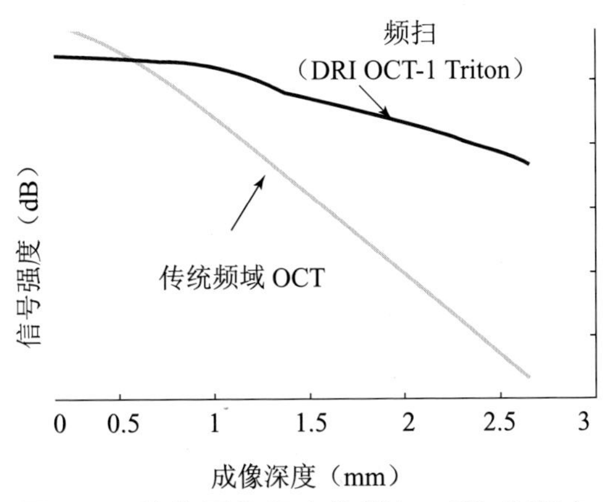

图 2-2 随着图像深度的增加，SD-OCT 与 SS-OCT 之间的灵敏度下降的比较。SD-OCT 的灵敏度下降明显更大

Triton OCT 还允许用户使用 *en face* 方法显现视网膜和视神经。在 *en face* 模式下，用户可以从上到下或从 *en face* 模式查看数据的 3D 方块。这允许其进行详细的表面评估。该软件不仅允许用户可以查看顶部表面，而且可以查看视网膜最深层的任何平面，包括脉络膜和筛板。用户也可以选择要显示的层的深度，这进一步增强了所需的结构（图 2-3）。

除了 *en face* 模式外，Triton 还提供了使用增强玻璃体可视化（Enhanced vitreous visualization, EVV）模式更好地观察玻璃体的机会。这种专有方法可以提高图像中各个层面的信噪比，从而大大增强了结构的可视化，特别是在玻璃体中（图 2-4）。

另一个有用的软件功能称为 SMARTTrack ™，可以执行线扫描和 OCT 血管造影的实时追踪。该功能利用眼底图像锁定和跟踪眼球运动（通过使用血管和视盘等标志）。它会实时更新，一旦激活，扫描就会移动以补偿眼球运动，并保持在视网膜上的相同位置。被称为眼底引导采集（fundus guided acquisition, FGA）的相关软件特征允许用户识别并指示 OCT 扫描将拍摄的眼底图像上的精确位置。跟踪功能可在扫描过程中将扫描锁定在此位置，并且后续功能允许用户稍后再次在同一位置进行扫描。

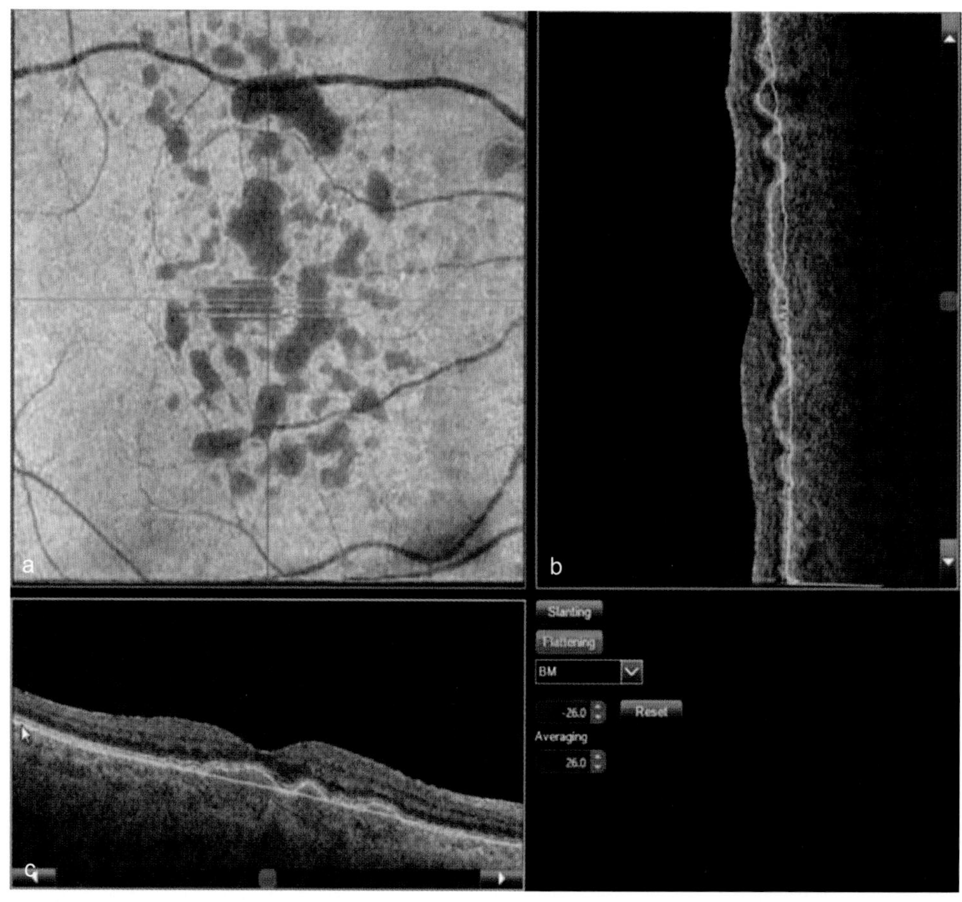

图 2–3 （a）干性年龄相关性黄斑变性的 *en face* OCT，展示黄斑以外大的融合血管。（b）在视网膜色素上皮层的水平分割。（c）在视网膜色素上皮层的垂直分割

SS-OCT 比 SD-OCT 有许多优点。传统频谱 OCT（SD-OCT）应用较短波长（850nm），随后图像质量可能会受到媒介浑浊 [如核硬化（白内障），出血，玻璃体内气体和油] 的负面影响。相反，与 SS-OCT 一起使用 1050nm 波长，提供了通过各种介质不透明度增加穿透深度的独特优势。

SS-OCT 的一项新应用是 OCT 血管造影术（OCT-A）的整合。OCT-A 是一种新颖的非侵入性成像方法，用于观察人眼微血管网络。该方法详细地提供了所有视网膜层的血管信息，超出了常规荧光素血管造影术（FA）所能看到的，但是没有使用染料注射（可以在 3 ～ 4s 生成完整的 3D 微血管图）。这是通过以重复的方式扫描相同的位置，然后随时间检测强度差异来实现的。这些随时间变化的强度变化可归因于运动（即血管内的血流）。Triton 系统中使用的方法称为 OCTARA ™，即 OCTA 比率分析。该名称描述了拓普康用于检测视网膜和脉络膜微血管模式的基本过程（它是对随时间变化的强度变化的比率分析）。该算法表示 OCT 信号幅度变化的相对测量，优化了视网膜和脉络膜上的血管造影

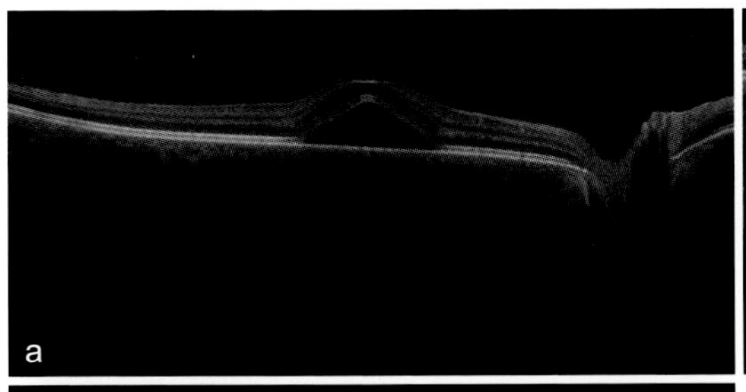

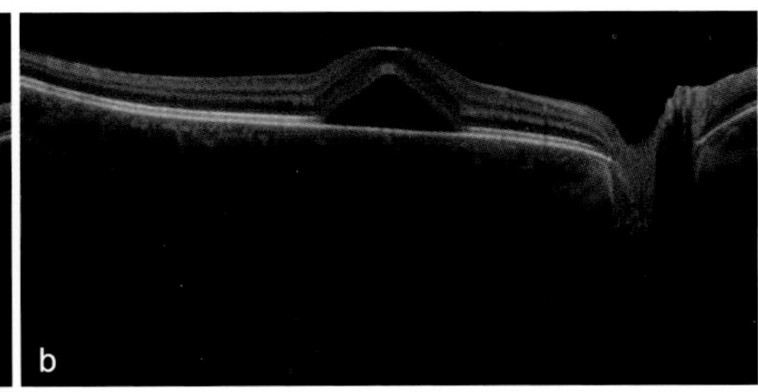

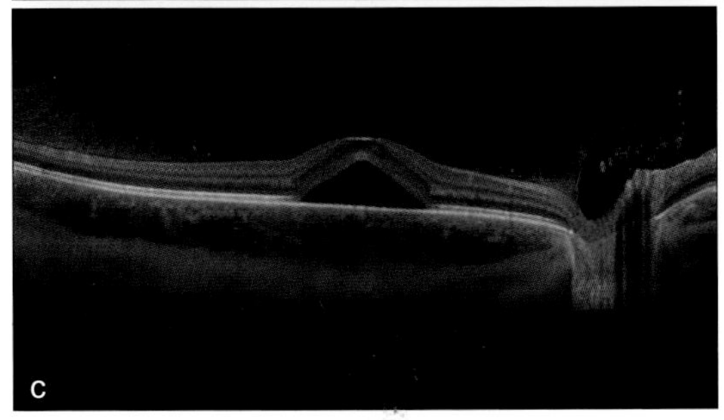

图 2-4 增强的玻璃体可视化（EVV）。(a) 显示急性中心性浆液性脉络膜视网膜病变和视网膜下液。在这个图像中没有玻璃体增强（EVV “off”）。(b) 与 (a) 中的眼相同，但玻璃体增强转为其最低水平（+1）。(c) 在 (a) 中展示相同的眼，但具有最大的玻璃体增强（EVV + 5）。在这种情况下，脉络膜细节也得到改善，透明的后巩膜边界和玻璃体清晰可见

可视化，并且还增强了最小可检测信号。

与 *en face* 类似，使用可修改的分割线，可以在任何深度对血管系统进行可视化。四个关键的视网膜血管层默认呈现：①浅层毛细血管丛（SCP），其从内界膜（ILM）分隔至大约内丛状层 / 内核层边界（IPL/INL）；②从大约 IPL/INL 边界向下分割 70μm 的深层毛细血管丛（DCP）；③从 IPL/INL 边界以下 70μm 到 Bruch 膜（BM）分割的外视网膜；④脉络膜毛细血管，其从 BM 分割成 10μm（图 2-5）。

图 2-6 显示了一只正常眼和 BRVO 眼表层 OCT 血管造影图像的例子。扫描区域可以选择 3mm×3mm，4.5mm×4.5mm 和 6mm×6mm。Triton 扫频源方法的一些固有优势也有助于 OCT 血管造影成像方法，包括与频谱 OCT 相比更快的速度和更好的深度渗透。这些被发现有助于更好地检测脉络膜新生血管膜（choroidal neovascular membranes, CNVMs）。

Triton 软件还附带多种扫描类型和临床报道。一个重要的新扫描是一个具有 256 个高分辨率 B 扫描（512 个扫描）的宽场（12mm×9mm）协议，它提供了大面积（超过 30×40° ）的厚度图和高分辨率 B 扫描在同一份报告中（图 2-7）。还有详细的 3D 黄斑报告和青光眼报告，包括新的 Hood 报告。

Hood 报告是由纽约哥伦比亚大学教授 Don Hood 开发的专门用于青光眼评估的新一页报告（图 2-8）。这份报告有几个关键特征，对指导与青光眼检测和管理有关的临床决策尤其有帮助。报告的布局旨在指导临床医生通过 OCT 结果的几个关键方面来改进评估。报告的左上角是围绕视盘周围 3.45mm 处的周围 RNFL 的 B 扫描图像。该图像下方是来自该 B 扫描的周围 RNFL 厚度轮廓（黑色曲线），其叠加在参考数据库的规范限制（颜色区域）上。与典型的 RNFL 厚度剖面不同，RNFL 剖面的颞侧位于图像的中心。也就是说，

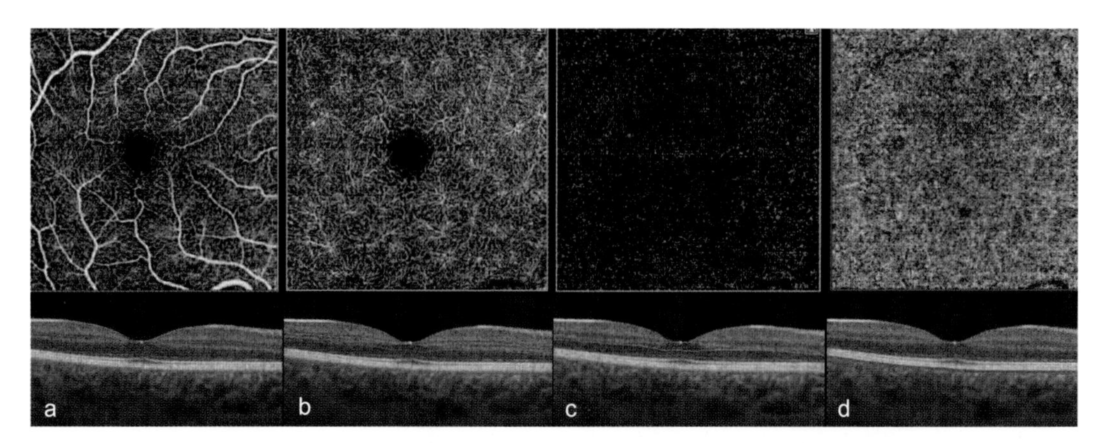

图 2-5　正常人视网膜的 SS-OCT 血管造影（4.5mm × 4.5mm）。（a）浅表毛细血管丛。（b）深层毛细血管丛。（c）外视网膜。（d）脉络膜毛细血管

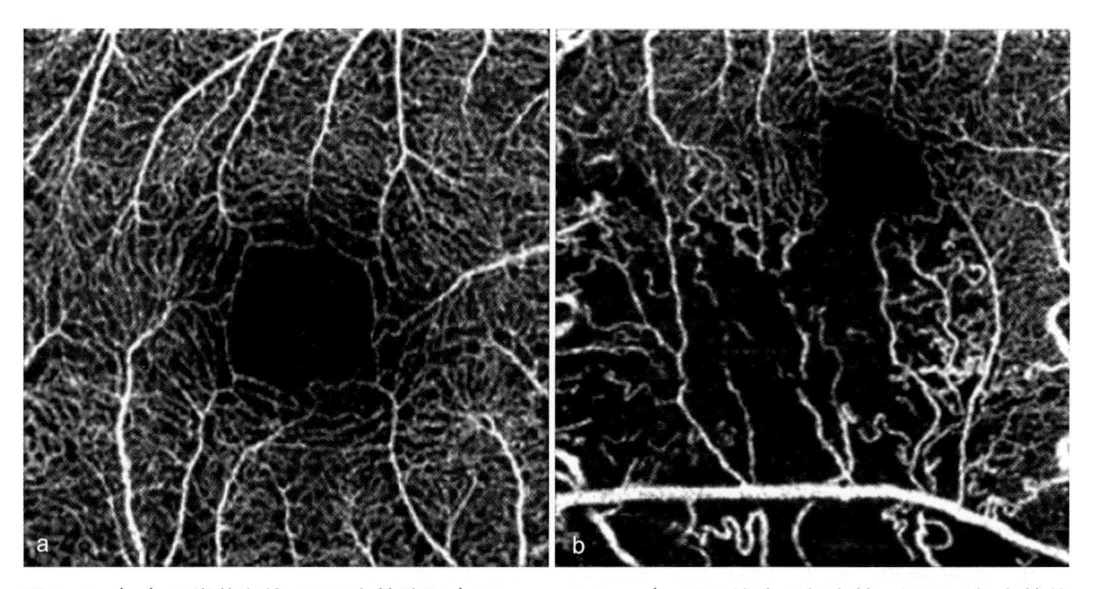

图 2-6 （a）正常黄斑的 OCT 血管造影（4.5mm × 4.5mm），显示浅表毛细血管，深层毛细血管丛和脉络膜毛细血管组合以及正常中心凹无血管区。（b）视网膜分支静脉阻塞（BRVO）后的 OCT 血管造影。流量减少的区域（无灌注）被视为黑色，缺血脉管系统

RNFL 外周 B 扫描（和厚度分布图）从视盘的鼻侧开始，然后在上方，再下方，然后再次返回鼻腔（NSTIN）。过去，大多数成像设备在颞侧启动该显示器，并且向上，向下，向下移动（TSNIT）。NSTIN 观点有一个重要的优点。特别是临床医生可以很容易地将 RNFL 厚度的变化与视野变化联系起来。事实上，带有箭头的水平线表示与视野的中心 ±8° 和中心 ±15° 相关的 NSTIN 图的部分。这些是最常受青光眼损伤影响的黄斑和周围区域。

左下方的图像是 RNFL 层的强度反射率图的面板图（俯视图）。这种正视图增强了青光眼常见的 RNFL 缺陷的可视化。通

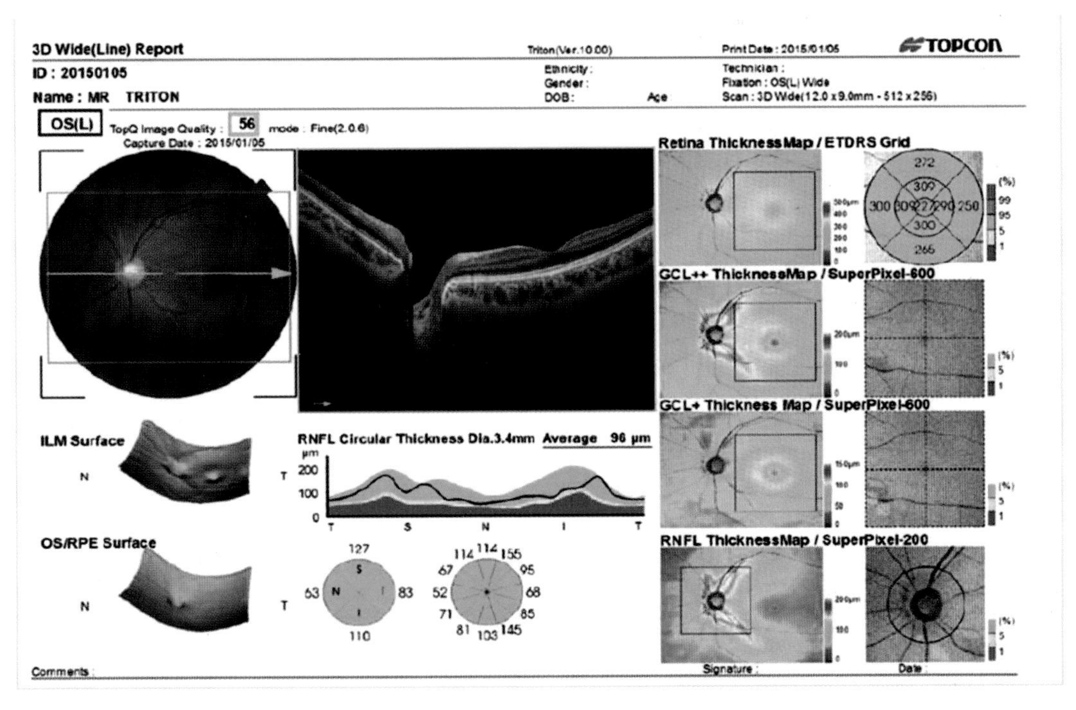

图 2-7　12mm × 9mm 宽的组合报告。报告中心显示高分辨率 B 扫描（高度平均），左侧为眼底照片，右侧为所有厚度图和偏差图

常情况下，RNFL 缺损可以在面部反射图中比在其旁边显示的标准 RNFL 厚度图（报告左下角）更容易观察。此外，它可以方便地鉴别视网膜前膜和周围血管缺陷。

报告的底部中心按象限和时钟显示 RNFL 摘要参数。基于与健康眼的参考数据库的比较，这些颜色被编码。在这些总结参数的底部和右侧，显示黄斑神经节细胞加内丛状（GC+）厚度图。

最重要的是，在本报告的最右侧是叠加 HFA 视野测试位置的 24-2（大符号）和 10-2（小符号）的 RNFL 和 GCL+ 概率图。这些显示 RNFL 和 GCL+ 细化的统计显著性的概率图（针对 OCT）被倒置 / 翻转以匹配视野位置的适当视角。也就是说，结构偏差图在上下方向翻转，因此结构位置与功能位置相匹配。另外，调整视野测试位置以考虑远离中心凹的神经节细胞移位。通过这些概率图，临床医生可以很容易地比较 GCL+ 层和 RNFL 的变薄与 10-2 和（或）24-2 视野的概率图的变化。这种安排已被证明在帮助解释和诊断青光眼性损伤方面非常有效。与 RNFL 厚度剖面一起，它将临床医生的注意力集中在最常受青光眼影响的关键结构方面，同时增强了与视野中观察到的功能变化的对比。

Triton OCT 包含一个用于统计比较厚度图和参数的标准参考数据库。将厚度和参数测量值与来自该参考数据库的正常范围或分布进行比较，并且统计学上超出正常范围的患者值被识别、标记。从正态分布中使用四个统计等级，即 1%、5%、

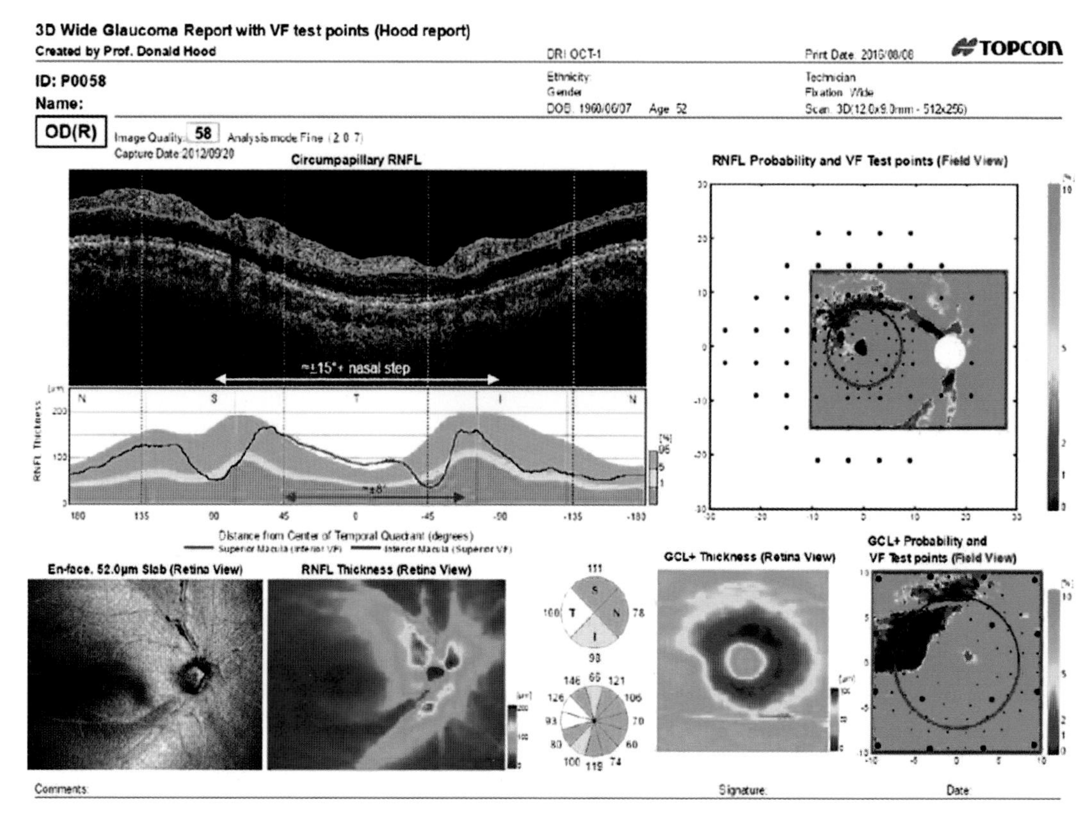

图 2-8　Hood 报道。乳头周 B 型和 RNFL 型从视盘鼻侧开始，向上，向颞侧，向下侧，最后到鼻侧。高亮部分为颞侧。底视图和底部和右侧的厚度图显示了从视野角度与视野测试位置点显示的偏差图（由 Donald C. Hood 教授提供）

95％和 99％。低于 1％或高于 99％的值会标记为红色，表示患者的测量值超出正常限值。低于 5％或高于 95％的值标记为黄色以表示“边界线”结果。参考数据库由 360 个个体组成，他们根据包括生物显微镜、眼底镜检查、视野检查、眼压测量和其他因素在内的详细临床检查证明无任何眼部病理。年龄范围在 22 ～ 87 岁。在许多参数中观察到与年龄的显著相关性，因此统计比较中包括对年龄影响的调整。

最后，Triton OCT 的前段成像能力是 SS-OCT 提供的卓越品质的又一例证。Triton 前面的前段模块将焦点平面从眼睛的后面改变到眼睛的前面，用于前段成像。这允许角膜、角度和镜片的高分辨率成像。扫描长度可达 16mm，可在同一图像中提供两个角度的横截面图（白色至白色）。角度的 3D 扫描提供了小梁网的独特视图。角膜厚度和曲率图可用于前梲骨扫描（图 2-9）。

有趣的病例

如上所述，Triton SS-OCT 与较老的 OCT 相比具有许多优点。这些优点具有真正的临床意义。本节将重点介绍一些证明 Triton SS-OCT 的临床实用性和功效的病例。

病例 1

53 岁男性，被诊断为增殖性糖尿病视网膜病变（PDR）。患者有广泛的玻璃体下出血，严重阻碍眼底照片的观察。大多数 SD-OCT 穿透血液将很困难，这通常会使 OCT 图像无用。但是，Triton SS-OCT 具有 1μm 光源（1050nm），可以更好地穿透血液。这种情况下的 OCT 图像质量非常好，可以清晰地看到下方的黄斑（图 2-10）。在代表单个红细胞的玻璃体腔中可以看到局灶性超反射点，并且玻璃体上方（箭头）和下方的出血（箭头）被看作是继发于新血管形成的厚的超反射材料。在 OCT 上可以清楚地看到出血灶后的视网膜和脉络膜。

病例 2

43 岁的某女性，接受硅油放置的糖尿病视网膜脱离手术。与出血相似，通常很难在这种患有玻璃体硅油的患者中获得高质量的 OCT 图像。然而，在这种情况下，Triton OCT 可以穿透并提供高质量的 OCT 图像，显示油下附着的视网膜（图 2-11）

病例 3

56 岁的男性患有高度近视眼，后壁葡萄肿（-15 屈光度），接受了睫状体平坦部玻璃体切割术治疗近视黄斑裂孔修复术。通常在这些类型的程序中很难通过气体获得高质量的 OCT 图像。然而，Titon OCT 能够穿透玻璃体内的气体，并清晰地显示

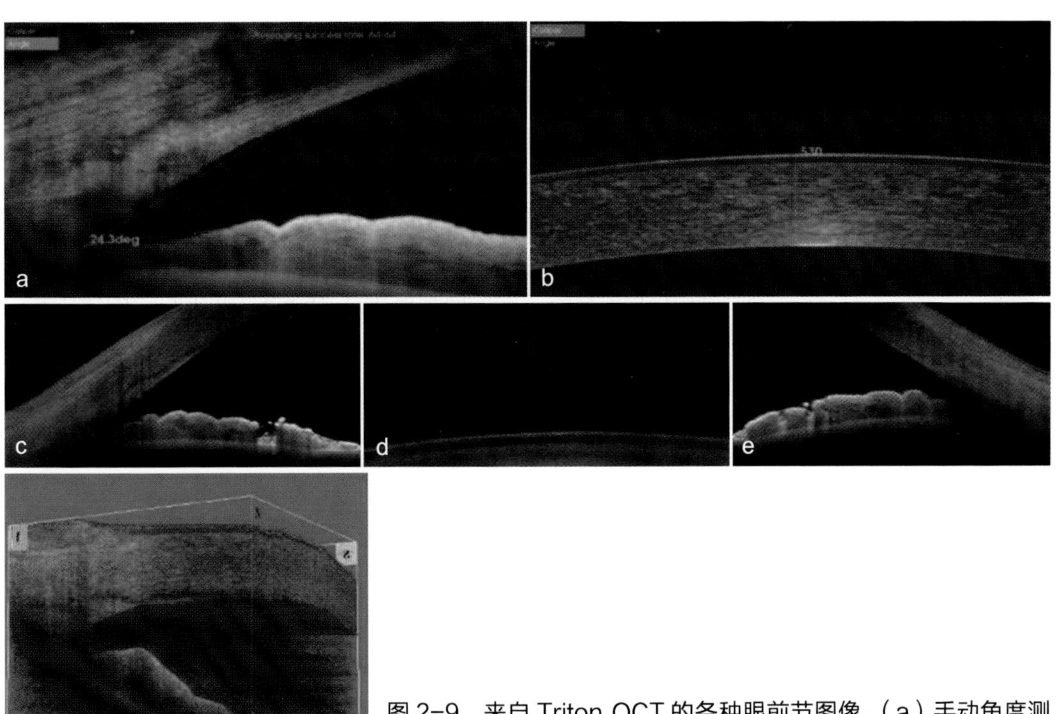

图 2-9 来自 Triton OCT 的各种眼前节图像。（a）手动角度测量计算的角度图像。（b）角膜。（c、d、e）是一个 16mm 的扫描显示角度和镜头的顶部。（f）角度的 3D 扫描

黄斑，揭示了一个开放的孔以及更深的视网膜结构，包括巩膜和眶骨（图 2-12）。

病例 4

使用 Triton OCT 眼前节成像检查了患有先前无并发症的白内障手术和视力恶化的 58 岁女性患者。Triton OCT 揭示了保留在人工晶状体（IOL）后面的皮质材料作为超反射材料（箭头）存在。尽管上面的虹膜叠加了后向散射，但人工晶状体几乎可以完全可视化。此外，代表“闪亮”的 IOL 的局部超反射可以在 IOL 内看到（图 2-13）。

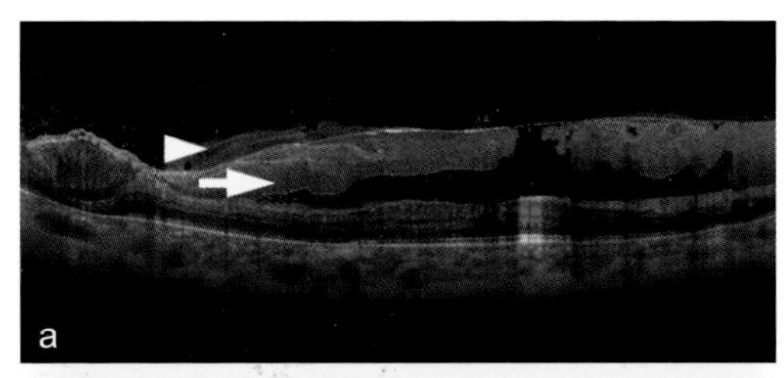

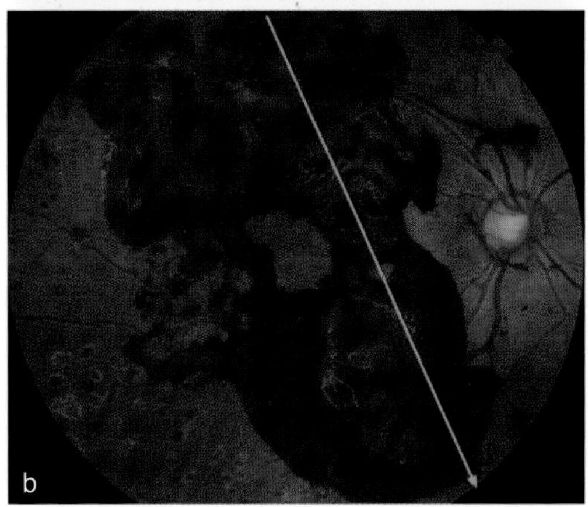

图 2-10 （a）增生性糖尿病视网膜病变中通过玻璃体下出血的 SS-OCT（12mm）。在代表单个红细胞的玻璃体腔中可以看到局灶性超反射点，在上方（箭头）和在玻璃体下方（箭头）出血可见于新血管形成继发的厚的超反射物质。在 OCT 上可以清楚地看到出血后的视网膜和脉络膜。（b）在 a 图中对应 OCT 图像的彩色眼底照片显示出血前视网膜和眼底玻璃体出血，而没有视网膜下的任何视野

结论

OCT 技术继续迅速发展，已成为眼科不可或缺的临床工具。最新一代的 SS-OCT 代表了检测人眼能力的重大进步。Triton SS-OCT 与较早的 OCT 方法（频谱域或时域）相比具有许多优点。在临床实践中，更快的速度、更深的穿透力、均匀的敏感性和易用性代表了 OCT 成像的显著进步。这些优势结合 OCT 血管造影成像，图像跟踪和玻璃体增强等新的软件特性，都将扫描源成像和 Triton 放在眼科 OCT 成像的前沿。

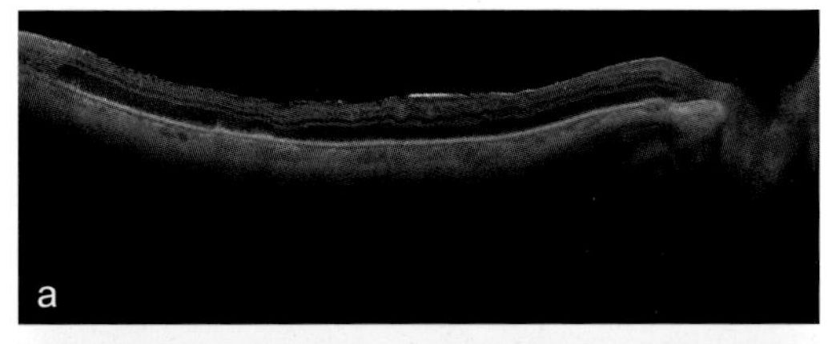

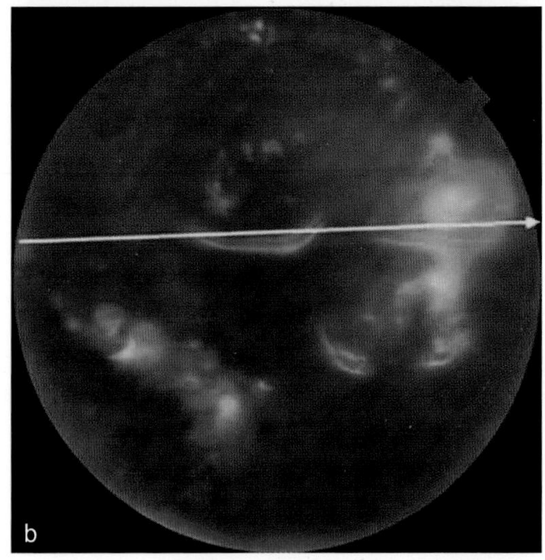

图 2-11 （a）通过硅油扫描 OCT，显示在中心凹上方区域 12mm 线扫描中所有视网膜层清晰可见。（b）糖尿病视网膜脱离手术后充满硅油的眼的彩色眼底照片。眼底照片不清楚，并且由于硅油的出血和光反射而受阻

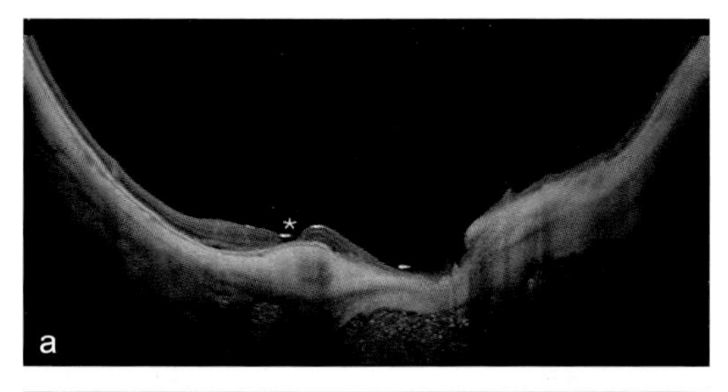

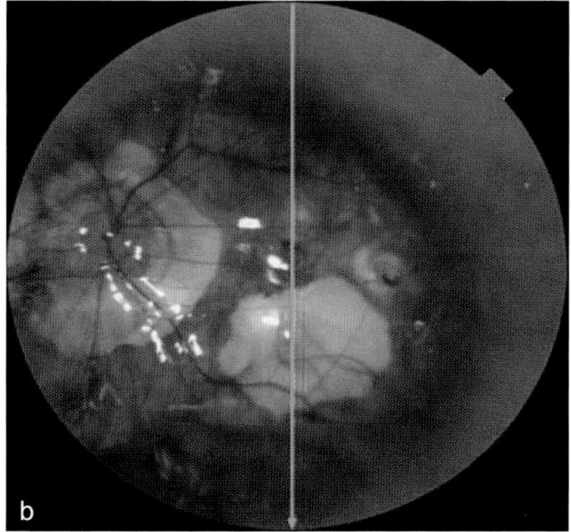

图 2-12 （a）在睫状体平坦部玻璃体切割术后 1d，通过近视眼中的通过气体频扫 OCT，进行近视黄斑裂孔修复。这个 12mm 的线扫描清楚地显示了所有的视网膜层，包括黄斑孔以及来自气泡的重叠光反射（星号）。包括巩膜和眼眶骨的所有视网膜层都是可见的。（b）在 a 图中通过显示具有较差的后葡萄肿的近视眼的气体对眼睛的眼底进行彩色照片

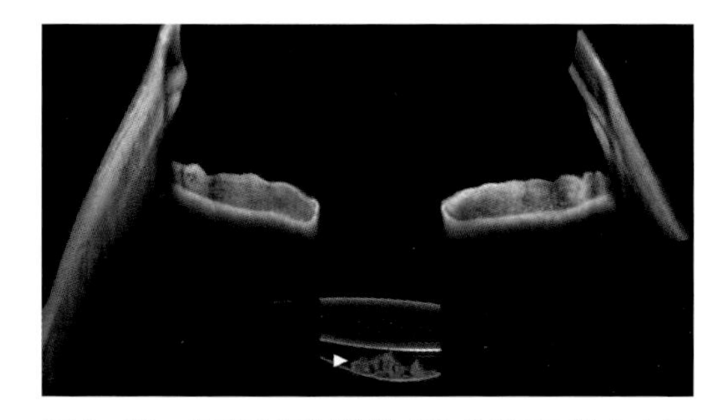

图 2-13　保留皮层材料的 SS-OCT 可以在人工晶状体（IOL）后面看作超反射材料（箭头）。尽管上面的虹膜叠加了后向散射，但 IOL 几乎可以完全可视化。此外，代表“闪亮”的 IOL 的局部超反射可以在 IOL 内看到

参考文献

[1] Huang D, Swanson EA, Lin CP, Schuman JS, Stinson WG, Chang W, et al. Optical coherence tomography. Science. 1991; 254:1178–1181.

[2] Hirata M, Tsujikawa A, Matsumoto A, Hangai M, Ooto S, Yamashiro K, et al. Macular choroidal thickness and volume in normal subjects measured by swept-source optical coherence tomography. Invest Ophthalmol Vis Sci. 2011; 52（8）:4971–4978.

[3] Usui S, Ikuno Y, Miki A, Matsushita K, Yasuno Y, Nishida K. Evaluation of the choroidal thickness using high-penetration optical coherence tomography with long wavelength in highly myopic normal-tension glaucoma. Am J Ophthalmol. 2012; 153（1）:10–6.e1.

[4] Usui S, Ikuno Y, Akiba M, Maruko I, Sekiryu T, Nishida K, et al. Circadian changes in subfoveal choroidal thickness and the relationship with circulatory factors in healthy subjects. Invest Ophthalmol Vis Sci. 2012; 53（4）:2300–2307.

[5] Ruiz-Moreno JM, Flores-Moreno I, Lugo F, Ruiz-Medrano J, Montero JA, Akiba M. Macular choroidal thickness in normal pediatric population measured by swept-source optical coherence tomography. Invest Ophthalmol Vis Sci. 2013; 54（1）:353–359.

[6] Mansouri K, Weinreb RN. Evaluation of retinal and choroidal thickness by swept source optical coherence tomography: repeatability and assessment of artifacts. Am J Ophthalmol. 2014; 157:1022–1032.

[7] Ruiz-Medrano J, Ruiz-Moreno JM. Macular choroidal thickness profile in a healthy population measured by swept-source optical coherence tomography. Invest Ophthalmol Vis Sci. 2014; 55:3532–3542.

[8] Mansouri K, Medeiros FA, Weinreb RN. Assessment of choroidal thickness and volume during the water drinking test by swept- source

optical coherence tomography. Ophthalmology. 2013; 120:2508–2516.

[9] Michalewska Z, Michalewska J, Adelman RA, Zawlslak E, Nawrocki J. Choroidal thickness measured with swept source optical coherence tomography before and after vitrectomy with interal limiting membrane peeling for idiopathic epiretinal membranes. Retina. 2015;35:487–491.

[10] Michalewska J, Michalewska Z, Nawrocka Z, Bednarski M, Nawrocki J. Correlation of choroidal thickness and volume measurements with axial length and age using swept-source optical coherence tomography and optical low-coherence reflectometry. BioMed Research Inter. 2014; 2014:639160.

[11] Zhang C, Tatham AJ, Medeiros FA, Zangwill LM, Yang Z, Weinreb RN. Assessment of choroidal thickness in healthy and glaucomatous eyes using swept source optical coherence tomography. PLoS One. 2014; 9（10）:e109683.

[12] Itakura H, Kishi S, Li D, Akiyama H. Observation of posterior precortical vitreous pocket using swept-source optical coherence tomography. Invest Ophthalmol Vis Sci. 2013; 54（5）:3102–3107.

[13] Itakura H, Kishi S. Vitreous changes in high myopia observed by swept-source optical coherence tomography. Invest Ophthalmol Vis Sci. 2014; 55:1447–1452.

[14] Schaal KB, Pang CE, Engelbert M. The premacular bursa's shape revealed in vivo by swept-source optical coherence tomography. Ophthalmology. 2014; 121:1020–1028.

[15] Stanga PE, Sala-Puigdollers A, Caputo S, Jaberansari H, Cien M, Gray J, et al. In vivo imaging of cortical vitreous using 1050nm swept source deep range imaging optical coherence tomography. Am J Ophthalmol. 2014; 157（2）:397–404e2.

[16] Itakura H, Kishi S, Li D, Akiyama H. En face imaging of posterior precortical vitreous pockets using swept-source optical coherence tomography. Invest Ophthalmol Vis Sci. 2015; 56（5）:2898–2900.

[17] Novais EA, Adhi M, Moult EM, Louzada RN, Cole ED, Husvogt L, et al. Choroidal neovascularization analyzed on ultrahigh-speed swept-source optical coherence tomography angiography compared to spectral-domain optical coherence tomography angiography. Am J Ophthalmol. 2016; 164:80–88.

[18] Hood DC, Raza AS. On improving the use of OCT imaging for detecting glaucomatous damage. Br J Ophthalmol. 2014; 98:ii1–9.

[19] Hood DC, Raza AS, de Moraes CGV, Liebmann JM, Ritch R. Glaucomatous damage of the macula. Prog Retin Eye Res. 2013; 32: 1–21.

[20] Hood DC, Fortune B, Mavrommatis MA, Reynaud J, Ramachandran R, Ritch R, et al. Details of glaucomatous damage are better seen on OCT en face images than on OCT retinal nerve fiber layer thickness maps. Invest Ophthalmol Vis Sci. 2015; 56（11）:6208–6216.

[21] Hood DC, De Cuir N, Mavrommatis MA, Xin D, Muhammad H, Reynaud J, et al. Defects along blood vessels in glaucoma suspects and patients. Invest Ophthalmol Vis Sci. 2016; 57（4）:1680–1686.

[22] Hood DC, Raza AS, De Moraes CG, Alhadeff PA, Idiga J, Blumberg DM, et al. Evaluation of a one-page report to aid in detecting glaucomatous damage. Transl Vis Sci Technol. 2014; 3（6）:8.

（刘钰鑫　朱佩文　译）

第三章

SS-OCTA 在不同疾病中的运用

扫描源光学相干断层摄影血管造影（SS-OCTA）设备是最新的 OCT 技术，已投入商业应用。这些设备具有 100 000 次 / 秒的扫描速率。本章将讨论麻省理工学院（美国马萨诸塞州剑桥市）开发并部署到马萨诸塞州波士顿新英格兰眼科中心的超高速 SS-OCTA 原型设备的应用。SS-OCT 系统的原型已在前文详述，因此本章仅阐述其关键属性。该器件利用垂直腔表面发射激光器（VCSEL），发射 1050nm 波长的光，扫描速率为 400 000 次 / 秒 A 扫描。通过从视网膜上的 500 个顺序均匀间隔的位置获取 5 次重复的 B 扫描来获得图像，其中每个 B 扫描包括 500 次 A 扫描。因此，每次扫描 SS-OCTA 共使用 5×500×500 A 扫描，总采集时间约为 3.8s。组织中的成像范围约为 2.1mm，组织中的轴向分辨率与横向分辨率分别为 8 ～ 9μm 和 15μm。后处理配准步骤将正交扫描的“X-Fast”和“Y-Fast”量合并得到患者运动伪影。

SS-OCTA 设备的硬件和软件在获取和生成高质量 SS-OCTA 图像中同样重要，并且来自不同商用设备的 SS-OCTA 图像的表观差异不能仅归因于波长、设备类型或每秒 A 扫描的数量。考虑是否使用眼追踪也很重要，因为这可能有助于减少运动伪影；SS-OCTA 原型机未使用眼追踪。最后，SS-OCTA 图像处理软件的固有特性会影响图像的最终表观，包括灰度、亮度和图像阈值。阈值化是用于生成 SS-OCTA 图像的 SS-OCT 信号的后台步骤。在最终图像经 SS-OCTA 设备显示给临床医生之前，阈值化是 SS-OCTA 图像处理的一部分。阈值处理可将“噪声”与可视为血流的噪声区分开。

通过计算从相同视网膜位置连续采集的 SS-OCT B 扫描之间的差异来创建 SS-OCTA 图像。SS-OCTA 图像中的对比度由红细胞的运动产生；然而，若血管中红细胞的运动速度非常慢，则连续获得的 SS-OCT B 扫描对于检测红细胞运动而言将无足够显著的差异。因此，SS-OCTA 系统具有一个特征性的“最慢可检测流速”，低于流速的红细胞流动不能被检测。最慢可检测流速取决于扫描间隔时间，即重复 B 扫描之间的时间。目前商用谱域 OCT（SD-OCT）设备上的扫描间隔大约为 5ms，而本章中使用的 SS-OCT 系统原型的扫描间隔大约为 1.5ms。

可变扫描时间分析（the variable interscan time analysis, VISTA）算法在每个视网膜位置收集多次（> 2 次）重复 B 扫描，然后通过比较不同间隔图像对，形成具有不同有效扫描时间间隔的图像。通过改变有效时间间隔，最慢的可检测流随之改变，并使不同速度的红细胞流动可视化。因此，VISTA 实现了一定范围内的流动可视化。由于 VISTA 需要采集多次（>2 次）重复 B 扫描，因此需要高速成像。

本章中的所有图像都是使用麻省理工学院开发的 SS-OCTA 原型设备拍摄的。

3.1 血管闭塞的 OCT 血管造影研究

3.1.1 视网膜静脉阻塞

视网膜静脉阻塞（retinal vein occlusion, RVO）是仅次于糖尿病视网膜病变的第二常见视网膜血管疾病。RVO 通常分为视网膜中央静脉阻塞（central retinal vein occlusion, CRVO）和视网膜分支静脉阻塞（branch retinal vein occlusion, BRVO），并可伴有黄斑水肿，影响中心视力。视网膜厚度增加可由视网膜内囊肿及浆液性视网膜脱离引起。BRVO 和 CRVO 中的静脉阻塞可由管腔内血管阻塞、外部静脉压迫或其他外部血管病变引起。

荧光素血管造影（fluorescein angiography, FA）是最常见的辅助检查，用于对静脉阻塞中的视网膜血管系统成像，并且用于识别、监测和观察血管变化，以及确认灌注缺失、新血管形成和黄斑水肿的存在。FA 的缺点包括染料的侵入性注射、不良副作用的风险、成像的长度以及难以观察因泄漏而被遮蔽的结构。

SS-OCTA 是一种深度分辨的成像模式，它能够评估眼底血管的空间关系，并能够实现视网膜超表层和深层血管网的 *en face* 可视化。它可用于量化中央凹血管区（foveal vascular zone, FAZ）扩大、毛细血管灌注缺失、微血管异常和血管充血。SS-OCTA 还能够分析浅丛和深丛的动静脉吻合。在缺血性 RVO 中，可以使用 FA 和 SS-OCTA 来观察视网膜区域中毛细血管灌注缺失区。结果显示在 RVO 中，血管灌注的减少在深视网膜头神经丛中更为显著（图 3-1，图 3-2）。

在视网膜静脉阻塞中，超高速 SS-OCTA 在显示浅部和深部网膜血管异常方面较 SD-OCTA 系统无显著优势。然而，长波长 SS-OCTA 能够更好地观察脉络膜毛细血管和脉络膜血管，以及可能作为整体缺血的一部分而发生的缺血性改变。此外，SS-OCTA 可用于观察缺血随时间的进展或再灌注，因为它是一种在多次随访时都易于进行的成像方式。

视网膜轮廓的改变可能发生在静脉阻塞患者的黄斑水肿之后，这可能导致商用设备上的自动分割算法的分割错误。采集后图像处理使用 Bruch 膜、内界膜（internal limiting membrane, ILM）或绒毛膜 - 视网膜解剖结构中的其他不同层作为参照，*en face* 图像平面被分层。然而，这些原始图像的手动分割和平铺有助于减少分割误差，并且可同时在同一平面中更好地观察血管，而不需要通过 3D 化移动来显示。未来商用的 SS-OCT 系统应包括自动平铺软件，以便更好地显示 SS-OCTA 特性。

3.1.2 视网膜动脉阻塞

视网膜动脉阻塞有两种主要形式：视网膜分支动脉阻塞（branch retinal artery occlusion, BRAO）和视网膜中央动脉阻塞（central retinal artery occlusion, CRAO）。通常 BRAO 由单个栓子动脉阻塞所致。BRAO 通常是视网膜小动脉分叉处栓塞的结果。在阻塞区域，明显可见由血流阻塞引起的毛细血管脱落。组织病理学研究表明，在急性 BRAO 中，相应的视网膜象限中存在缺血区域，随后在长期病例中出现视网膜内萎缩。在 SS-OCT 上，在 CRAO 急性期表现出明显的内视网膜反射率和厚度增加的趋势及视网膜外层、视网膜色素上皮（retina pigment epithelium, RPE）和绒毛膜毛细血管反射率的相应降低。与视网膜静脉阻塞相似，在显示浅部和深部神经丛的血管异常方面，超高速 SS-OCTA

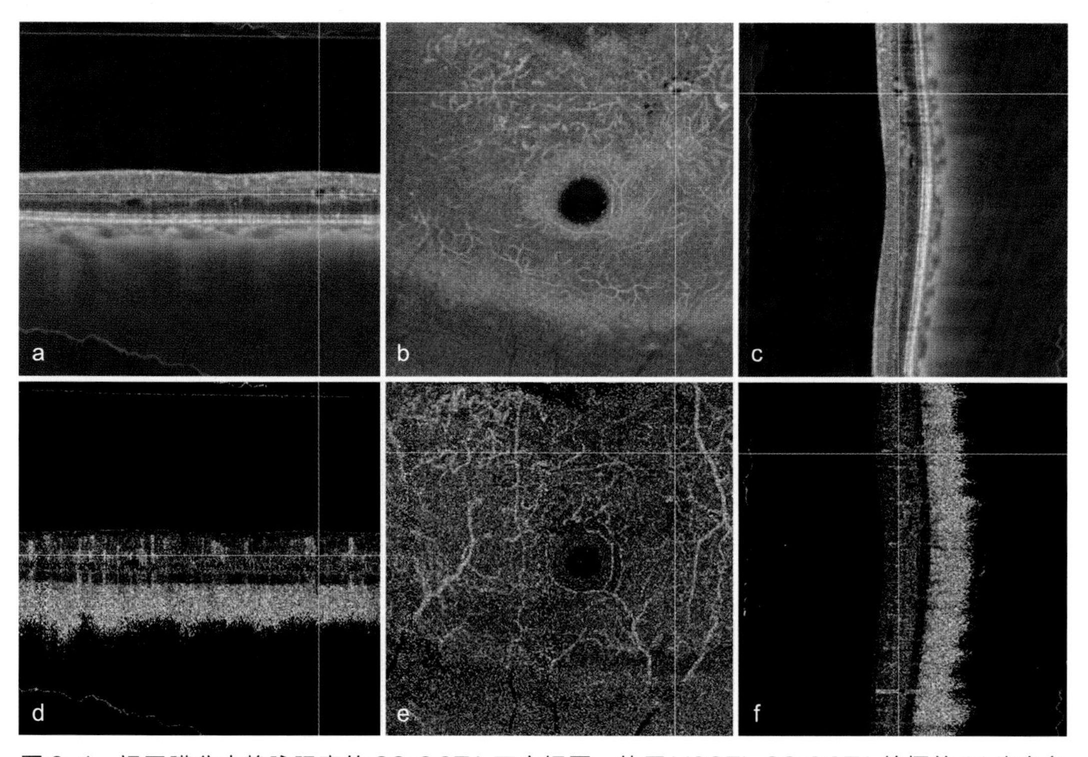

图 3-1 视网膜分支静脉阻塞的 SS-OCTA 正交视图。使用 VCSEL SS-OCTA 拍摄的 61 岁白色人种女性的左眼。（a）正面 3mm × 3mm SS-OCTA 的无衰减结构与（b）相应的 3mm × 3mm 的 X-Fast SS-OCT B 扫描和（c）相应的 3mm × 3mm 的 Y-Fast OCT B 扫描。（d）正面 3mm × 3mm SS-OCTA 的无衰减结构与（e）相应的 6mm × 6mm X-Fast SS-OCT B 扫描和（f）相应的 6mm × 6mm Y-Fast SS-OCT B 扫描。SS-OCTA 显示微血管异常，如毛细血管灌注缺失区、毛细血管环和微动脉瘤

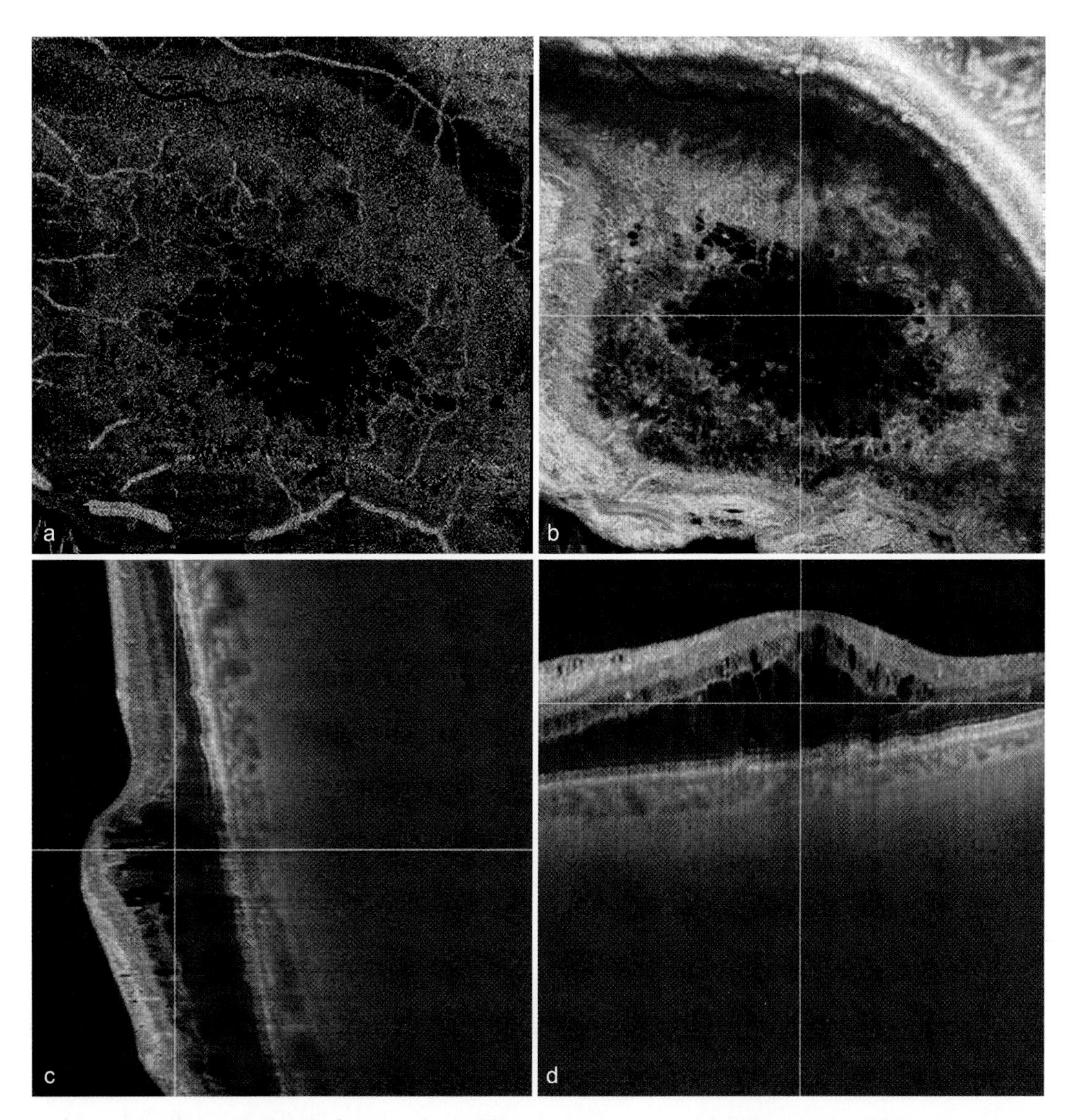

图 3-2 视网膜中央静脉阻塞（CRVO）所致黄斑水肿的 OCTA 正交视图。使用 VCSEL SS-OCTA 拍摄的 72 岁白色人种男性的左眼。（a）3mm × 3mm 的 SS-OCT 血管造影和（b）相应的结构面正面 SS-OCT（c）3mm × 3mm 的 X-Fast SS-OCT 的 B 扫描和（d）相应的 3mm × 3mm Y-Fast SS-OCT 的 B 扫描。黄斑水肿区呈深色囊性区，边界清楚

较 SD-OCTA 系统可能无明显优势，而这恰恰是最明显和最显著的变化。急性 BRAO 的 SD-OCTA、SS-OCTA 显示相应视网膜象限中的分支缺血区（图 3-3c），其在初始阶段以视网膜水肿为特征，随后在长期病例中可见萎缩（图 3-3）。

3.2 非新生血管性年龄相关性黄斑变性

干性或非新生血管性年龄相关性黄斑变性（age-related macular degeneration,

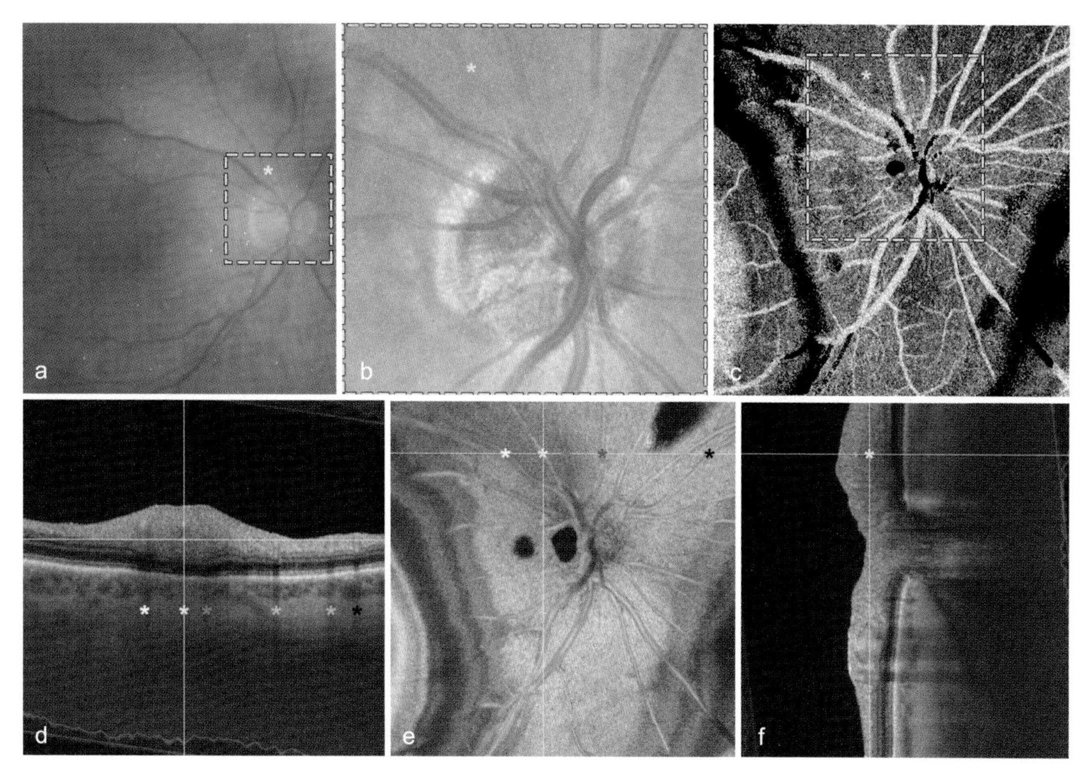

图 3-3 视网膜分支动脉闭塞（BRAO）彩色眼底多模态图像。一名 70 岁白色人种男子的右眼使用 VCSEL SS-OCTA。在浅丛中，可以看到动脉闭塞区域中的主要浅视网膜血管，其在缺血后失去一些但不是全部的侧支（星号）。（a）彩色眼底照片放大到以视神经为中心的大约 3mm × 3mm 区域，显示分支动脉阻塞（星号）。（b）3mm × 3mm SS-OCT 未衰减结构正面。（c）6mm × 6mm 的浅血管丛的 SS-OCTA。黄色星号对应于在 SS-OCT 结构面上可以隐约看到的闭塞血管，而不是 SS-OCT 血管造影。（d）相应的 6mm × 6mm X-Fast SS-OCT B 扫描。星号标记出相应的来自上覆血管的阴影伪影。（e）在 RPE 水平上的 6mm × 6mm 的 SS-OCT 未衰减 *en face* 相。（f）相应的 6mm × 6mm Y-Fast SS-OCT B 扫描

AMD）是一种进行性慢性疾病，是发达国家中 50 岁以上成年人不可逆失明的主要原因之一。它几乎总是累及双侧，主要影响黄斑。遗传和生活方式的危险因素都与 AMD 的发展和进程有关。

眼底检查可见玻璃膜疣、色素改变、光感受器和角膜色素上皮脱落。感光细胞的改变可由 RPE 功能障碍引起，或继发于绒毛膜毛细血管的丧失，或两者兼有。RPE 向上方的光感受器提供营养。RPE 改变是晚期干性 AMD 的标志，这些萎缩区通常被称为地理萎缩（geographic atrophy, GA）。

本章中 SS-OCT 原型使用 1050nm 的朗格波长，与商用 SD-OCT 系统的较短波长 840nm 相比，该波长增加了 RPE 穿透性。根据成像方式，当在 RPE 下成像时，SD-OCT 的灵敏度或有所衰减。SS-OCT 在干性 AMD 中最显著的优点是增强了绒毛膜毛细血管的可视性，并且能够观察该层缺血的存在和模式。

3.2.1 SS-OCTA在早中期干性AMD中的应用

SS-OCTA能精确地反映视网膜和脉络膜的结构和微血管变化，从而提高了我们对这种疾病及其发病机制的认识。尽管早期AMD的临床症状有限，但在SS-OCT上观察早期AMD的脉络膜视网膜变化是可能的。玻璃膜疣表现为Bruch膜和RPE之间的高反射物质。SS-OCTA增强了对脉络膜和绒毛膜毛细血管的显影，有助于更好地研究RPE、Bruch膜和绒毛膜毛细血管（choriocapillaris, CC）在AMD发病机制中的关系。

同时观察SS-OCTA上的结构和微血管信息，可以发现到脉络膜疣，并观察脉络膜疣下方和周围绒毛膜毛细血管的血管变化。可发现，与年龄匹配的正常对照相比，早期干性AMD与绒毛膜毛细血管丢失的焦点区域和绒毛膜毛细血管密度的普遍降低相关。可见位于这些脉络膜毛细血管缺失区域下方的大脉络膜血管。这些SS-OCTA发现已得到组织病理学数据的支持，组织病理学数据指出脉络膜疣形成于缺乏毛细血管腔的区域，并延伸到毛细血管当中，脉络膜疣密度的增加与绒毛膜毛细血管密度的降低相关。

3.2.2 SS-OCTA在进展期干性AMD中的应用

地理萎缩（GA）发生在晚期AMD，该区域的SS-OCTA显示大面积萎缩区下绒毛膜毛细血管的丢失。图3-4显示脉络膜毛细血管缺失区域可与RPE萎缩区域相关。

SS-OCTA已用于显示GA边界内的绒毛膜毛细血管的改变倾向于主要萎缩，而GA边界外的绒毛膜毛细血管的改变似乎主要是流动受损的区域。将GA下的绒毛膜毛细血管的面积与周围的正常面积进行比较时，可见绒毛膜毛细血管中存在可观的流动损失。

3.3 中心性浆液性脉络膜视网膜病变

中心性浆液性脉络膜视网膜病变(central serous chorioretinopathy, CSCR）通常影响年轻或中年健康人群，并可导致急性、通常可逆的视力丧失，或在某些情况下导致视力的慢性降低。急性CSCR是由继发于视网膜色素上皮局灶性渗漏的黄斑区视网膜下液（subretinal fluid, SRF）的快速积聚引起的。慢性型被认为是由位于黄斑的更多弥散性RPE改变引起的，以荧光素血管造影上弥漫性RPE渗漏为特征。它与SRF的存在相关与否尚不清楚。神经感觉视网膜的一个或多个浆液性视网膜脱离可以与一个或多个视网膜色素上皮脱离（retinal pigment epithelium detachments, RPED）同时存在相关性，所述视网膜色素上皮脱离可以位于视网膜中央凹、视网膜下凹和视网膜中央凹周围。持续的SRF会导致感光细胞损伤和永久性视力丧失。

CSCR中脉络膜新生血管（choroidal neovascularization, CNV）是慢性视力丧失的潜在原因。它主要发生在中年到老年男

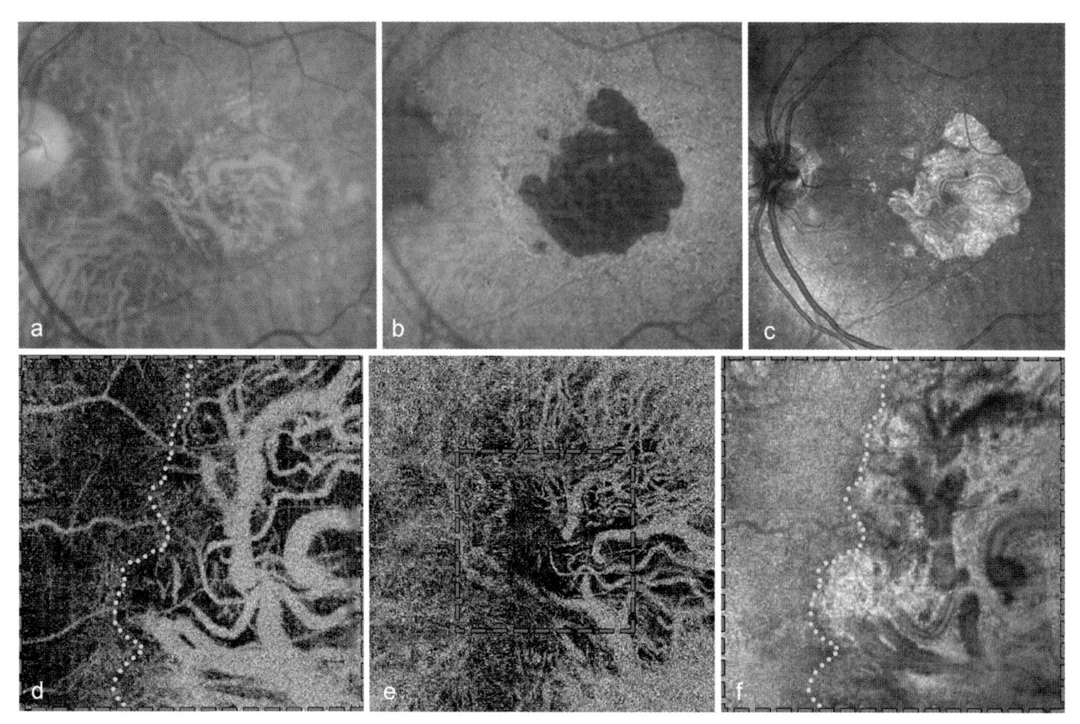

图 3-4　非新生血管性 AMD。SS-OCT 血管造影的视野与彩色眼底照片。用 VCSEL SS-OCTA 检测一名 62 岁白色人种男性左眼的地图样萎缩（GA）。（a）彩色眼底照片显示的 GA。（b）眼底自发荧光显示 GA。（c）9mm × 9mm 的正面结构显示 GA。（d）绒毛膜毛细血管 3mm × 3mm 的 SS-OCTA 表现为在与 RPE 萎缩区域相似的区域中的血流损害，较大的脉络膜血管被向内推入脉络膜毛细血管萎缩区域。（e，f）绒毛膜毛细血管的 6mm × 6mm SS-OCTA，在黄斑中心约 3mm × 3mm 区域周围有红色虚线。（f）SS-OCT-B 3mm × 3mm 正面结构，显示 GA

性患者，通常是单侧的。由于湿性 AMD，它很容易与 CNV 相混淆。

FA 和 ICGA 被认为是成像视网膜和脉络膜脉管系统的金标准。这些观察模式是动态的，并且可以观察染料随时间的变化，可直接观察大血管充盈以及染料的最终泄漏和（或）汇集位置。

CSCR 继发脉络膜新生血管的 SS-OCTA 成像

SS-OCTA 成像是诊断和治疗慢性 CSCR 的重要手段，尤其是对慢性 CSCR 患者 CNV 的评价。与湿性 AMD 相比，CSCR 合并 CNV 较少与视网膜下出血相关，这使得其更适合于用这种技术成像，因为视网膜下出血可导致大面积的信号遮挡，使 OCTA 的成像质量较差。然而，在存在出血的情况下，与其他市售 SD-OCTA 装置相比，较长波长的 SS-OCTA 的信号穿透能力更强，并且可以更好地显示脉络膜新生血管的血管特征（图 3-5）。

与 FA 和 ICGA 相比，SS-OCTA 在显示 CNV 的结构和微血管细节以及主干血管的压力方面更加突出。主干血管定义为具有在同一位置的多个分支点的大血管，并且供给血管或排空血管。不可能在 OCTA 上确定它们是供给血管还是排空血管，因为这是一项静态检查，不能随着时间推移而观察血流。相应的 *en face* SS-OCT 能够检测与脉络膜异常相关的 RPE 改变。SS-OCTA（图 3-6b、c）扫描有助于观察病变周围血管的形态、分支模式和血管吻合（图 3-7）。

SS-OCT 技术信号衰减的减少和较长的波长可以更好地解释脉络膜脉管系统的成像，从而得以评估和诊断待检测的共存 CNV 病变，即使它们是非渗出性的（图 3-5～图 3-7）。与市售的 SD-OCT 装置相比，它还可以更好地显示新血管膜的全部范围。

3.4 息肉状脉络膜血管病变

息肉状脉络膜血管病变（polypoidal choroidal vasculopathy, PCV）的特征是存在复发的血清 PEDs 和神经感觉视网膜脱离，并被认为是 CNV 的多种形式，其特征是存在多个息肉。PCV 分支下的血管异常被认为是脉络膜新血管复合体的变体，由具有末端息肉样扩张的分支血管网络组成。ICG 被认为是诊断 PCV 的金标准，

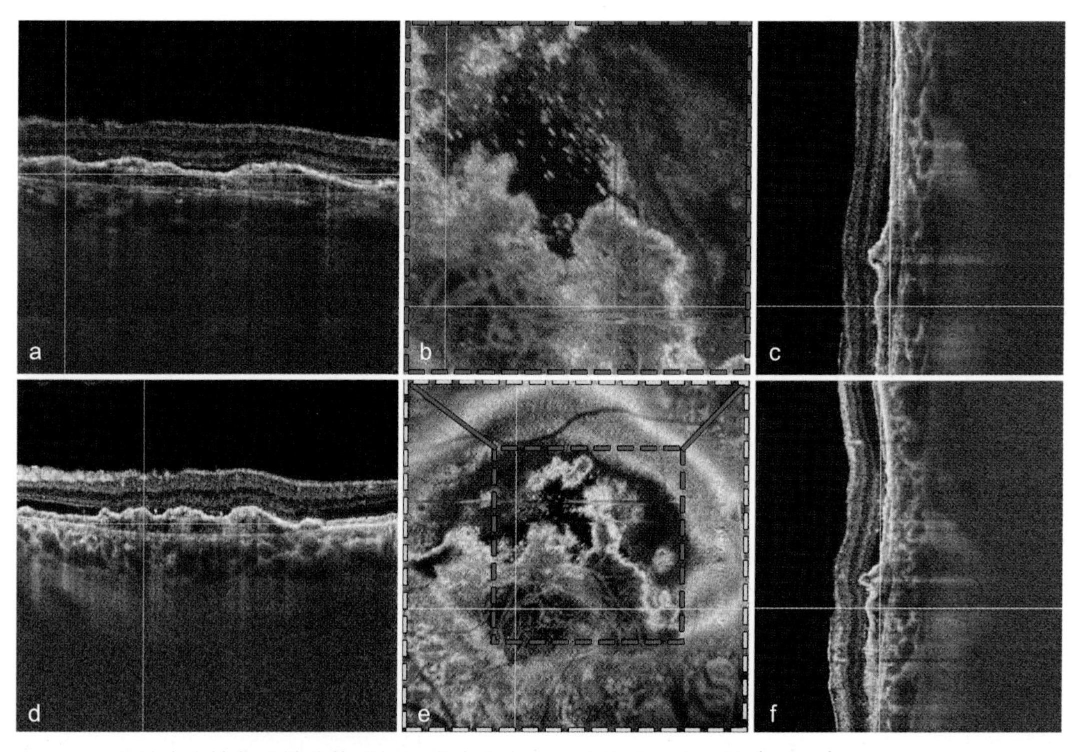

图 3-5 慢性中心性浆液性脉络膜视网膜病变中 1 型脉络膜新生血管（CNV）的 SS-OCTA。使用 VCSEL SS-OCTA 的 71 岁白色人种的左眼。（a）相应的 3mm×3mm X-Fast SS-OCT B 扫描。（b）3mm×3mm SS-OCT 的 *en face* 未平铺结构。（c）相应的 3mm×3mm Y-Fast SS-OCT B 扫描。（d）相应的 6mm×6mm X-Fast SS-OCT B 扫描。（e）6mm×6mm SS-OCT 在视网膜色素上皮水平的 *en face* 未平铺结构。红色虚线框是对应的 3mm×3mm。（f）对应的 6mm×6mm Y-Fast SS-OCT B 扫描

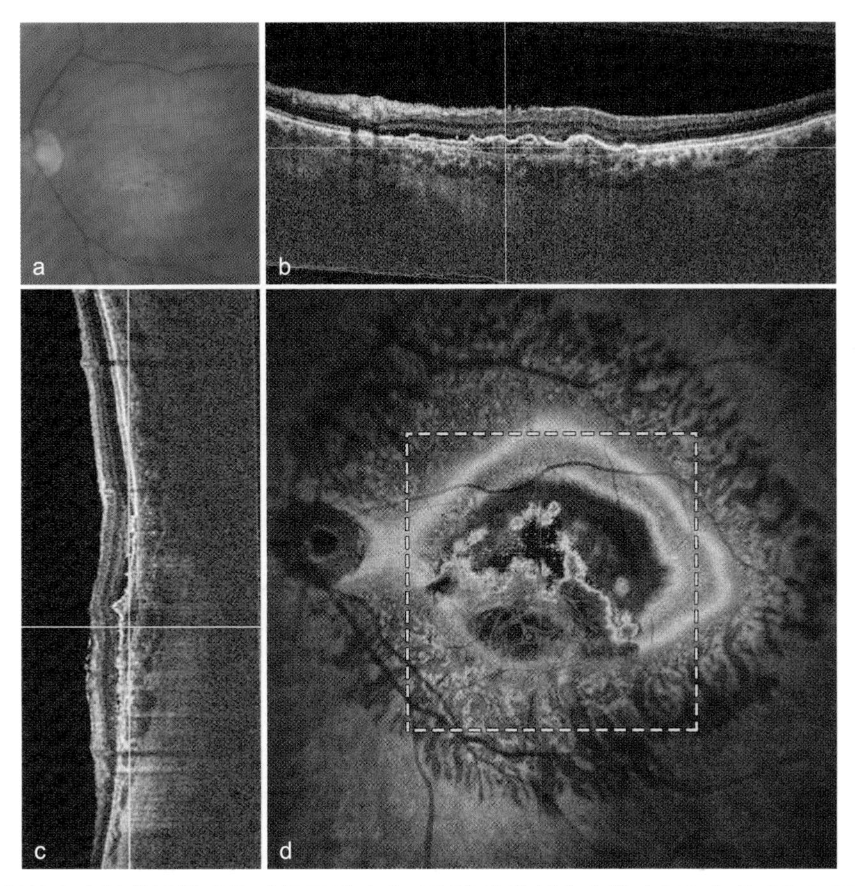

图 3-6　慢性中心性浆液性脉络膜视网膜病变 1 型脉络膜新生血管（CNV）的 SS-OCTA 宽视野 12mm × 12mm 及分割层和彩色眼底照片。使用 VCSEL SS-OCTA 的 71 岁白色人种的左眼。（a）彩色眼底照片。（b）12mm × 12mmX-Fast SS-OCT B 扫描。（c）12mm × 12mm Y-Fast SS-OCT B 扫描。（d）对应黄色虚线框的 12mm × 12mm 结构正面

因为它可以描绘由脉络膜循环产生的具有或不具有相关分支血管网的单个或多个超荧光区域的存在。在 SS-OCT 血管造影中，增加的穿透力可以改善 RPE 下的成像。由于较长波长的脉络膜穿透力增大和信号衰减减少（图 3-8），结构 *en face* SS-OCT 可以更好地观察息肉的微血管结构。

3.5　脉络膜痣 SS-OCT 造影

脉络膜痣是扁平、良性、着色的脉络膜病变，是脉络膜外层黑色素细胞的肿瘤。脉络膜痣的 OCTA 不显示其结构内的血流或血管结构，而脉络膜毛细血管和脉络膜血管在 OCTA 中不可见。色素性病变导致病变下方的 OCT 信号衰减，因此即使使用 SS-OCTA，RPE 和绒毛膜毛细血管下方的结构也难以显现（图 3-9）。较厚的痣可能阻碍血流到视网膜色素上皮和视网膜外层，导致视网膜色素上皮和光感受器退化。CNV 很少与脉络膜痣有关。

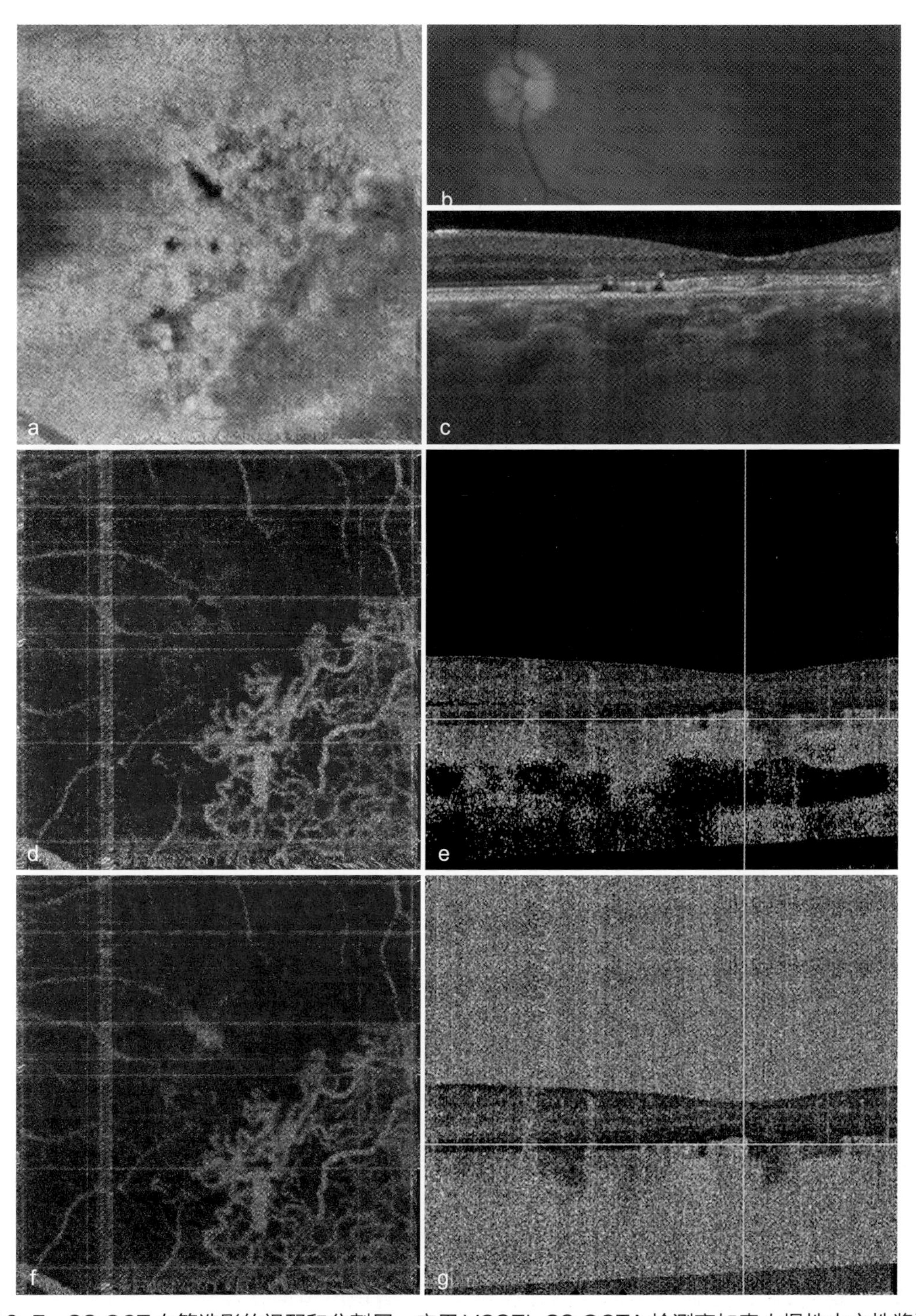

图 3-7　SS-OCT 血管造影的视野和分割层。应用 VCSEL-SS-OCTA 检测高加索人慢性中心性浆液性脉络膜视网膜病变中 1 型脉络膜新生血管（CNV）的左眼。（a）结构面 3mm×3mm。（b）彩色眼底照片。（c）相应的 *X* 轴 SS-OCT B 扫描截面图。（d）绒毛膜毛细血管的 SS-OCTA 视网膜，显示 1 型脉络膜新生血管（CNV），在横截面上具有相应的 X 轴 SS-OCT B 扫描（在 e 图中的黄色水平线）。（f）绒毛膜瘤的 SS-OCT B 扫描显示 1 型 CNV，其横截面为相应的 X 轴（g 图）中的黄色水平线

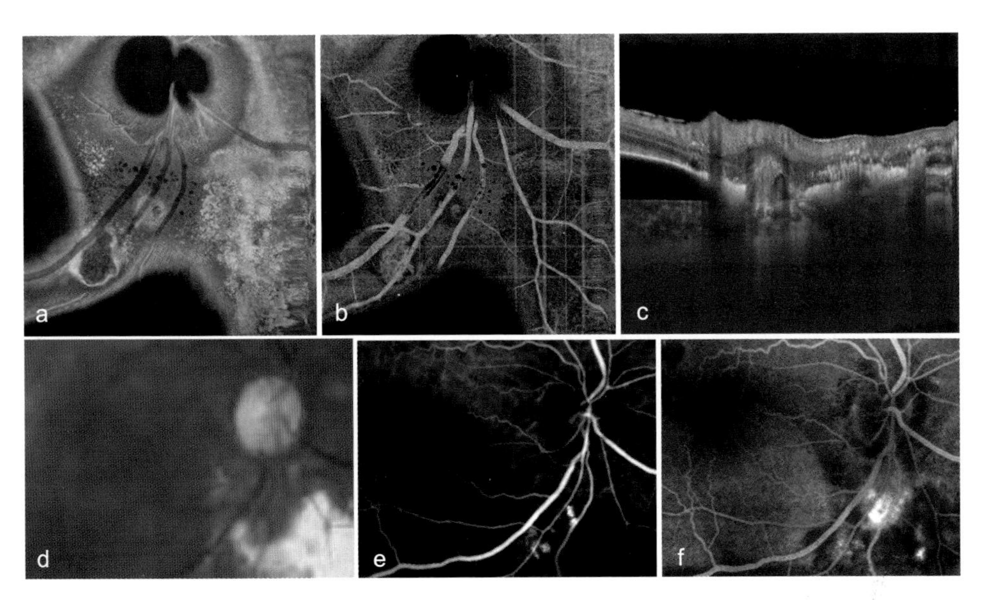

图 3-8 息肉状脉络膜血管病变（PCV）多模态图像。一名 62 岁男性的右眼使用 VCSEL SS-OCTA。（a）3mm × 3mm SS-OCT 血管造影。（b）未衰减的 3mm × 3mm SS-OCTA。（c）相应的 SS-OCT B 扫描。（d）彩色眼底照片。（e）荧光素血管造影。（f）吲哚青绿血管造影

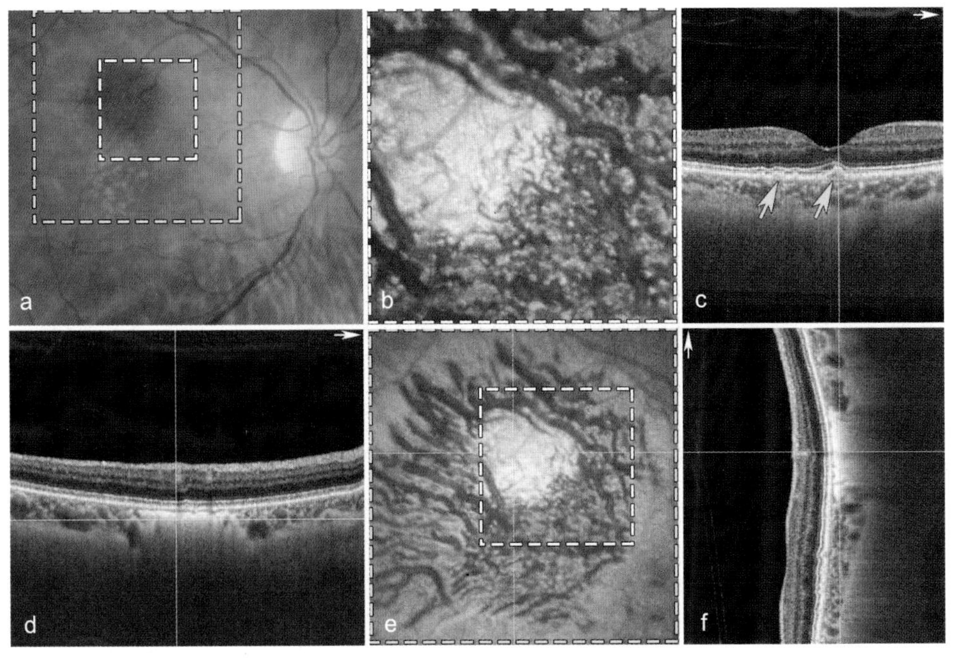

图 3-9 痣的 SS-OCT 血管造影视野和分割层。右眼脉络膜痣使用 VCSEL SS-OCTA 检测。（a）眼底彩色照片显示痣。虚线白色正方形放大到大约 3mm × 3mm 的区域，虚线黄色正方形放大到以黄斑为中心的大约 6mm × 6mm 的区域。（b）显示 NEVL 的 3mm × 3mm 结构正面。（c）相应的 X 轴 3mm SS-OCT B 扫描截面。黄色箭头显示玻璃膜疣包围了痣。（d）相应的 X 轴 6mm SS-OCT B 扫描截面（e）中的水平黄线。（e）结构面 6mm × 6mm，显示痣。点状白色正方形被放大到以黄斑为中心的大约 3mm × 3mm 的区域。（f）相应的 Y 轴 6mm SS-OCT B- 在 e 图中水平黄线所显示的 B 扫描横截面上

感谢：作者十分感谢 Eduardo Novais 与 Mark Lane 在成像方面的帮助；李炳坤、陈露、刘强开发扫描源技术：Benjamin Potsaid 与 Alex Cable 的电报；来自 Praevium 的 Vijaysekhar Jayaraman，用于发展 VCSEL 激光技术的研究：Stefan Ploner, Julia Schottenhamml，与负责开发管道和 Vista 软件的 Lennart Husvogte。

参考文献

[1] Novais EA, Adhi M, Moult EM, Louzada RN, Cole ED, Husvogt L, et al. Choroidal neovascularization analyzed on ultrahigh-speed swept-source optical coherence tomography angiography compared to spectral-domain optical coherence tomography angiography. Am J Ophthalmol. 2016; 164: 80–88.

[2] Kraus MF, Potsaid B, Mayer MA, Bock R, Baumann B, Liu JJ, et al. Motion correction in optical coherence tomography volumes on a per A-scan basis using orthogonal scan patterns. Biomed Opt Express. 2012; 3: 1182–1199.

[3] Kraus MF, Liu JJ, Schottenhamml J, Chen CL, Budai A, Branchini L, et al. Quantitative 3D-OCT motion correction with tilt and illumination correction, robust similarity measure and regularization. Biomed Opt Express. 2014; 5: 2591–2613.

[4] Ota M, Tsujikawa A, Murakami T, Yamaike N, Sakamoto A, Kotera Y, et al. Foveal photoreceptor layer in eyes with persistent cystoid macular edema associated with branch retinal vein occlusion. Am J Ophthalmol. 2008; 145: 273–280.

[5] Hayreh SS, Zimmerman MB. Fundus changes in branch retinal vein occlusion. Retina. 2015;35:1016–1027.

[6] Hayreh SS. Classification of central retinal vein occlusion. Ophthalmology. 1983;90:458–474.

[7] Ferrara D, Waheed NK, Duker JS. Investigating the choriocapillaris and choroidal vasculature with new optical coherence tomography technologies. Prog Retin Eye Res. 2016;52:130–155. doi: 10.1016/j. preteyeres.2015.10.002. Epub 2015 Oct 23.

[8] Seddon JM, Francis PJ, George S, Schultz DW, Rosner B, Klein ML. Association of CFH Y402H and LOC387715 A69S with progression of age-related macular degeneration. JAMA. 2007; 297: 1793–1800.

[9] Shah AR, Williams S, Baumal CR, Rosner B, Duker JS, Seddon JM. Predictors of response to intravitreal anti-vascular endothelial growth factor treatment of age-related macular degeneration. Am J Ophthalmol. 2016;163:154–166.e8.

[10] Bhutto I, Lutty G. Understanding age-related macular degeneration（AMD）: relationships between the photoreceptor/retinal pigment epithelium/Bruch' s membrane/choriocapillaris complex. Mol Asp Med. 2012; 33:295–317.

[11] Lutty G, Grunwald J, Majji AB, Uyama M, Yoneya S. Changes in choriocapillaris and retinal pigment epithelium in age-related macular degeneration. Mol Vis. 1999; 5:35.

[12] McLeod DS, Grebe R, Bhutto I, Merges C, Baba T, Lutty GA. Relationship between RPE and choriocapillaris in age-related macular degeneration. Invest Ophthalmol Vis Sci. 2009;50: 4982–4991.

[13] McLeod DS, Taomoto M, Otsuji T, Green WR, Sunness JS, Lutty GA. Quantifying changes in RPE and choroidal vasculature in eyes with age-related macular degeneration. Invest Ophthalmol Vis Sci. 2002;43:1986–1993.

[14] Spaide RF, Campeas L, Haas A, Yannuzzi LA, Fisher YL, Guyer DR, et al. Central serous chorioretinopathy in younger and older adults. Ophthalmology. 1996;103:2070–9. discussion 9–80.

[15] Kitaya N, Nagaoka T, Hikichi T, Sugawara

R, Fukui K, Ishiko S, et al. Features of abnormal choroidal circulation in central serous chorioretinopathy. Br J Ophthalmol. 2003;87:709–712.

[16] Yannuzzi LA, Sorenson J, Spaide RF, Lipson B. Idiopathic polyp-oidal choroidal vasculopathy（IPCV）. Retina. 1990;10:1–8.

[17] Callanan DG, Lewis ML, Byrne SF, Gass JD. Choroidal neovascu-larization associated with choroidal nevi. Arch Ophthalmol. 1993;111:789–794.

[18] Shields CL, Mashayekhi A, Materin MA, Luo CK, Marr BP, Demirci H, et al. Optical coherence tomography of choroidal nevus in 120 patients. Retina. 2005;25:243–252.

（龚滢欣　译）

第四章

健康的视网膜血管系统

扫描源光学相干断层摄影血管造影（SS-OCTA）是一种无创性技术，是在不使用任何静脉内染料的情况下，比较血液在多次 B 扫描上的运动，从而三维地在微观水平评估血管系统。

以往的解剖学研究表明，视网膜血管分布在神经节细胞层和神经纤维层之间的浅丛和深丛中，深丛包含两层小尺寸毛细血管，将内核层固定在一起。

OCT 血管造影（OCT angio-graphy, OCTA）证实了这些组织学表现，并得以检查具有不同特征的视网膜浅层和深层血管丛。构成深层毛细血管丛的两个丛可被认为是单个“深”层；然而，有理由将它们作为两个单独的层（“中间层”和“深层”）来治疗，因为可能存在可选择性影响它们的疾病（如中央旁急性中间黄斑病变与急性黄斑神经视网膜病变）。这是一个需要进一步研究的课题，大多数商用 OCTA 仪器默认只显示表层和深层。

本文所述的 SS-OCT 检查使用的仪器中心波长为 1050nm，每秒 100 000 次 A 扫描（DRI OCT Triton，TOPCON）。获得 3mm×3mm×3mm 的黄斑立方体图像，每个立方体由 320 簇 4 次重复 B 扫描组成，每个簇包含 320 次 A 扫描。组织分辨率分别为 7μm（轴向）和 20μm（横向）。

从浅层毛细血管层（superficial capillary layers, SCL）和深层毛细血管层（deep capillary layers, DCL）生成视网膜血管的 *en face* 图像。以内部限制膜为参考平面。浅层毛细血管层始于内界膜，包括神经节细胞层到内丛状层的内界。深层毛细血管丛源于丛状层的内边界，包括内核层，向外丛状层分隔。

4.1 表面毛细管层

浅层毛细血管丛位于神经节细胞层和神经纤维层，由上、下血管弓发出的长小动脉和小静脉组成。小动脉和小静脉由横向毛细血管连接，形成互连丛（图 4-1）。毛细血管末端形成连续的中央凹周围环。

4.2 深层毛细管层

深层毛细血管丛位于内核层和外丛状层。以前的组织学研究表明，这种毛细血管网由两层组成，覆盖着内核层的两个边界。在板分割厚度为 30μm 的 OCTA 上，这两层可以合并为一个深丛。

深层视网膜层显示出多边形毛细血管丛，径向连接中心（图 4-2）。现在认为中心通向连接浅部和深部的垂直互连通道。

4.3　外视网膜

从 OCTA 上看，外视网膜是无血管的。使用高分辨率 SS-OCTA 可观察到外层视网膜的不同层（图 4-3）。外核层（the outer nuclear layer, ONL）和 Henle 纤维层位于外限制膜（the external limiting memboane, ELM）和外丛状层（the outer plexiform layer, OPL）之间。ONL 是相对低反射的，但是 Henle 层具有可变的反射率，这取决于光源相对于该位置处视网膜平面的取向。肌样带是外视网膜中的下一个高反射带，在 ELM 和椭球体区之间延伸，并代表光感受器的内段的肌样部分。椭圆形区

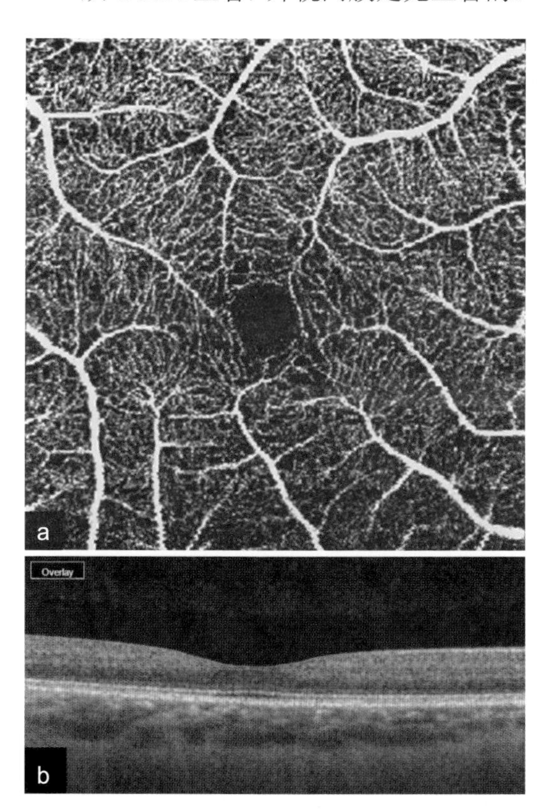

图 4-1 （a）使用内界膜（ILM）作为参考平面的 55μm 厚的 OCTA C 扫描（自动扫描 3mm×3mm）。在神经节细胞层（GCL）层面上，从 ILM 下 2.6μm 到内丛状层（IPL）和内核层（INL）边界下 15.7μm 扫描，显示起源于上下拱廊和横向连接毛细血管的动脉和小静脉。（b）相应的 B 扫描显示表面毛细层的精确分割

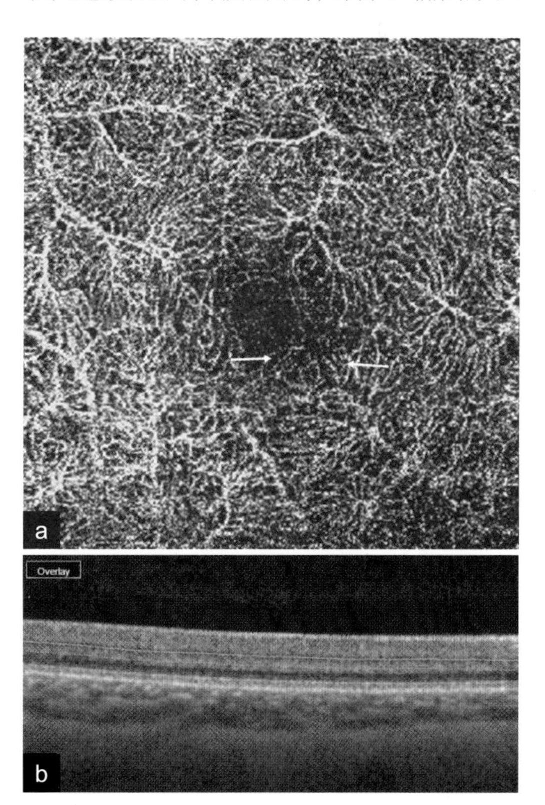

图 4-2 （a）使用深层毛细管层进行 90μm 厚的 OCTA C 扫描。扫描从内丛状层（IPL）/ 内核层（INL）下方的 15.7μm 到内核层（INL）下方的 70μm 进行。可以看到来自表面毛细管层的一些投影伪影（箭头）。（b）相应的 B 扫描显示了深层毛细管层的精确分割

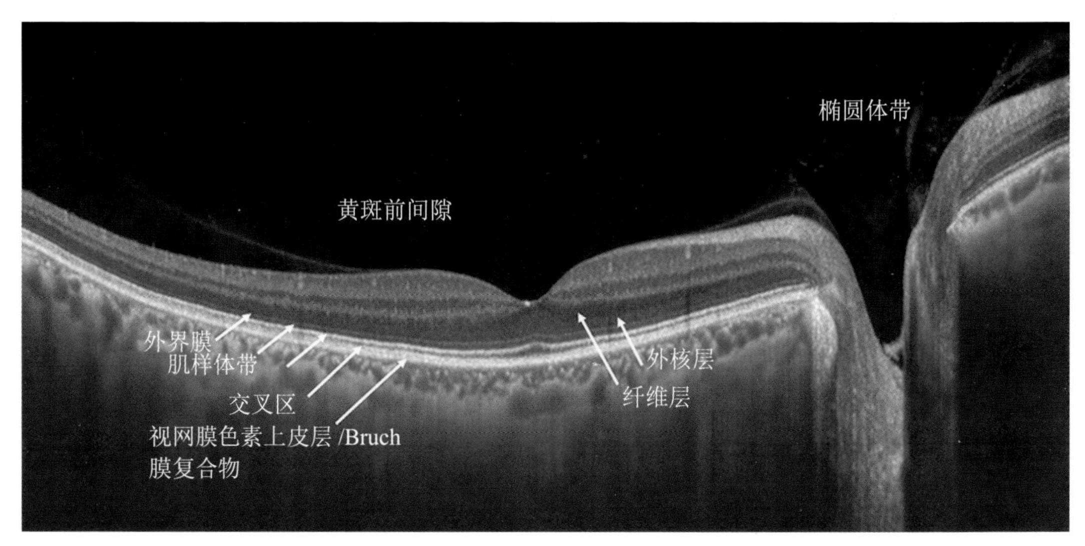

图 4-3 显示外层视网膜和玻璃体的不同层

域是表示内部和外部感光体段之间的界面的高反射带。最外面的高反射带是视网膜色素上皮（RPE）前面的交叉区，代表由 RPE 细胞的顶端突起和锥体光感受器外节的顶端组成的接触柱体结构。

4.4 绒毛膜毛细血管

限于脉络膜内部的脉络膜毛细血管包含具有穿孔内皮细胞的小血管。绒毛膜毛细血管向视网膜色素上皮和外神经感觉视网膜提供氧和其他代谢物。

脉络膜在人体中具有最高的每单位组织重量血流量。对脉络膜毛细血管层的结构仍有争议。用扫描电子显微镜在后极检测小叶脉管系统。图 4-4 显示了 SS-OCTA 上脉络膜毛细血管层的“汇合”流动；此外，使用基于运动的 SS-OCTA 作为对比，对于绒毛膜小柱有其特定的限制。由于该方法只能探测到有限的动态范围内的流速，

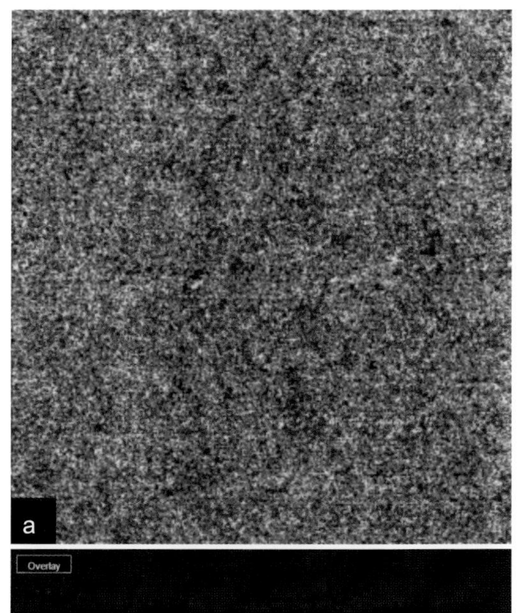

图 4-4 （a）使用 Bruch 膜作为参考平面对绒毛膜毛细血管进行 10μm 厚的 OCTA 扫描，显示脉络膜毛细血管的“汇合”流动。（b）相应的 B 扫描显示脉络膜毛细血管的精确分割

所以不会检测到脉络膜毛细血管中过慢的血流。因此，OCTA 图像上脉络膜毛细血管的局灶性“缺失”可能与较慢的流动而不是无流动有关。

4.5 玻璃体

玻璃体由有组织的胶原纤维和透明质酸组成，约占眼体积的 80%。近年来，随着成像技术的发展，利用分辨率和景深提高的 SS-OCT 对玻璃体后间隙进行了详细的观察。使用 SS-OCT 可以识别几个光学空白的空间。第一空间覆盖黄斑并且对应于由 Wrost 描述的黄斑前囊。第二空间覆盖视神经，并与所述视前空间连接。这个空间对应前述的 Martigani 区域。前囊的前部和上部延伸部显示在距视盘可变距离处与 Cloquet 管的连接（图 4-3）。

参考文献

[1] Snodderly DM, Weinhaus RS. Retinal vasculature of the fovea of the squirrel monkey, Saimiri sciureus: three-dimensional architecture, visual screening, and relationships to the neuronal layers. J Comp Neurol. 1990; 297:145–163.

[2] Spaide RF, Klancnik Jr JM, Cooney MJ. Retinal vascular layers imaged by fluorescein angiography and optical coherence tomography angiography. JAMA Ophthalmol. 2015;133:45–50.

[3] Schaal KB, Pang CE, Pozzoni MC, Engelbert M. The premacular bursa's shape revealed in vivo by swept-source optical coherence tomography. Ophthalmology. 2014;121:1020–1028.

[4] Stanga PE, Sala-Puigdollers A, Caputo S, Jaberansari H, Cien M, Gray J, et al. In vivo imaging of cortical vitreous using 1050-nm swept-source deep range imaging optical coherence tomography. Am J Ophthalmol. 2014; 157:397–404.

（龚滢欣　黎　彪　译）

第五章

假性玻璃膜疣的扫描光源光学相干断层扫描研究

假性玻璃膜疣是位于视网膜外层的病理性沉积物。与通常在视网膜色素上皮（retina pigment epithelium, RPE）层外观察到的硬性玻璃疣和软疣不同，扫描光源光学相干断层扫描（SS-OCT）图像上在视网膜的光感受器层中检测到假性玻璃膜疣。假性玻璃膜疣的特征形态通常是圆锥形的，但在某些情况下可以是圆形的。通过使用蓝光眼底摄影和红外扫描检眼镜，它们也可以得到很好的记录。假性玻璃膜疣已被报道于参与早期老年性黄斑变性（age-related macular degeneration, AMD）的发展，因此，检测对预防视力损害至关重要。

5.1 背景

Mudoun 等首次报道了急性玻璃膜疣，作为黄斑的淡黄色交错病变，并且在蓝光眼底照相中最好观察到。阿诺德等将其外观描述为网状假性玻璃膜疣，并提出病变可能来自脉络膜。随后，Schmitz-Valckenberg 等报道，红外扫描检眼镜能够有效地说明和诊断假性玻璃膜疣的存在。

5.2 分类

基于频域相干断层扫描（SD-OCT）的发现，Zweifel 等报道了网状假性玻璃膜疣是视网膜下的玻璃膜疣样沉积物，在疾病进展过程中将它们分为 3 个阶段。阶段 1 被定义为在视网膜色素上皮和椭圆体带之间的颗粒状高反射物质的散在沉积。阶段 2 发生在当椭圆体带的轮廓被聚积物改变时。在阶段 3 中，物质变成圆锥形并穿过椭圆体带区域。

Suzuki 等最近提出基于多模眼底成像，假性玻璃膜疣可以分为 3 种亚型。第一种类型为主要类型——点状假疣，其特征为彩色照片中的离散点，在红外扫描激光检眼镜（infrared scanning laser ophthalmoscope, IR-SLO）上为低反射点，以及在 SS-OCT 上具有尖锐峰的视网膜下积聚物（图 5-1 ～图 5-5）。第二种类型——带状假疣，表现为彩色照片上的互锁带状物，IR-SLO 上微弱的低反光带以及 SS-OCT 形成的广泛圆形突出的视网膜下积聚物（图 5-6 ～图 5-11）。第三种类型——外周假性玻璃膜疣，很罕

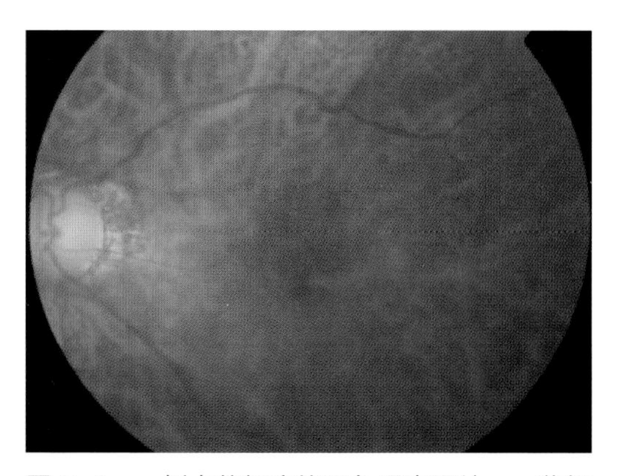

图 5-1　一例点状假疣的彩色眼底照片。一些假性玻璃膜疣被记录

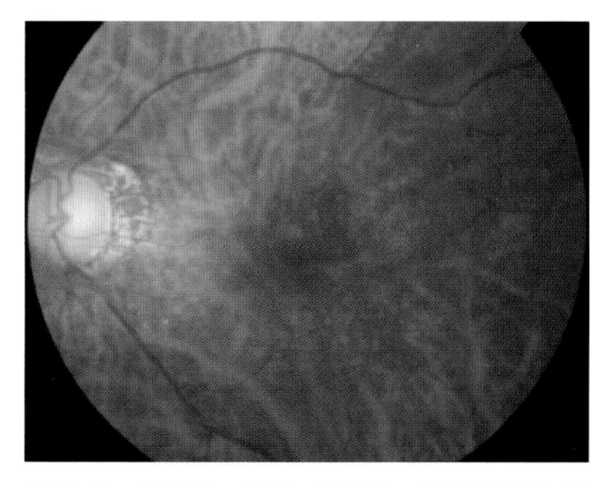

图 5-2　1 年后，在同一只眼中，观察到增加的假性玻璃膜疣

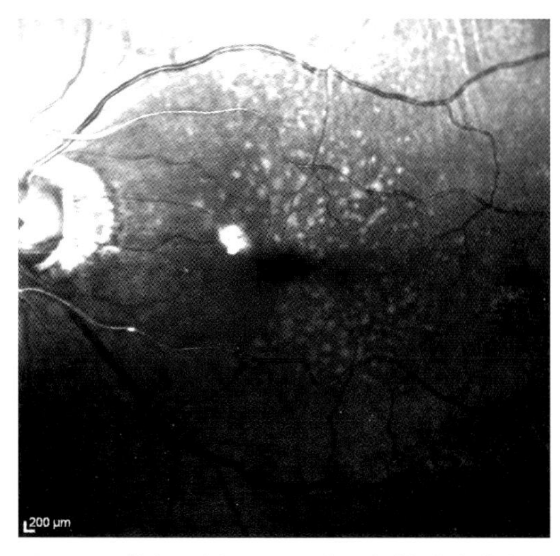

图 5-3　蓝色反射 SLO 图像。假性玻璃膜疣的轮廓被明确定义

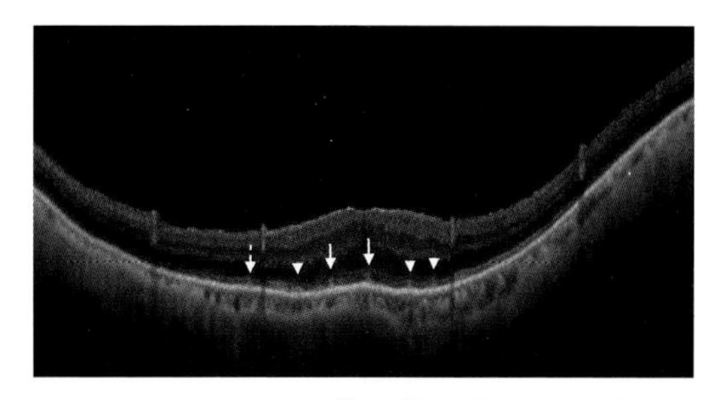

图 5-4　SS-OCT 图像。位于外层视网膜的三角形或圆形高反射沉积物。请注意，在这个单一扫描图像中检测到假性玻璃膜疣的不同阶段。根据 Zweifel 等的分类，虚线箭头、箭头和箭分别表示阶段 1、阶段 2 和阶段 3

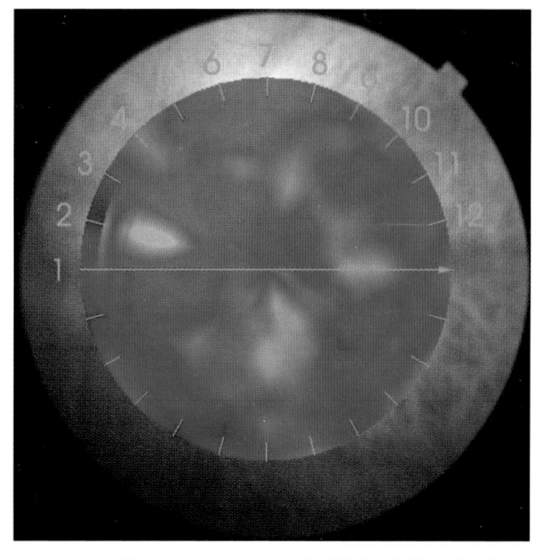

图 5-5　由 SS-OCT 径向扫描创建的颜色编码的脉络膜厚度图。请注意，黄斑的大部分脉络膜变薄

见，并且在彩色眼底照片上有小的单个小球，在 IR-SLO 上为高反射斑点，以及在 SS-OCT 上形成圆形隆起的视网膜下积聚物质。

5.3　临床意义

一项对单侧脉络膜新生血管（CNV）和大软性玻璃疣患者的前瞻性队列研究

发现，有基线假性玻璃疣的对侧眼在 3 年随访后发生早期 AMD 的发生率高于基线时没有假性玻璃膜疣眼（图 5-6 ～图 5-11）。

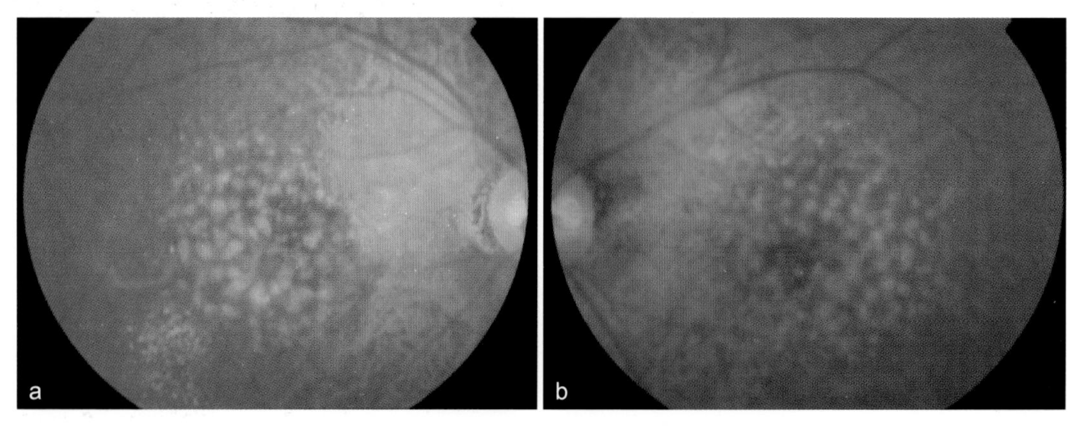

图 5-6 （a 图为右眼，b 图为左眼）的带状疣和点状疣组合的彩色眼底照片

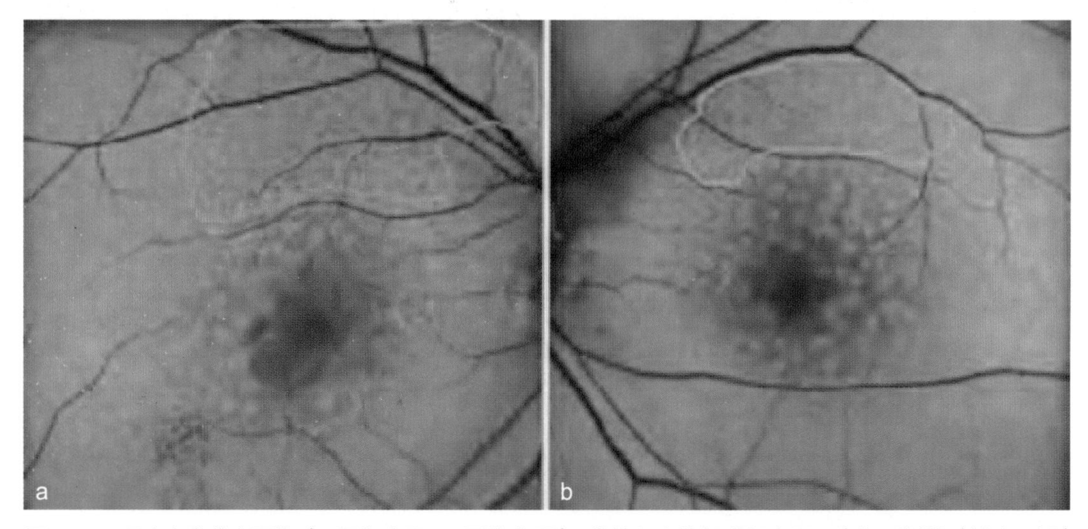

图 5-7 眼底自发荧光图像（a 图为右眼，b 图为左眼）。带状和点状假疣组合显示为低反射性（线内区域）

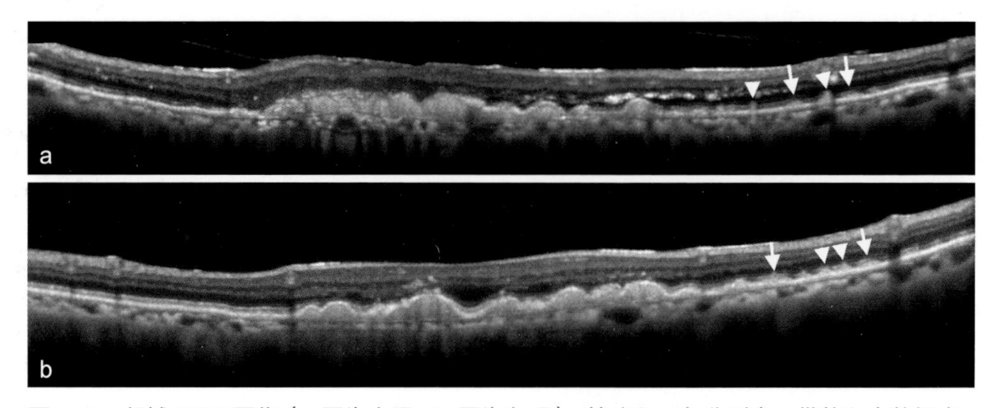

图 5-8 频域 OCT 图像（a 图为右眼，b 图为左眼）。箭头和三角分别表示带状和点状假疣

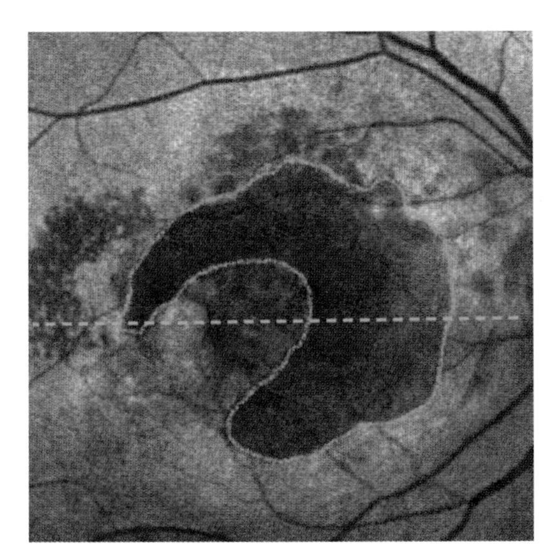

图 5-9　初次就诊 4 年后，右眼发生了脉络膜新生血管和 RPE 撕裂。由于 RPE 撕裂(线内区域)，眼底自发荧光图像显示视网膜和裸露的 RPE。虚线表示图 5-11a 中的扫描线

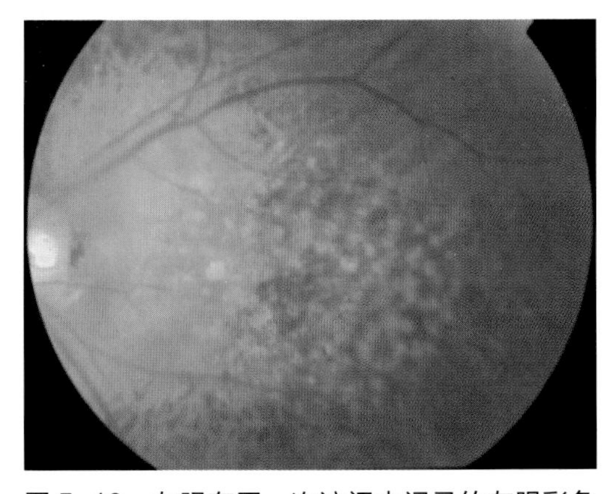

图 5-10　左眼在同一次访问中记录的左眼彩色眼底照片，如图 5-9 所示。没有发现显著的变化

5.4　脉络膜相关性

格雷瓦尔等最近报道，与其余的对照病变相比，假性玻璃膜疣更可能位于脉络膜血管附近。通过使用从 3D 方块样 SS-OCT 扫描创建的脉络膜厚度 / 容积图，Ueda-Arakawa 等发现不管是否有脉络膜新生血管 / 地图样萎缩，假性玻璃膜疣眼通常都有薄的脉络膜。他们还报道，假性玻璃膜疣眼的脉络膜血管面积明显减少。

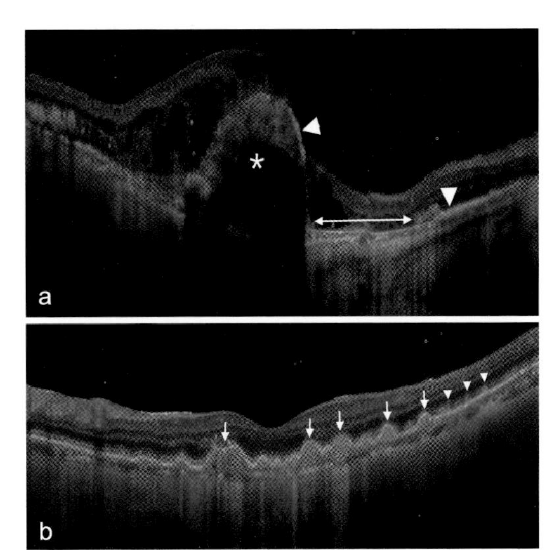

图 5-11　SS-OCT 图像（a 图为右眼，b 图为左眼）。(a)RPE 层(箭头)，卷起的 RPE(星号)和具有裸露 RPE 的区域（双箭头）。(b)点假疣（箭头）和玻璃疣（箭头）。请注意，双眼的脉络膜厚度非常薄

参考文献

[1] Mimoun G, Soubrane G, Coscas G. Macular drusen. J Fr Ophtalmol. 1990;13:511–530.

[2] Arnold JJ, Sarks SH, Killingsworth MC, Sarks JP. Reticular pseudo-drusen: a risk factor in age-related maculopathy. Retina. 1995;15:183–191.

[3] Schmitz-Valckenberg S, Alten F, Steinberg JS, Jaffe GJ, Fleckenstein M, Mukesh BN, et al. Reticular drusen associated with geographic atrophy in age-related macular degeneration. Invest Ophthalmol Vis Sci. 2011;52:5009–5015.

[4] Zweifel SA, Spaide RF, Curcio CA, Malek G, Imamura Y. Reticular pseudodrusen are subretinal drusenoid deposits. Ophthalmol. 2010;117:303–12.e1.

[5] Suzuki M, Sato T, Spaide RF. Pseudodrusen subtypes as delineated by multimodal imaging of the fundus. Am J Ophthalmol. 2014; 157:1005–1012.

[6] Pumariega NM, Smith T, Sohrab M, LeTien V, Souied EH. A prospective study of reticular macular disease. Ophthalmol. 2011; 118:1619–1625.

[7] Grewal DS, Chou J, Rollins SD, Fawzi AA. A pilot quantitative study of topographic correlation between reticular pseudodrusen and the choroidal vasculature using en face optical coherence tomography. PLoS One. 2014;9（3）:e92841. doi: 10.1371/journal. pone. 0092841.

[8] Ueda-Arakawa N, Ooto S, Ellabban AA, Takahashi A, Oishi A, Tamura H, et al. Macular choroidal thickness and volume of eyes with reticular pseudodrusen using swept-source optical coherence tomography. Am J Ophthalmol. 2014;157:994–1004.

（徐云芳　陶文思　译）

第六章

新生血管性年龄相关性黄斑变性的 *en face* 扫描光源光学相干断层扫描研究

扫描光源光学相干断层扫描（SS-OCT）*en face* 模式提供了不同深度的后段冠状面图。这种模式提供了探索类似于常规裂隙灯检查或传统眼底照片或血管造影术的眼底的方式。它提供了比传统横断面成像更多的信息，使医生能够在不同深度的黄斑全视野范围内进行快速诊断，从而提供三维视角。当 B 扫描和分层模式一起使用时，它们可以以非侵入方式为疾病提供额外的解剖学见解。

通过使用三维体积扫描，通常在视网膜色素上皮（RPE）-Bruch 膜层的深度下自动平铺获得 *en face* 图像。由于矫正了眼球凹度，倾斜的断层扫描，视网膜水肿导致的解剖变形，视网膜下纤维化，视网膜色素上皮脱离或脉络膜凹陷，这种分割提供了更好的图像质量。

6.1 新生血管性 AMD 的 *en face* OCT

我们的研究小组研究了新生血管性年龄相关性黄斑变性（nvAMD），描述了 RPE 和脉络膜的特征，并将其与荧光素血管造影（FA）和（或）吲哚菁绿血管造影（indocyanine green angiography, ICGA）结果进行了比较。研究人员检查了眼底照片，FA 的早期和晚期的液体渗漏区域，ICGA 早期和晚期中的高荧光斑、热点和息肉，并且从 38 只 nvAMD 眼观察 *en face* SS-OCT 图像，包括新的基于 OCT 的 nvAMD 分类的 1、2 和 3 型。脉络膜在 1 型（图 6-1）和 2 型（图 6-2）的病因和病理生理学中以及 3 型的后期阶段中起重要作用。

RPE 分层图像显示所有研究眼睛的病理改变。RPE 的变化分为两组：组 1，与新生血管病相关；组 2，围绕新生血管病变。使用包括 FA，ICGA 和 SS-OCT 图像的多模式成像研究来确定新血管形成的程度。所有的眼睛在新生血管区域都有 RPE 缺损，其中大多数（76%）表现为低反射病变。47% 的眼有新生血管病变周围的缺损，其中 39% 为高反射，61% 为低反射。所有的眼在 *en face* 成像中都表现为脉络膜毛细血管的改变，其中近 50% 呈现高反射或低反射改变。考虑到 RPE 下的脉络膜毛细血管层，所有病例的正常的毛细血管都因为新生血管区域而中断。

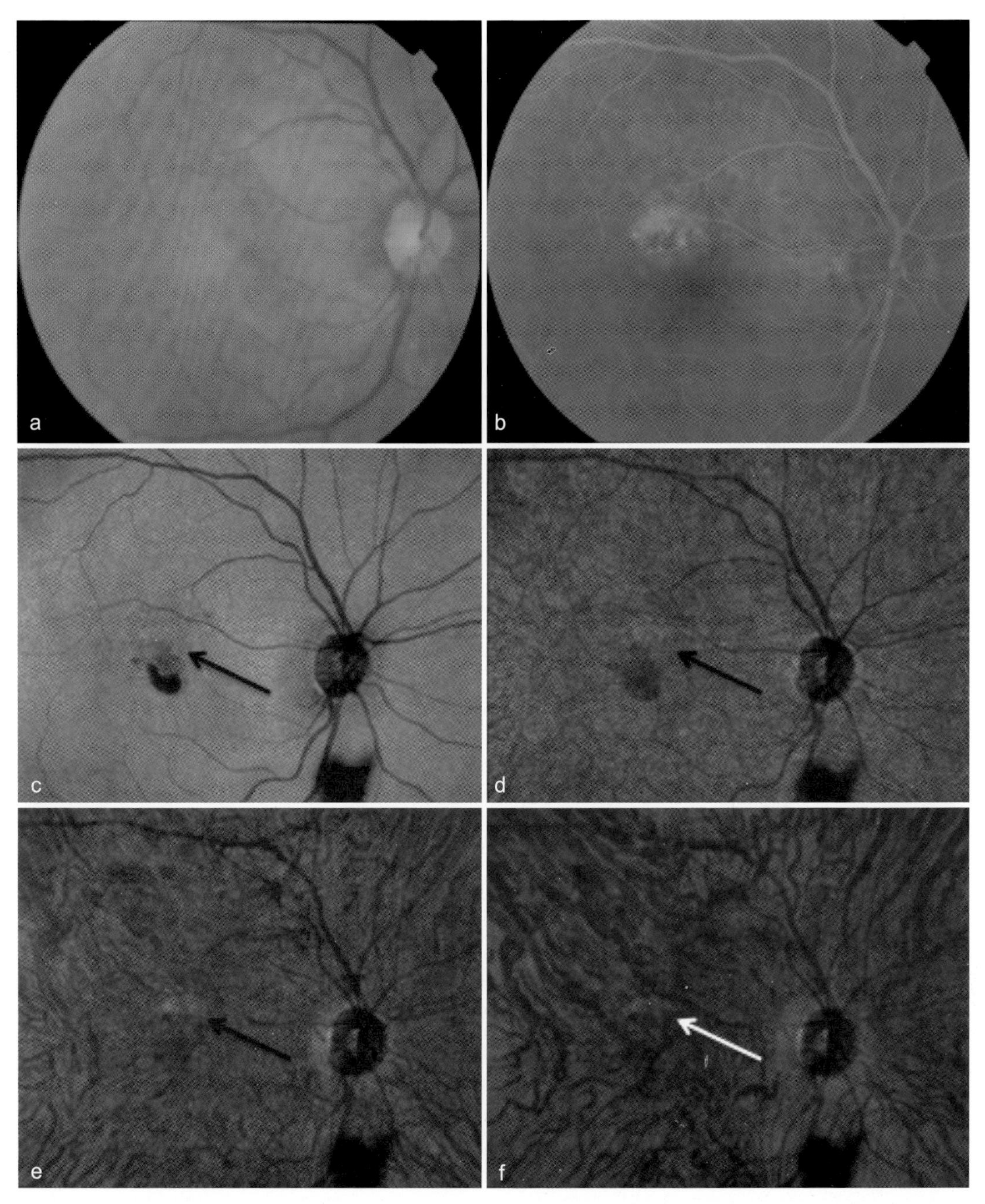

图 6-1　1 型新生血管 *en face* SS-OCT。一名 80 岁男性右眼被诊断为 1 型新生血管。在眼底照片中，（a）显示了视网膜色素上皮细胞（RPE）和视网膜下液体的改变，中心凹上方，并且在荧光素血管造影术（b）中证实为脉络膜新生血管。在 RPE（c）水平，*en face* 扫描显示一个颗粒状高反射区域，位于深色区域的上方，对应与新生血管丛相关的 RPE 分离区域。高反射区代表脉络膜毛细血管（d），Sattler 层（e）和 Haller 层（f）水平的新生血管病变

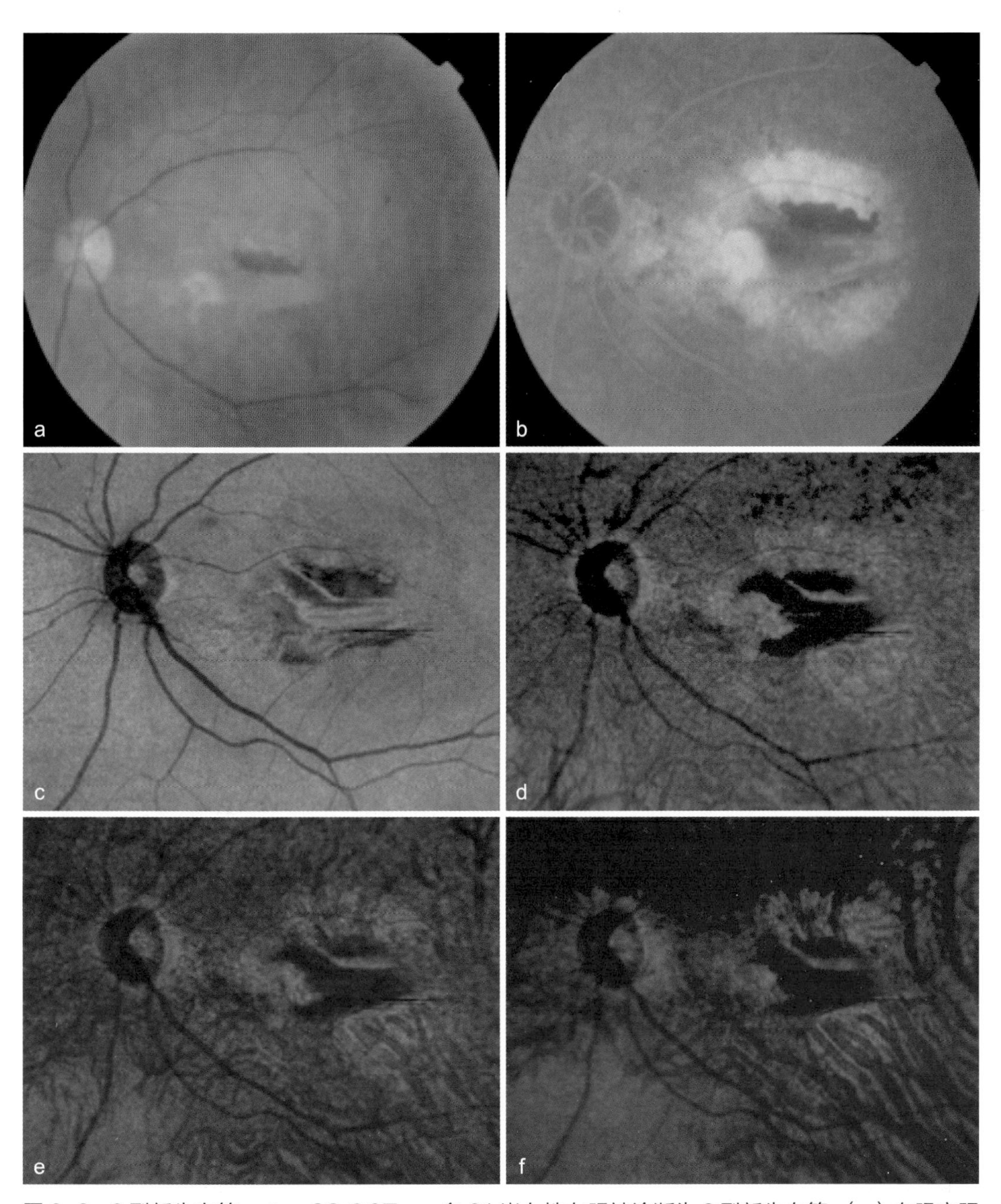

图 6-2　2 型新生血管 *en face* SS-OCT。一名 81 岁女性左眼被诊断为 2 型新生血管。（a）在眼底照片中观察到与视网膜下纤维化区域和黄斑出血相关的新生血管膜。（b）荧光素血管造影证实新生血管复合物有广泛的黄斑区渗漏。（c）*en face* SS-OCT 在色素上皮（RPE）水平显示与漏出区域相对应的低反射性变化和与黄斑出血相对应的暗区域。脉络膜毛细血管新生血管复合体（d），Sattler 层（e）和 Haller 层。（f）的相应区域可见高反射性改变

Sattler 层和 Haller 层显示，对于早期（图 6-3）小的视网膜新生血管膜（由 FA 确定，在 B 扫描 SS-OCT 化上具有最小视网膜解剖变形）和 3 型脉络膜新生血

管（CNV），几只眼没有变化。其余患者在这些层次上主要显示为高反射改变。在 *en face* SS-OCT 和 FA 测量的新生血管丛区域，水平和垂直直径之间无明显差异。

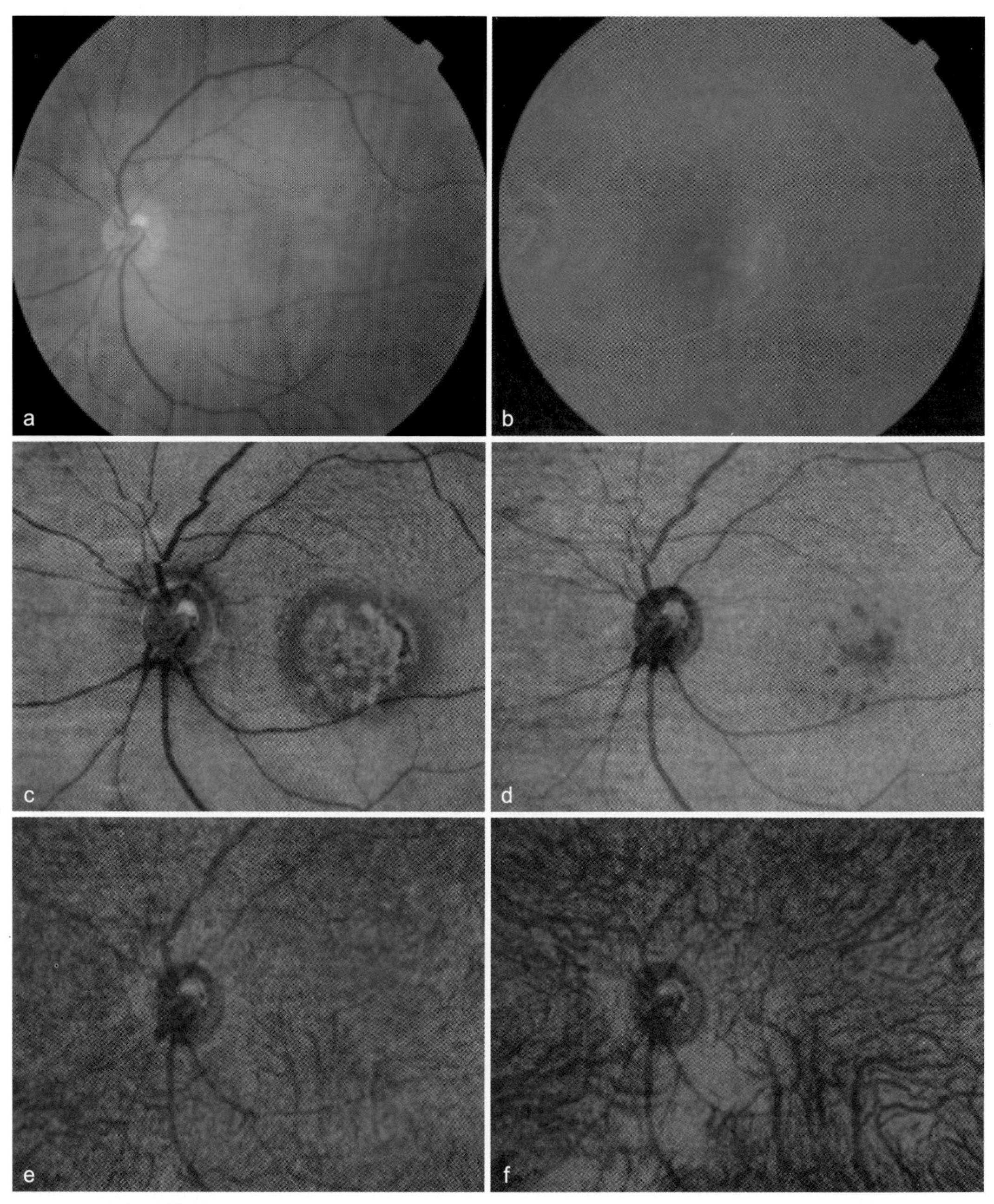

图 6–3　新生血管性 AMD 的 *en face* SS-OCT。眼底照片中显示了新近被诊断为新生血管性 AMD 的眼底细微变化（a）。新生血管复合物在荧光素血管造影中得到证实，大部分渗漏在黄斑区颞侧（b）。在视网膜色素上皮层面 *en face* SS-OCT 显示中心凹和旁中心凹区域有斑驳的高反射性变化，伴有周围反光晕（c）。脉络膜毛细血管层在黄斑中心呈现斑驳的低反射性变化（d）。该患者的深层血管无变化（e、f）

6.2　新生血管性老年性黄斑变性的 SS-OCTA

SS-OCTA 是一项利用红细胞运动的相位变化显影脉管系统而不使用外源染料的新技术。在同一位置重复扫描可检测移动的组织，设备将其转换成相位信号。简而言之，设备在重复扫描中检测到的所有相位信号都转换为血流信号。

已经用 SS-OCTA 研究了 AMD 中的 1 型新生血管。在 76% 的研究眼中发现了两种不同的形态。最常见的形态是“水母”形式，它被定义为新生血管膜，其中血管从病灶中心向各个方向分支。“海扇”形式与膜相对应，90% 的病灶从一侧放射。“水母”形态中 78% 和“海扇”形态中 57% 的新生血管膜有可见的滋养血管（图 6-4 ～图 6-6）。

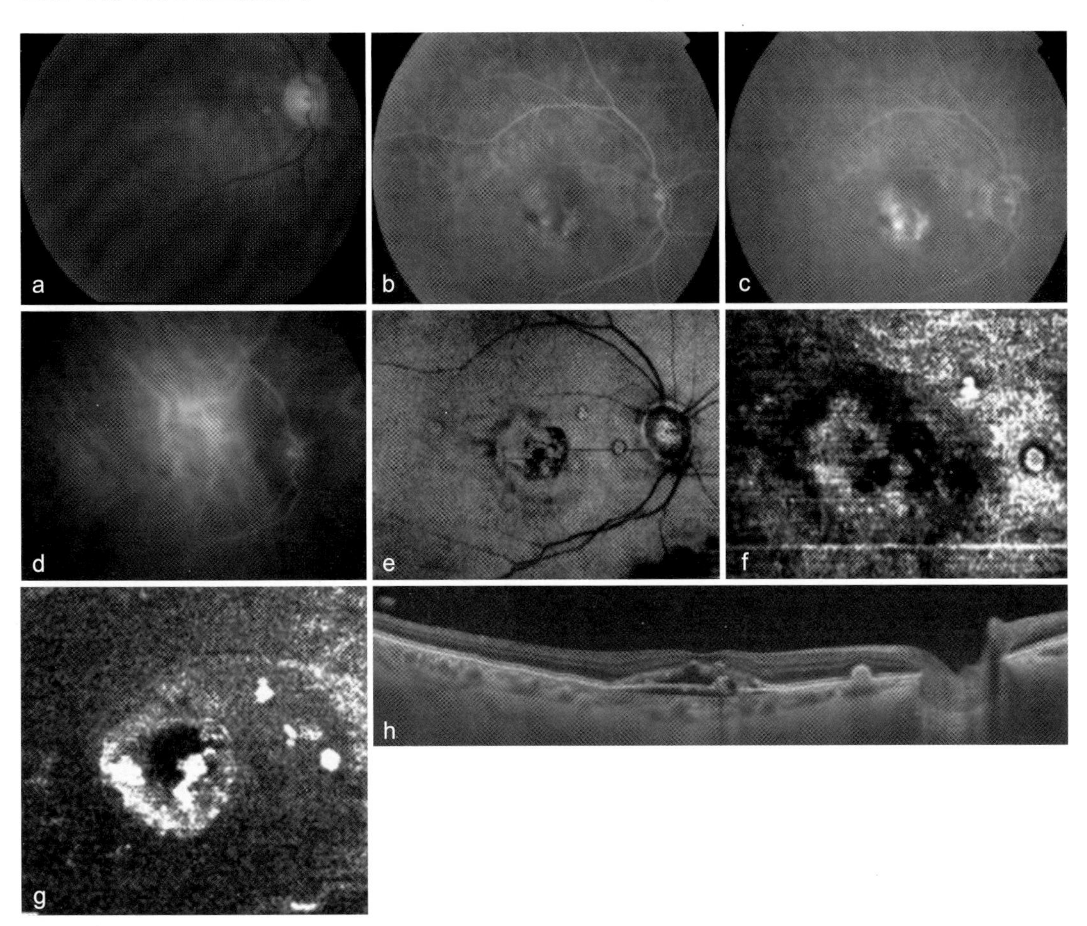

图 6-4　*en face* SS-OCTA 治疗新生血管性 AMD。眼底照片（a），荧光素血管造影的早期（b）和晚期（c）显示了该患者右眼的典型新生血管病变。吲哚菁绿血管造影术未显示任何异常（d）。在视网膜色素上皮（RPE）层 *en face* SS-OCT 扫描在新生血管复合物水平和纤维血管 RPE 脱离水平均显示低反射性变化（e）。在乳斑束处的玻璃膜疣性 RPE 脱离呈现高反射性（e）。SS-OCTA 显示对应于浅层视网膜毛细血管丛（f）和深层视网膜丛（g）的新生血管复合物的高反射性病变。B 扫描 SS-OCT 显示视网膜下液体，欠光滑的光感受器和平坦的 RPE 脱离（h）

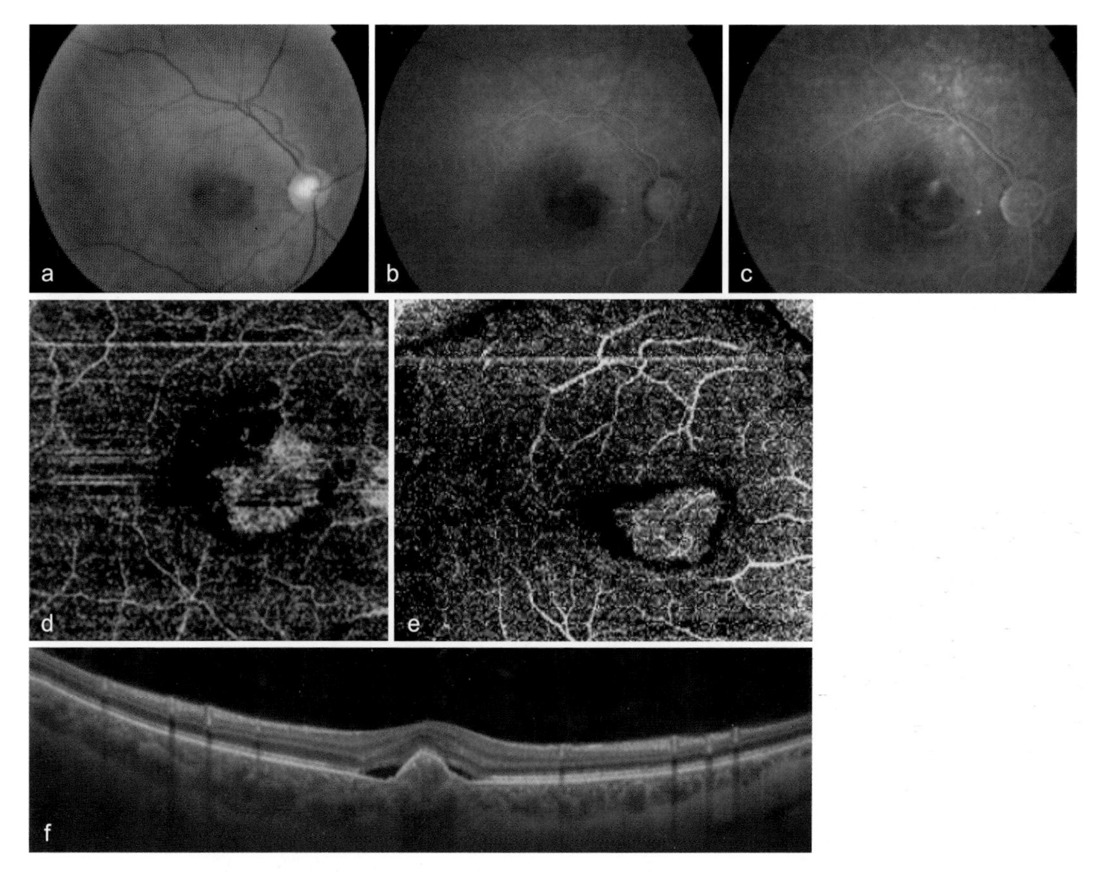

图 6-5 新生血管性 AMD 的 SS-OCTA。该患者显示色素性病变（a），他抱怨视力下降。新生血管性 AMD 在荧光素血管造影术的早期（b）和晚期（c）中得到证实。在 SS-OCTA 图像中，新血管膜清楚地定义在浅表（d）和深层视网膜毛细血管丛（e）中。B 扫描 SS-OCT 显示在视网膜中央凹下视网膜色素上皮脱离两侧的视网膜下液（f）

SS-OCTA 也描述了 3 型新生血管病变。在 AMD 研究了 29 名诊断为 3 型新生血管的眼。使用 SS-OCTA 只能检测到 34%的新生血管膜，但其中 63%的病灶时刻处于活动状态。新生血管复合体在外层视网膜层呈现为小簇的明亮，高流量曲线形微小血管。视网膜血管瘤样增生中的新生血管复合物通常非常小，甚至被完全限定，因此 SS-OCTA 可能是有潜力用于该领域的新技术。

结论

en face SS-OCT 是一种快速、非侵入性、高分辨率、有前途的技术，可以对 nvAMD 进一步研究。视网膜色素上皮和脉络膜毛细血管层在 nvAMD 早期（包括视网膜血管瘤样增生的早期阶段）受到影响，并且在建立完好的病变中检测到大、中脉络膜血管的变化。新生血管性 AMD 的血管造影和 *en face* SS-OCT 图像之间存在相关性。

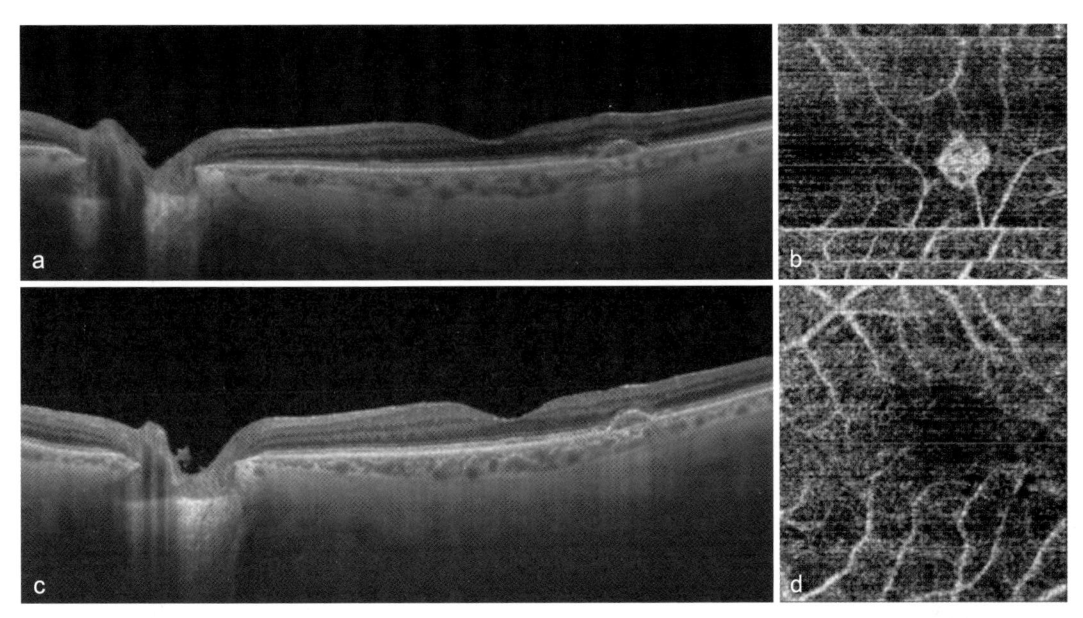

图 6-6　新生血管性 AMD 进行阿柏西普治疗后的 SS-OCTA。新生血管性 AMD 继发引起的，由 B 扫描确定的具有视网膜下液的中心凹外的纤维血管性色素上皮脱离（DEP）(a)。SS-OCTA 在深层视网膜毛细血管丛中显示新生血管复合物，具有清晰的传入血管(b)。在单次 aflibercept 玻璃体内注射后，B 扫描显示 DEP 无变化，但视网膜下液体减少（c)。新血管复合物已经消失（d）

通过 SS-OCTA 进行的 AMD 研究是成像的下一步，通过可视化视网膜和脉络膜血管以及新生血管复合物。这项新技术将为我们提供研究 nvAMD 的新视角。

参考文献

[1] Flores-Moreno I, Arias-Barquet L, Rubio-Caso MJ, Ruiz-Moreno JM, Duker JS, Caminal JM. En face swept-source optical coherence tomography in neovascular age-related macular degeneration. Br J Ophthalmol. 2015; 99:1260–1267.

[2] Freund KB, Zweifel SA, Engelbert M. Do we need a new classification for choroidal neovascularization in age-related macular. Retina. 2010; 30:1333–1349.

[3] Spaide RF, Fujimoto JG, Waheed NK. Optical coherence tomography angiography. Retina. 2015; 35:2161–2162.

[4] Kuehlewein L, Bansal M, Lenis TL, Iafe NA, Sadda SR, Bonini Filho MA, et al. Optical coherence tomography angiography of type 1 neovascularization in age-related macular degeneration. Am J Ophthalmol. 2015; 160: 739–748.

[5] Kuehlewein L, Dansingani KK, de Carlo TE, Bonini Filho MA, Iafe NA, Lenis TL, et al. Optical coherence tomography angiography of type 3 neovascularization secondary to age-related macular degen-eration. Retina. 2015; 35: 2229–2235.

（石文卿　译）

第七章

新生血管性年龄相关性黄斑变性的扫描光源光学相干断层扫描研究

年龄相关性黄斑变性（age-related macular degeneration, AMD）是一种影响中央视网膜的慢性退化性疾病，是失明最重要的原因之一，也是发达国家50岁以上人群不可逆盲的最常见原因。西班牙1.5%的人口（约68万人）受此病影响，而在美国，40岁及40岁以上人群的患病率为6.5%左右，影响了800多万人。由于世界人口的指数增长和老龄化，这些数字肯定会增加，在25年的时间内估计有2.88亿人患这种疾病。

据报道，AMD会降低生活质量，并导致患者不能单独从事日常活动。一些危险因素与这种疾病有关，包括年龄、性别、饮食、吸烟、心血管疾病、肥胖症、高血压和高胆固醇血症等，同时也被认为有某种遗传倾向。

典型的黄斑变性分为干性AMD或湿性AMD。这两种形式都可能导致视力下降（visual acuity, VA）。在干性AMD患者中，这种损失通常是渐进性的，视网膜色素上皮细胞（RPE）的玻璃膜疣、色素沉着过度或色素减退是常见的眼底镜检查结果。另一方面，患有湿性（或渗出性）AMD的患者可能会因脉络膜新血管（CNV）的视网膜内液和出血而导致突然视力下降。

光学相干断层扫描（OCT）是一种诊断和特征描述AMD非常有用的成像工具，它已成为正确治疗和随访必不可少的检查方式。长波长的扫频源OCT（SS-OCT）是OCT成像的一项创新技术，与先前的设备相比，可进一步改善脉络膜成像。SS-OCT可以在1s内每个位置平均进行多达96次的B扫描。

7.1 AMD的分类（classification）

使用改良的德尔菲技术，该领域的一个专家委员会在2013年为AMD研究了一种新的分类系统和术语。他们考虑到了55岁及55岁以上患者的中心凹中心两个直径内的病变。

- 没有视网膜老化迹象的患者：无玻璃膜疣或RPE改变。与AMD相关的发现包括中、大玻璃膜疣的低/高色素沉着，这与其他任何已知的视网膜疾病无关。
- 正常老化改变：只有小玻璃膜疣（<63μm）称为小核果，以避免与较大玻璃膜疣相混淆。这些患者5年发展为晚期AMD的风险为0.5%。

• 早期 AMD：显示中等色素性黄斑变性（63 ～ 125μm）的患者，无色素异常。

• 中期 AMD：在中等玻璃膜疣伴有 RPE 改变或大玻璃膜疣（> 125μm）。中期 AMD 风险最高的人群显示，进入晚期 AMD 的 5 年风险为 50%。

• 晚期 AMD：与新生血管性 AMD 或地理萎缩（GA）相关的病变。

7.2　早期和中期 AMD

几种类型的玻璃疣已经被描述了，并且与不同进展的晚期 AMD 相关。通常表现为位于后极部的小的黄白色病灶，随着其大小的增加，病灶范围也在扩大。在 SS-OCT B 扫描上，可见 Bruch 膜和 RPE 之间的圆形沉积物。硬的或小的玻璃膜疣，在 SS-OCT 图像上可见到清晰的玻璃膜疣界线，而较大的、软性疣玻璃膜则更难辨认其边界（图 7-1，图 7-2）。

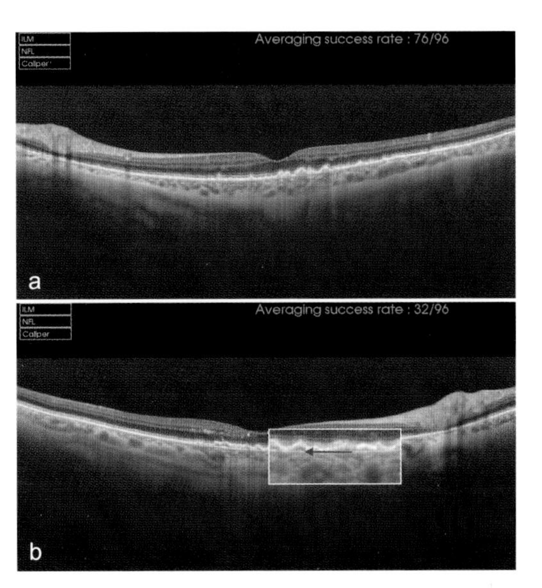

图 7-1　这是一位老年黄斑变性患者的 SS-OCT B 扫描图像。硬玻璃疣是位于隆起的 RPE 和 Bruch 膜之间的细胞外沉积物。在 SS-OCT 上 RPE 向视网膜的隆起通常表现清晰，且小于视网膜静脉的宽度（< 63μm），其内容物有时为中等反射（a）。更长波长的 SS-OCT 允许更高的组织穿透率和更小的图像质量损失，这使我们能够看到 RPE 的下方。在图像中（红色箭头）清晰定义了 Bruch 膜（b）

7.2.1　基底膜层状玻璃膜疣（表皮玻璃膜疣）

基底膜层状玻璃膜疣在黄斑区域表现为多个小的黄色病变，从 Bruch 膜生长，层连续结节状。它们往往出现在相对年轻的成年人。卵黄样黄斑脱离与这种类型的玻璃膜疣相关。在 OCT B 扫描中，他们显示出特定的模式，Leng 等将其描述为锯齿样。这些学者还指出，覆盖在这些病变的 RPE 可能会受到改变，取决于 RPE 的损伤或增厚，下面组织的 OCT 信号会衰减或增加（图 7-3）。

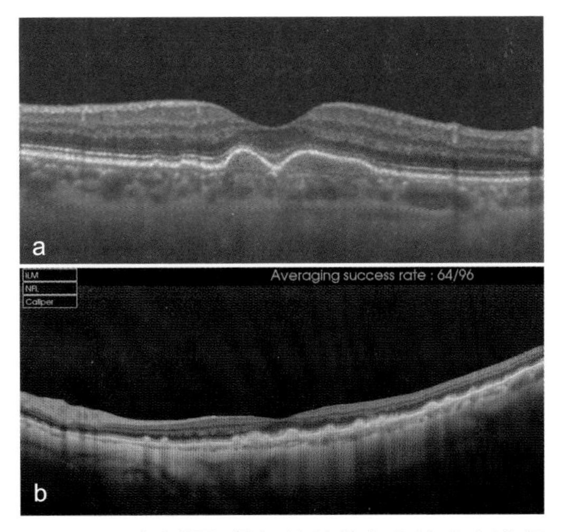

图 7-2　对中期年龄相关性黄斑变性患者进行 SS-OCT 的 B 扫描。软性玻璃疣内容物有时是中等反射性的，有时几乎没有反射性（a），其边缘比硬玻璃疣更难以识别（b），并且 RPE 层和 Bruch 膜之间的分离变得更清楚

7.2.2 网状假性玻璃膜疣

网状假性玻璃膜疣（reticular pseudodrusen, RPD），首选使用蓝光更易识别，Arnold 及其同事将其描述为椭圆形或圆形病变的黄色网状图形病变，直径为 125 ～ 250mm，见于无赤光眼底照相和红外扫描激光检眼镜。RPD 与发生新生血管性 AMD 和 GA 的较高可能性有关。RPD 与脉络膜血管异常相关，如脉络膜内层和中层的丢失，随后导致脉络膜基质纤维化。在 SS-OCT 上，可见形成尖峰或更宽更圆的视网膜下物积聚（图 7-4）。

7.2.3 视网膜色素上皮层脱离

视网膜色素上皮层脱离（pigment epithelium detachment, PED）也可能揭示神经上皮层视网膜脱离，并不一定意味着存在 CNV（图 7-5）。另外，患者可能会显示反射内容物的为柔软的玻璃膜疣凝聚并生长的 PED，形成类玻璃膜疣样 PED。I 型 CNV 通常在 RPE 下方生长，并且可以导致 RPE 和 Bruch 膜之间边界清楚的分离，其内容物为代表纤维组织的不规则的高反射（图 7-6）。如果切向力足够强大，RPE 的撕裂会在分离和连接的 RPE 之间形成。

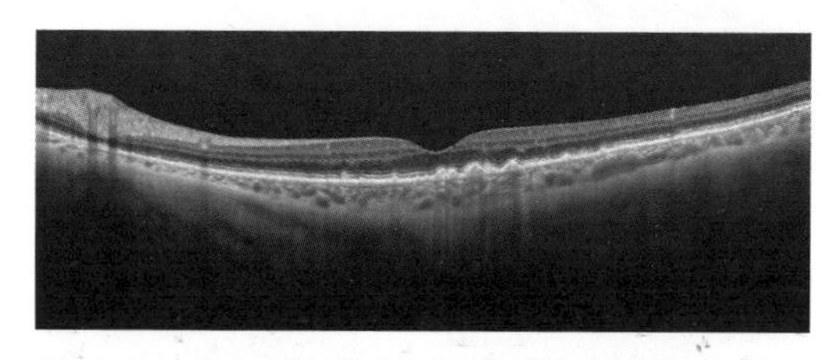

图 7-3 表皮玻璃膜疣。与典型的玻璃膜疣一样，这些玻璃膜疣位于 RPE 下方。表面玻璃膜疣被认为是由于玻璃疣向前突出而导致 RPE 细胞受损。这些损坏的部位表现出窗样缺损，在典型病例中，SS-OCT 上可以看到 RPE 中小而陡峭的如“锯齿”样的突起

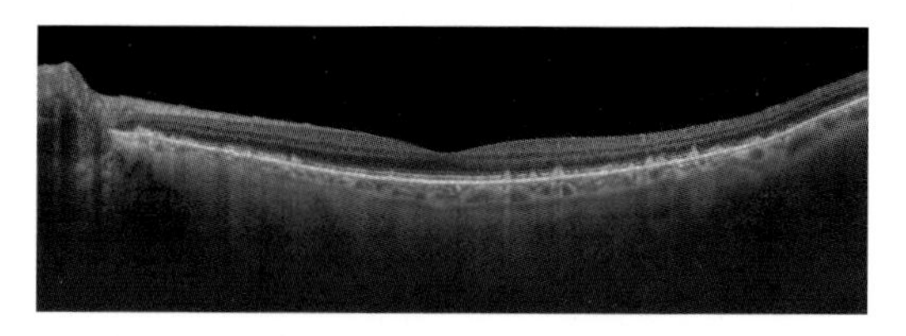

图 7-4 这是一位网状假性玻璃膜疣（RPD）的患者的 SS-OCT B 扫描。可见 RPE 顶端侧的三角形高反射性沉积物，其位置不同于典型的玻璃膜疣。RPD 是进展至晚期 AMD 和视网膜血管瘤样增生的危险因素

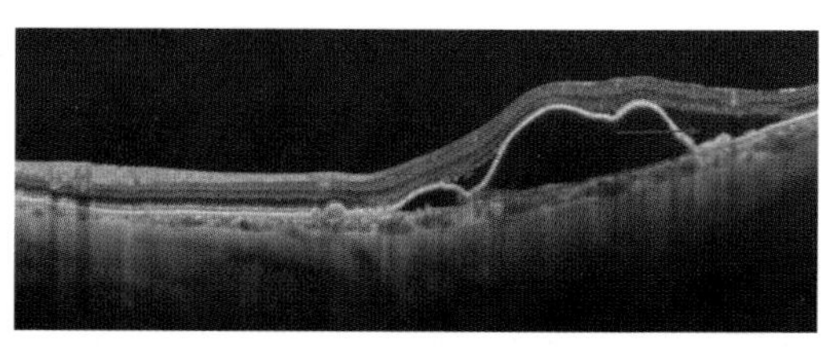

图 7-5 浆液性色素上皮层脱离。PED 的内容物是空的，并且无 CNV 反射率。视网膜下液（蓝色箭头）的存在不一定与脉络膜新血管的存在有关

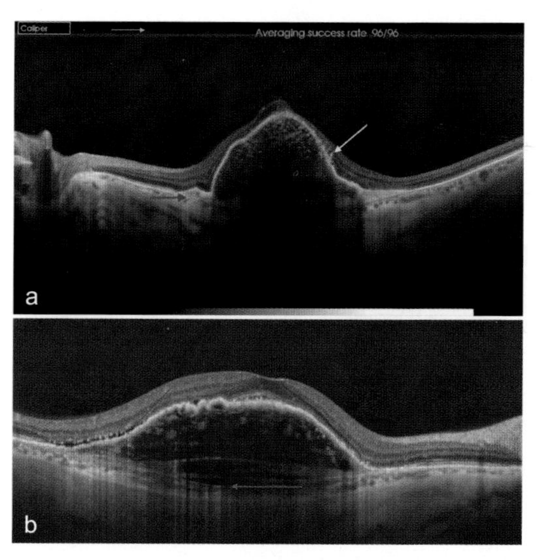

图 7-6 对显示大量纤维血管性 PED 患者的 SS-OCT B 扫描，可清楚地看到 Bruch 膜（红色箭头）。视网膜内神经感觉层可见迁移的 RPE 细胞（黄色箭头）(a)。视网膜下液在纤维血管性 PED 中常见（蓝色箭头）(b)

它们可能自发出现或在激光光凝，光动力疗法或抗血管内皮生长因子（VEGF）玻璃体内注射后出现。年龄和PED大小是导致RPE撕裂的危险因素（图7-7）。

7.3 晚期 AMD

7.3.1 新生血管性 AMD

新生血管性AMD的定义是出现了由脉络膜新血管导致的出血或浆液并发症。最初的分类是Donald Gass根据荧光素血管造影结果进行的，但是随着谱域OCT（SD-OCT）等新技术的出现，Freund及其同事提出了一种基于CNV相对于RPE的位置。CNV的亚型及其性质是治疗决策、反应和视力预后的关键性因素。

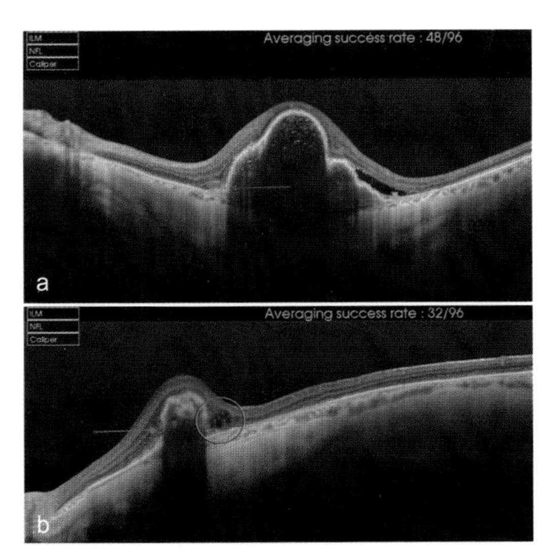

图7-7 当切向力足够强时，RPE可能会受到撕裂（红色箭头），导致新生血管在撕裂处并进入神经感觉层生长，视力下降。RPE撕裂和视网膜下液（绿色箭头）(a)。RPE撕裂伴视网膜内液（蓝圈）(b)

7.3.1.1 1型 CNV

在1型CNV中，CNV位于RPE下方，没有视网膜下间隙浸润。这种CNV以前被归类为Gass系统下的隐匿性CNV（图7-8）。理论上认为它的发病机制是基于对外部神经感觉层缺氧的代偿反应，引起病理改变和增加脉络膜血管的大小。如果这是真的，则破坏这些CNV复合物可能对已受损的视网膜有害，导致RPE萎缩和视力丧失。1型CNV比其他类型的CNV显示更好的视觉预后。形成CNV的脉络膜血管的变性可能导致息肉样脉络膜血管病变（polypoidal choroidal vasculopathy, PCV）的出现（图7-9）。

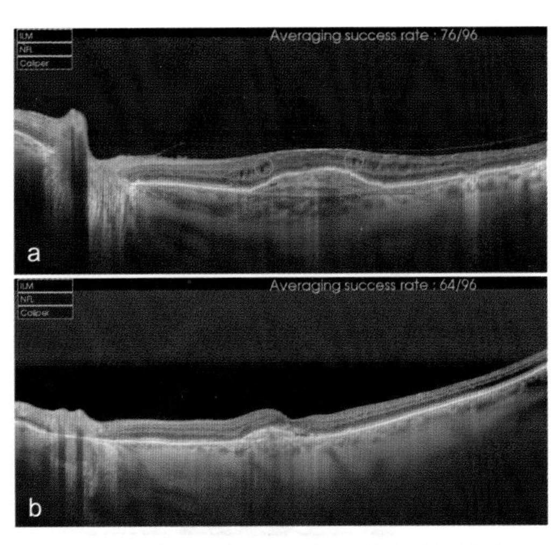

图7-8 患有1型CNV患者的左眼SS-OCT图像。CNV局限于RPE和Bruch膜之间，B扫描显示由于视网膜下渗出和出血引起的RPE高反射隆起和视网膜内囊样改变（绿色圆圈）。由于其具有更深的穿透力，尽管CNV组织的密度很高（a），但该设备可以清晰地显示Bruch膜（红色箭头指示的直线，高反射线）。另一位患者的左眼B扫描显示中度反射并位于RPE下方的1型CNV（b）

7.3.1.2 2 型 CNV

在 2 型 CNV 中，CNV 复合体位于视网膜下区域的 RPE 上方。它与先前分类的经典型 CNV 相匹配（图 7-10）。2 型 CNV 损伤 RPE 并椭圆体带病变，所以血 - 视网膜屏障的破坏会导致频繁复发。另外，它们对治疗反应更好。它是 RPE 弥漫性病变较少的患者中常见的 CNV 类型，并且更多地集中于病理性近视，漆裂纹和点状内层脉络膜病变患者的黄斑上。SS-OCT 图像可能显示外层视网膜的螺旋状或管状结构（图 7-11）。由 Freund 等首先描述了这种管状结构：中等反射环围绕在 CNV 和外丛状层之间的萎缩的视网膜附近的结构。

晚期 CNV 倾向于形成视网膜脉络膜吻合（RCA），因为脉络膜血管穿透视网膜并与视网膜相交联。这一过程也发生在一些 AMD 患者身上，其中视网膜毛细血管深入视网膜并与脉络膜循环连接，形成

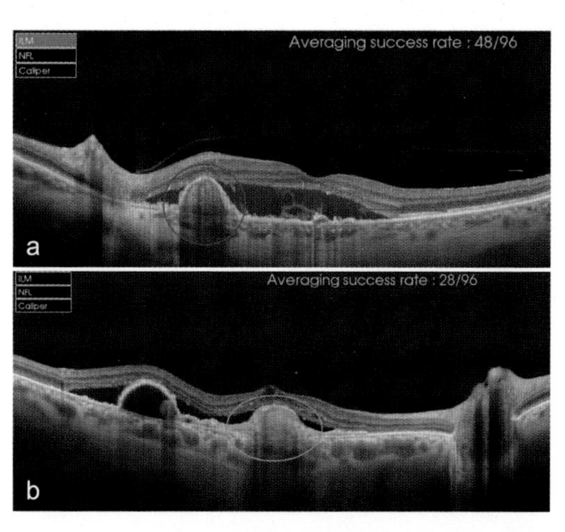

图 7–9 一例息肉样脉络膜血管病变患者左眼的 SS-OCT B 扫描。注意中心凹的鼻侧息肉样病变（红圈），将 RPE 和 Bruch 膜分开。双层征描述分离的 RPE 线以及与源自该复合体的线相平行。由于视网膜下积液（蓝色箭头）(a)，导致视网膜神经感觉层脱离的出现。中等反射内容物表明存在纤维血管组织（橙色圆圈）(b)

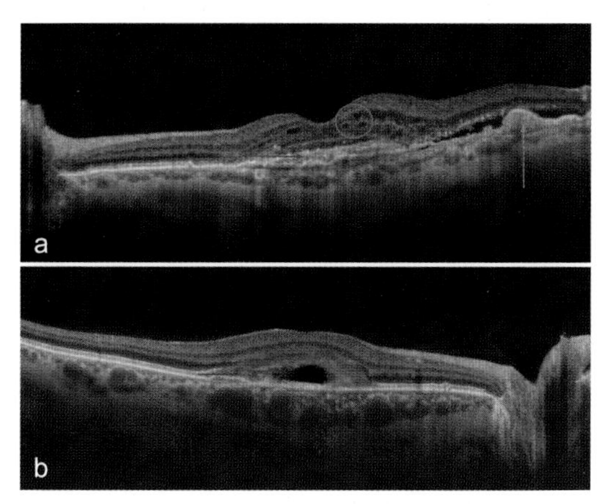

图 7–10 2 型 CNV 患者的 SS-OCT B 扫描。这些病变位于 RPE 和视网膜神经感觉层（红色箭头）之间。还显示了视网膜内囊样水肿（绿色圆圈），视网膜下液（蓝色箭头）和纤维血管性 PED（橙色箭头）。另一例 2 型 CNV 患者，高于 RPE（红色箭头）(b)。右眼的 SS-OCT 水平扫描：在整个黄斑区域存在伴有中心凹处巨大的囊样腔（星号）的 CME。几乎在整个长度上都可以看到平坦的 RPE 线。RPE 上方有由 CNV 和纤维蛋白引起的高反射的团状物

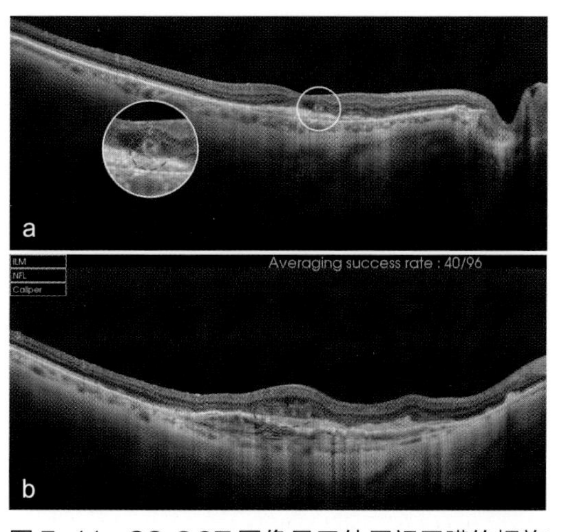

图 7–11 SS-OCT 图像显示外层视网膜的螺旋或管状结构。这种管状结构首先由 Freund 等进行了描述：中等反射环围绕在 CNV 和外丛状层之间的萎缩的视网膜附近的结构（b）

CNV 复合物，Yannuzzi 等将其称为视网膜血管瘤样增生（RAP），其通常是在中心凹外（图 7-12）。它通常是双侧的，并且会损伤感光细胞，所以治疗后 VA 恢复可能不好。随着这些病情的演变，玻璃体内治疗会变差。

7.3.2 地图样萎缩

地图样萎缩（Geographic Atrophy , GA）是一个术语，用于描述显示 RPE 和脉络膜毛细血管缺失至少 175μm 的区域，其可在色素改变，大玻璃膜疣退化、RPE 分离、CNV 等在之后出现。常出现在黄斑中心。

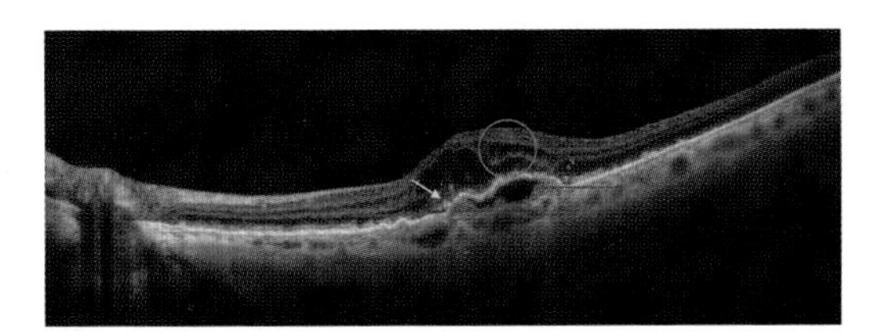

图 7-12 视网膜血管瘤样增生。典型的断层成像包括黄斑囊样水肿（绿色圆圈），浆液性或纤维血管性 PED（红色箭头）和视网膜下液（蓝色箭头）。在某些病例中，可见局灶高反射点状的视网膜内新生血管（黄色箭头）

通过萎缩的 RPE 和视网膜看到脉络膜血管并不少见。GA 的 SS-OCT 图像显示了 RPE 丢失，伴随着脉络膜信号增强和视网膜神经感觉层萎缩（图 7-13）。慢性患者易出现视网膜的囊样改变，不应将其与渗出相混淆。除了这些特征外，眼底自发荧光（FAF）是这些患者随访最有用的工具。

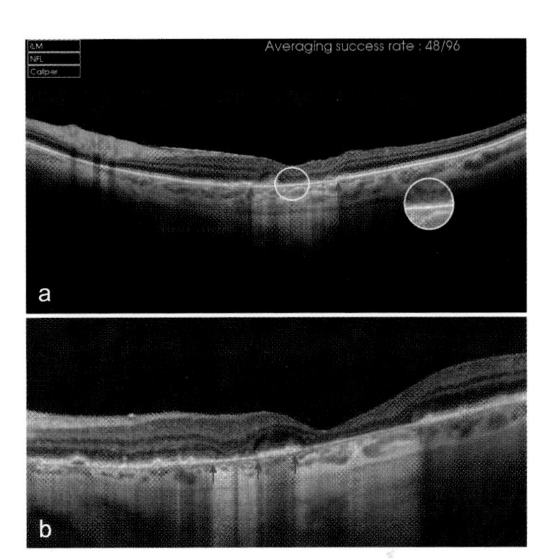

图 7-13 这是一例地图样萎缩的病例。RPE，外界膜和光感受器在萎缩区完全消失，伴有外核层明显减少（a. 特写）。由于 RPE 缺陷，脉络膜信号增强（a，b. 蓝色箭头之间）

参考文献

[1] Lim LS, Mitchell P, Seddon JM, Holz FG, Wong TY. Age-related macular degeneration. Lancet. 2012;379:1728–1738.

[2] Klein R, Chou C-F, Klein BEK, Zhang X, Meuer SM, Saaddine JB. Prevalence of age-related macular degeneration in the US population. Arch Ophthalmol. 2011;129:75–80.

[3] Reibaldi M, Longo A, Pulvirenti A, Avitabile T, Russo A, Cillino S, et al. Geo-epidemiology of age-related macular degeneration: new clues into the pathogenesis. Am J Ophthalmol. 2016; 161:78–93.

[4] Wong WL, Su X, Li X, Cheung CM, Klein R, Cheng CY, et al. Global prevalence of age-related macular degeneration and disease burden projection for 2020 and 2040: a systematic review and meta-analysis. Lancet Glob Health. 2014; 2:e106–116.

[5] Miskala PH, Bass EB, Bressler NM, Childs AL, Hawkins BS, Mangione CM, et al. Surgery for subfoveal choroidal neovascularization in age-related macular degeneration: quality-of-life find-ings: SST report no. 12. Ophthalmology. 2004; 111:1981–1992.

[6] Seddon JM, Willett WC, Speizer FE, Hankinson SE. A prospective study of cigarette smoking and age-related macular degeneration in women. JAMA. 1996;276:1141–1146.

[7] Cho E, Seddon JM, Rosner B, Willett WC, Hankinson SE. Prospective study of intake of fruits, vegetables, vitamins, and carotenoids and risk of age-related maculopathy. Arch Ophthalmol. 2004;122:883–892.

[8] Johnson LV, Leitner WP, Staples MK, Anderson DH. Complement activation and inflammatory processes in Drusen formation and age related macular degeneration. Exp Eye Res. 2001; 73:887–896.

[9] Anderson DH, Mullins RF, Hageman GS, Johnson LV. A role for local inflammation in the formation of drusen in the aging eye. Am J Ophthalmol. 2002;134:411–431.

[10] Tomany SC, Wang JJ, Van Leeuwen R, Klein R, Mitchell P, Vingerling JR, et al. Risk factors for incident age-related macular degeneration: pooled findings from 3 continents. Ophthalmology. 2004; 111:1280–1287.

[11] Seddon JM, Cote J, Page WF, Aggen SH, Neale MC. The US twin study of age-related macular degeneration: relative roles of genetic and environmental influences. Arch Ophthalmol. 2005; 123:321–327.

[12] Hee MR, Baumal CR, Puliafito CA, Duker JS, Reichel E, Wilkins JR, et al. Optical coherence tomography of age-related macular degeneration and choroidal neovascularization. Ophthalmology. 1996;103:1260–1270.

[13] Spaide R, Koizumi H, Pozzoni M. Enhanced depth imaging spectral-domain optical coherence tomography. Am J Ophthalmol. 2008;146:496–500.

[14] Fleckner MR, Hochman MA, Buzney SM, Weiter JJ, Tolentino FI, Khadem JJ. Complications of surgery for subfoveal choroidal neo-vascularization. Int Ophthalmol Clin. 2000;40:201–214.

[15] Margolis R, Spaide RF. A pilot study of enhanced depth imaging optical coherence tomography of the choroid in normal eyes. Am J Ophthalmol. 2009;147:811–815.

[16] Huber R, Adler D, Srinivasan VJ, Fujimoto JG. Fourier domain mode locking at 1050nm for ultra-high-speed optical coherence tomography of the human retina at 236,000 axial scans per second. Opt Lett. 2007;32:2049–2051.

[17] Copete S, Flores-Moreno I, Montero JA, Duker JS, Ruiz-Moreno JM. Direct comparison of spectral-domain and swept-source OCT in the measurement of choroidal thickness in normal eyes. Br J Ophthalmol. 2014;98:334–338.

[18] Ruiz-Moreno JM, Flores-Moreno I, Lugo F, Ruiz-Medrano J, Montero JA, Akiba M. Macular choroidal thickness in normal pediatric population measured by swept-source optical coherence tomography. Invest Ophthalmol Vis Sci. 2012;54:353–359.

[19] Ruiz-Medrano J, Flores-Moreno I, Peña-García P, Montero JA, Duker JS, Ruiz-Moreno JM. Macular choroidal thickness profile in a healthy population measured by swept-source optical coherence tomography. Invest Ophthalmol Vis Sci. 2014;55:3532–3542.

[20] Ikuno Y, Maruko I, Yasuno Y, Miura M, Sekiryu T, Nishida K, et al. Reproducibility of retinal and choroidal thickness measurements in enhanced depth imaging and high-penetration optical coherence tomography. Invest Ophthalmol Vis Sci. 2011;51:5536–5540.

[21] Ferris 3rd FL, Wilkinson CP, Bird A, Chakravarthy U, Chew E, Csaky K, et al. Clinical classification of age-related macular degen-eration. Ophthalmology. 2013; 120:844–851.

[22] Ruiz-Moreno JM, Arias L, Armada-Maresca F, Boixadera-Espax A, Garcia-Layana A, Gomez-Ulla F, et al. Tratamiento de La degeneracion macular asociada a la edad（DMAE）exudativa y atro-fica. Sociedad Española de Retina y Vitreo; Madrid; March 6–7, 2009.

[23] Spaide RF, Curcio CA. Drusen characterization with multimodal imaging. Retina. 2010; 30: 1441–1454.

[24] Leng T, Rosenfeld PJ, Gregori G, Puliafito CA,

Punjabi OS. Spectral domain optical coherence tomography characteristics of cuticular drusen. Retina. 2009;29:988–993.

[25] Klein R, Davis MD, Magli YL, Segal P, Klein BE, Hubbard L. The Wisconsin age-related maculopathy grading system. Ophthalmology. 1991;98:1128–1134.

[26] Mimoun G, Soubrane G, Coscas G. Macular drusen. J Fr Ophtalmol. 1990;13:511–530.

[27] Arnold JJ, Sarks SH, Killingsworth MC, Sarks JP. Reticular pseu-dodrusen. A risk factor in age-related maculopathy. Retina. 1995;15:183–191.

[28] Cohen SY, Dubois L, Tadayoni R, Delahaye-Mazza C, Debibie C, Quentel G. Prevalence of reticular pseudodrusen in age-related macular degeneration with newly diagnosed choroidal neovascu-larisation. Br J Ophthalmol. 2007;91:354–359.

[29] Smith RT, Chan JK, Busuoic M, Sivagnanavel V, Bird AC, Chong NV. Autofluorescence characteristics of early, atrophic, and high-risk fellow eyes in age-related macular degeneration. Invest Ophthalmol Vis Sci. 2006; 47:5495–5504.

[30] Garg A, Oll M, Yzer S, Chang S, Barile GR, Merriam JC, et al. Reticular pseudodrusen in early age-related macular degeneration are associated with choroidal thinning. Invest Ophthalmol Vis Sci. 2013;54:7075–7081.

[31] Suzuki M, Sato T, Spaide RF. Pseudodrusen subtypes as delineated by multimodal imaging of the fundus. Am J Ophthalmol. 2014; 157:1005–1012.

[32] Kuehlewein L, Bansal M, Lenis TL, Iafe NA, Sadda SR, Bonini Filho MA, et al. Optical coherence tomography angiography of type 1 neovascularization in age-related macular degeneration. Am J Ophthalmol. 2015; 160: 739–748.

[33] Gass JD. Biomicroscopic and histopathologic considerations regarding the feasibility of surgical excision of subfoveal neovascular membranes. Am J Ophthalmol. 1994; 118: 285–298.

[34] Freund KB, Zweifel SA, Engelbert M. Do we need a new classification for choroidal neovascularization in age-related macular degeneration? Retina. 2010;30:1333–1349.

[35] Grossniklaus HE, Green WR. Choroidal neovascularization. Am J Ophthalmol. 2004; 137:496–503.

[36] Sato T, Kishi S, Watanabe G, Matsumoto H, Mukai R. Tomographic features of branching vascular networks in polypoidal choroidal vasculopathy. Retina. 2007;27:589–594.

[37] Green WR, Gass JD. Senile disciform degeneration of the macula. Retinal arterialization of the fibrous plaque demonstrated clinically and histopathologically. Arch Ophthalmol. 1971; 86:487–494.

[38] Green WR, Enger C. Age-related macular degeneration histopathologic studies. The 1992 Lorenz E. Zimmerman Lecture. Ophthalmology. 1993;100:1519–1535.

[39] Yannuzzi LA, Negrão S, Iida T, Carvalho C, Rodriguez-Coleman H, Slakter J, et al. Retinal angiomatous proliferation in age-related macular degeneration. Retina. 2001; 21:416–434.

（闻思敏　施　策　译）

第八章

病理性近视

病理性近视是世界范围内视力损害的主要原因之一，据报道其患病率约占总人口的 1%。视力丧失主要由病理结构变化引起，如漆裂形成、后葡萄肿、视网膜、脉络膜和巩膜变薄、视网膜劈裂、视盘区变形和脉络膜新生血管（CNV）。光学相干断层扫描（OCT）在这些近视病变的无创检测中非常有效。新一代 OCT，即扫描源 OCT（SS-OCT），具有更高的成像深度和更快的扫描速度，使其成为表征病理性近视最有用的成像设备之一。

8.1　后葡萄肿

葡萄肿是高度近视患者眼球后部曲率的局部偏差。通过裂隙灯生物显微镜可将葡萄肿分为 10 种不同类型，依据宽视野眼底成像和 3D-MRI 将葡萄肿分为 6 种类型：①广泛黄斑葡萄肿；②狭窄性黄斑葡萄肿；③乳头周围葡萄肿；④鼻葡萄肿；⑤下葡萄肿；⑥其他类型的葡萄肿。葡萄肿的 OCT 特征是视网膜过度弯曲和倾斜以及脉络膜变薄（图 8-1）。

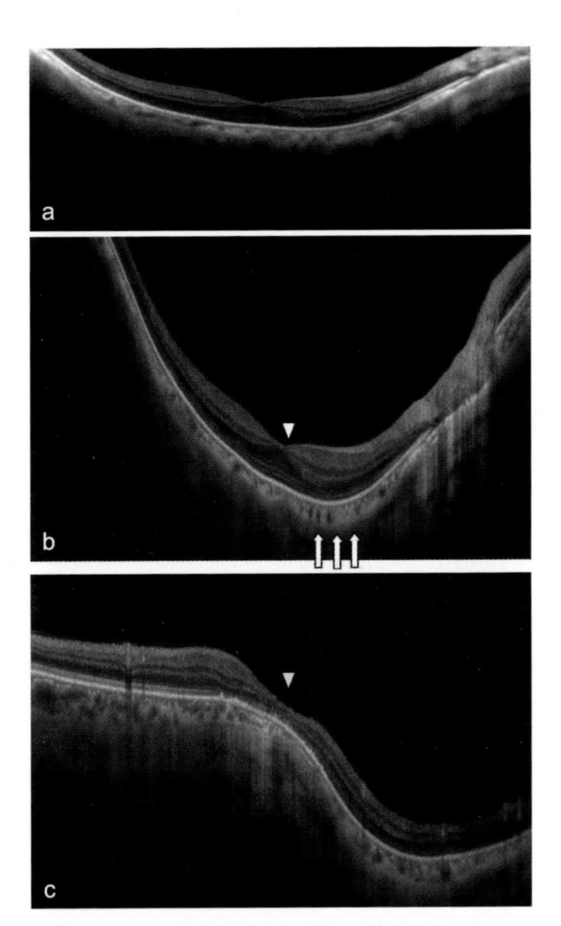

图 8-1 （a）高度近视中宽黄斑葡萄肿的光谱域 OCT 图像。脉络膜视网膜曲率描绘不清楚。（b）为与（a）来自相同患者的宽黄斑葡萄肿的扫描源 OCT 图像。记录整个后极区，中央凹在斜坡（箭头）上。薄脉络膜的详细结构也可明示（箭头）。（c）下葡萄肿的 SS-OCT 图像。明显可见中心凹位于葡萄肿（箭头）的上边缘，椭圆形区域线中断

8.2 近视牵引性黄斑病变

近视牵引性黄斑病变（myopic traction maculopathy, MTM）包括视网膜劈裂（retinal schisis, RS）和黄斑裂孔视网膜脱离（macular hole retinal detachment, MHRD），是一种病理性近视相关并发症，其发病机制以牵引为主。裂隙灯生物显微镜对 MTM 的诊断非常困难。OCT 的引入使人们能够详细地检测到 MTM 的特定结构特征。

8.2.1 视网膜劈裂

视网膜劈裂也称近视性视网膜中央凹，是 MTM 的病理状态之一，高度近视后葡萄肿中 9%～34% 会伴发视网膜劈裂。RS 的 SS-OCT 表现包括视网膜中央凹脱离、板层黄斑裂孔、黄斑前膜和玻璃体视网膜牵引（图 8-2）。

8.2.2 黄斑裂孔视网膜脱离

黄斑裂孔视网膜脱离（macular hole retinal detachment, MHRD）被认为是进行性 MTM 的最后阶段。MHRD 几乎完全发生在高度近视患者中，并引起严重的视力损害。MHRD 的主要病因是黄斑区的前牵引和切向牵引，后葡萄肿的发展可能加速了这种牵引。

玻璃体切割联合气体内皮素是目前的一线治疗方式。已有各种技术的报道，如硅油填充、黄斑孔周围激光（macular hole, MH）、内界膜（ILM）剥离和倒置 ILM 瓣技术。一些研究表明，ILM 剥离具有更好的解剖学效果，因为这保证了视网膜前牵引的完全移除和视网膜的更佳活动性。然而，MHRD 的手术成功率低于传统的视网膜脱离，且有时需要修正（图 8-2）。

8.3 脉络膜新生血管

近视性 CNV 常引起严重的视力损害。近视性 CNV 有时与视网膜下黑色素迁移或出血有关，并进展成脉络膜视网膜萎缩。据报道，13% 有漆裂纹的眼进展成近视性 CNV，并且有漆裂纹的高度近视眼的脉络膜薄于无漆裂纹的。相似地，具有 CNV 的高度近视眼的脉络膜可能比没有 CNV 的薄。玻璃体内抗 VEGF 治疗被广泛接受为近视 CNV 的一线治疗，最近的研究已经证明其极具疗效（图 8-3）。

8.4 脉络膜内空化

脉络膜内空化（intrachoroidal cavitation, ICC）是位于近视圆锥下缘的一个黄橙色腋周区。在引入 OCT 之前，该病变被描述为病理性近视（PDPM）中的乳头周围脱离。ICC 的主要 OCT 特征是一个大的脉络膜下的低反射区（图 8-4）。

8.5 圆顶状黄斑

圆顶状黄斑（dome-shaped macula, DSM）首先被描述为高度近视合并后葡萄肿的黄斑前突。DSM 有时可因相关近视 CNV 或浆液性黄斑脱离而引起视力损害（图 8-5）。

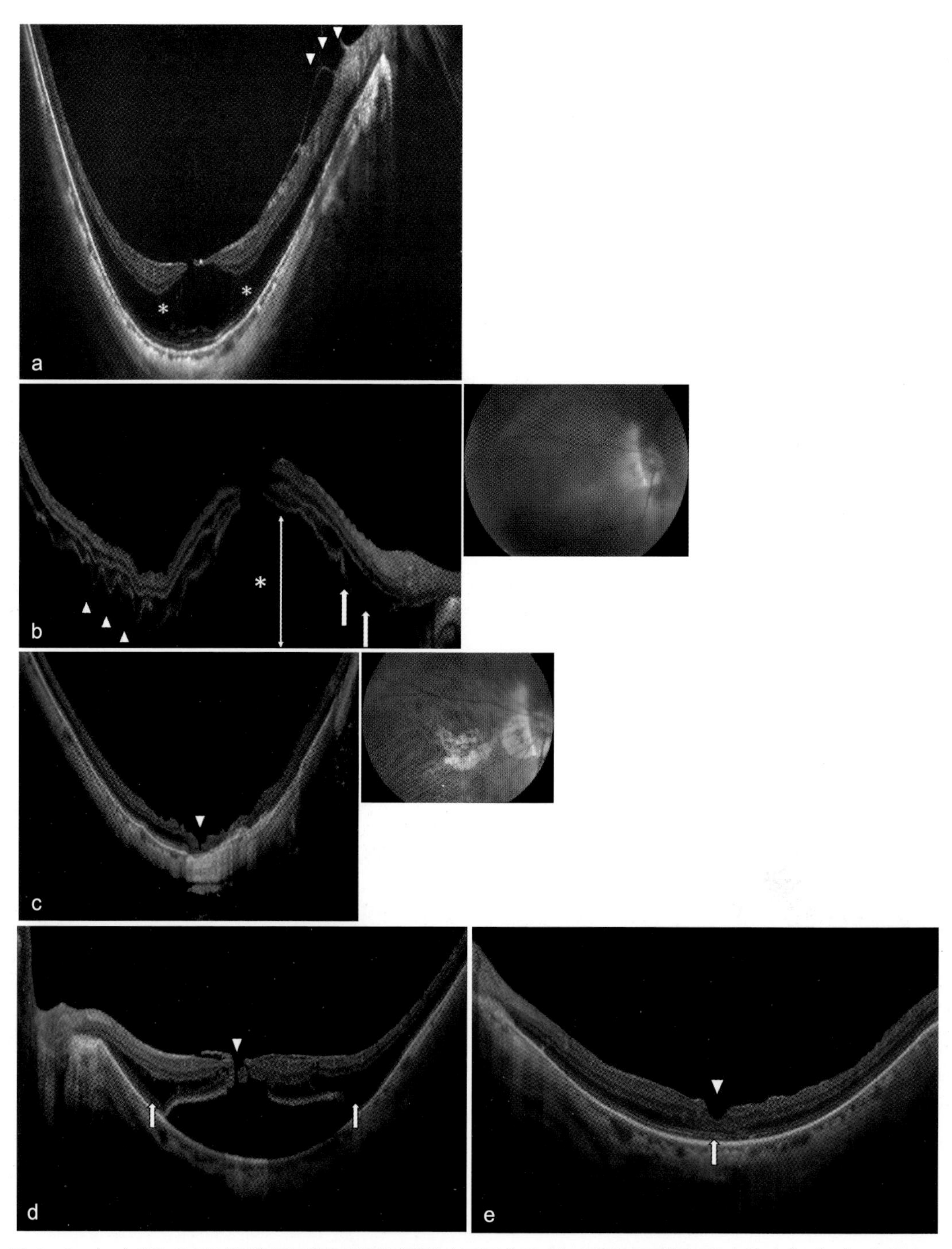

图 8-2 （a）SS-OCT 图像显示视网膜外侧裂（星号）和玻璃体视网膜牵引（箭头）。（b）术前 SS-OCT 图像显示视网膜外侧裂（箭头）、视网膜外侧波浪（箭头）和黄斑裂孔中央凹脱离。由于视网膜脱离高度过高（星号），视网膜色素上皮层不能被包括在内。（c）玻璃体切除术后 1 个月的 SS-OCT 图像显示视网膜复位。在中心凹可观察到薄组织，因此黄斑孔闭合（箭头）。（d）术前 SS-OCT 图像显示全层黄斑裂孔（箭头），伴有外膜、视网膜劈裂（箭头）和视网膜脱离。（e）玻璃体切除术后 2 年的 SS-OCT 图像显示视网膜（箭头）复位。可见中心凹的椭圆形区域（箭头）

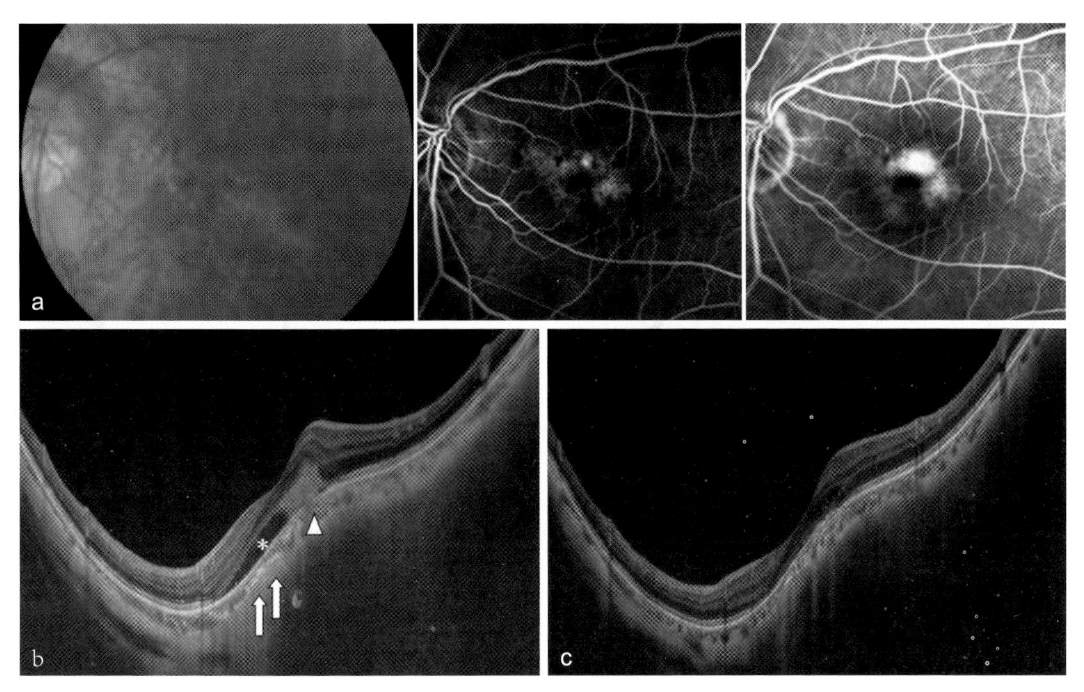

图 8-3 （a）近视性 CNV 系统荧光眼底血管造影。（b）中记录，视网膜色素上皮破裂处观察到渗漏。（b）SS-OCT 图像显示视网膜下液（星号）、视网膜下出血、视网膜色素上皮破裂（箭头）和薄脉络膜厚度（箭头）。（c）雷珠单抗玻璃体内注射后 1 个月的 SS-OCT 图像显示 CNV 的消退和视网膜下液可分辨

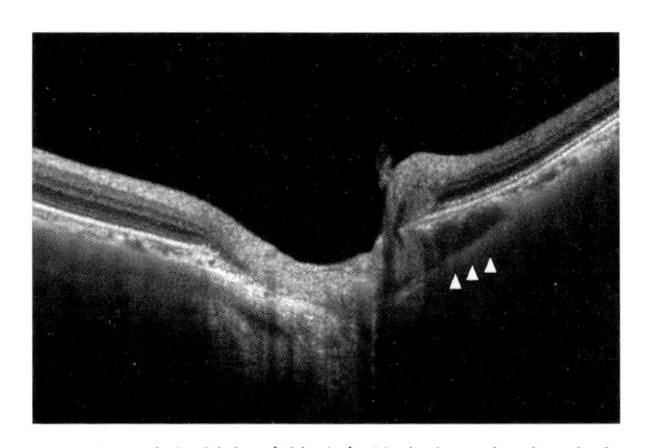

图 8-4　在视神经（箭头）的中心观察到一个大的脉络膜下的低反射区

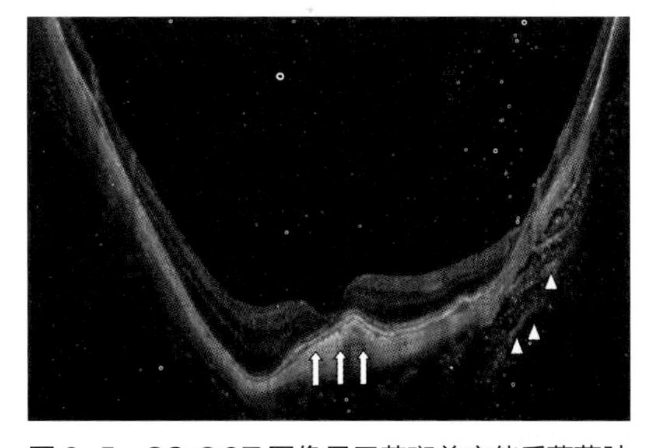

图 8-5　SS-OCT 图像显示黄斑前突伴后葡萄肿（箭头）。可见巩膜为非常薄的位于脉络膜外的高度反射组织（箭头）。可明确观察到 Tenon 囊的纤维（箭头）

参考文献

[1] Green JS, Bear JC, Johnson GJ. The burden of genetically determined eye disease. Br J Ophthalmol. 1986;70:696–699.

[2] Krumpaszky HG, Lüdtke R, Mickler A, Klauss V, Selbmann HK. Blindness incidence in Germany. A population-based study from Wurttemberg-Hohenzollern. Ophthalmologica. 1999;213:176–182.

[3] Munier A, Gunning T, Kenny D, O'Keefe M. Causes of blindness in the adult population of the Republic of Ireland. Br J Ophthalmol. 1998; 82:630–633.

[4] Cotter SA, Varma R, Ying-Lai M, Azen SP, Klein R. Causes of low vision and blindness in adult Latinos: the Los Angeles Latino Eye Study. Ophthalmology. 2006;113:1574–1582.

[5] Vongphanit J, Mitchell P, Wang JJ. Prevalence and progression of myopic retinopathy in an older population. Ophthalmology. 2002;109:704–711.

[6] Takano M, Kishi S. Foveal retinoschisis and retinal detachment in severely myopic eyes with posterior staphyloma. Am J Ophthalmol. 1999;128:472–476.

[7] Ohno-Matsui K, Shimada N, Yasuzumi K, Hayashi K, Yoshida T, Kojima A, et al. Long-term development of significant visual field defects in highly myopic eyes. Am J Ophthalmol. 2011;152:256–265.

[8] Hayashi K, Ohno-Matsui K, Shimada N, Moriyama M, Kojima A, Hayashi W, et al. Long-term pattern of progression of myopic maculopathy: a natural history study. Ophthalmology. 2010;117:1595–1611.

[9] Curtin BJ. Basic science and clinical management. In: Curtin BJ, editor. The myopias. New York: Harper and Row; 1985.

[10] Fujiwara T, Imamura Y, Margolis R, Slakter JS, Spaide RF. Enhanced depth imaging optical coherence tomography of the choroid in highly myopic eyes. Am J Ophthalmol. 2009;148:445–450.

[11] Ohno-Matsui K, Akiba M, Moriyama M, Ishibashi T, Tokoro T, Spaide RF. Imaging the retrobulbar subarachnoid space around the optic nerve by swept source optical coherence tomogra-phy in eyes with pathologic myopia. Invest Ophthalmol Vis Sci. 2011;52:9644–9650.

[12] Zhou M, Wang W, Ding X, Huang W, Chen S, Laties AM, et al. Choroidal thickness in fellow eyes of patients with acute primary angle-closure measured by enhanced depth imaging spectral domain optical coherence tomography. Invest Ophthalmol Vis Sci. 2013;54:1971–1978.

[13] Spaide RF. Staphyloma: part 1. In: Spaide RF, Ohno-Matsui K, Yannuzzi LA, editors. Pathologic myopia. New York: Springer; 2013.

[14] Curtin BJ. The posterior staphyloma of pathologic myopia. Trans Am Ophthalmol Soc. 1977;75:67–86.

[15] Ohno-Matsui K. Proposed classification of posterior staphylomas based on analyses of eye shape by three-dimentional magnetic resonance imaging and wide-field fundus imaging. Ophthalmology. 2014;121:1798–1809.

[16] Sayanagi K, Morimoto Y, Ikuno Y, Tano Y. Spectral-domain optical coherence tomographic findings in myopic foveoschisis. Retina. 2010; 30（4）:623–628.

[17] Benhamou N, Massin P, Haouchine B, Erginay A, Gaudric A. Macular retinoschisis in highly myopic eyes. Am J Ophthalmol. 2002;133（6）:794–800.

[18] Panozzo G, Mercanti A.Optical coherence tomography findings in myopic traction maculopathy. Arch Ophthalmol. 2004;122（10）:1455–1460.

[19] Baba T, Ohno-Matsui K, Futagami S, Yoshida T, Yasuzumi K, Kojima A, et al. Prevalence and characteristics of foveal retinal detachment without macular hole in high myopia. Am J Ophthalmol. 2003;135（3）:338–342.

[20] Mitry D, Zambarakji H. Recent trends in the

management of macu-lopathy secondary to pathological myopia. Graefes Arch Clin Exp Ophthalmol. 2012;250:3–13.

[21] Gonvers M, Machemer R. A new approach to treating retinal detachment with macular hole. Am J Ophthalmol. 1982;94:468–472.

[22] Ortisi E, Avitabile T, Bonfiglio V. Surgical management of retinal detachment because of macular hole in highly myopic eyes. Retina. 2012;32:1074–1078.

[23] Kuriyama S, Hayashi H, Jingami Y, Kuramoto N, Akita J, Matsumoto M. Efficacy of inverted internal limiting membrane flap technique for the treatment of macular hole in high myopia. Am J Ophthalmol. 2013;156:125–131.

[24] Kadonosono K, Yazawa F, Itoh N, Uchio E, Nakamura S, Akura J, et al. Treatment of retinal detachment resulting from myo-pic macular hole with internal limiting membrane removal. Am J Ophthalmol. 2001;131:203–207.

[25] Ichibe M, Yoshizaka T, Murakami K, Ohta M, Oya Y, Yamamoto S, et al. Surgical management of retinal detachment associated with myopic macular hole: anatomic and functional status of the macula. Am J Ophthalmol. 2003;136:277–284.

[26] Curtin BJ, Karlin DB. Axial length measurements and fundus changes of the myopic eye. Am J Ophthalmol. 1971;71:42–53.

[27] Yoshida T, Ohno-Matsui K, Yasuzumi K, Kojima A, Shimada N, Futagami S, et al. Myopic choroidal neovascularization: a 10-year follow-up. Ophthalmology. 2003;110: 1297–1305.

[28] Wang NK, Lai CC, Chou CL, Chen YP, Chuang LH, Chao AN, et al. Choroidal thickness and biometric markers for the screen-ing of lacquer cracks in patients with high myopia. PLoS One. 2013;8（1）:e53660.

[29] El Matri L, Bouladi M, Chebil A, Kort F, Largueche L, Mghaieth F. Macular choroidal thickness assessment with SD-OCT in high myopia with or without choroidal neovascularization. J Fr Ophtalmol. 2013; 36:687–692.

[30] Lai TY, Luk FO, Lee GK, Lam DS. Long-term outcome of intra-vitreal anti-vascular endothelial growth factor therapy with bevaci-zumab or ranibizumab as primary treatment for subfoveal myopic choroidal neovascularization. Eye（Lond）. 2012; 26: 1004–1011.

[31] Tufail A, Patel PJ, Sivaprasad S, Amoaku W, Browning AC, Cole M, et al. Ranibizumab for the treatment of choroidal neovascularisation secondary to pathological myopia: interim analysis of the REPAIR study. Eye（Lond）. 2013; 27:709–715.

[32] Wolf S, Balciuniene VJ, Laganovska G, Menchini U. Ohno-Matsui K5, Sharma T, et al. RADIANCE: A randomized controlled study of ranibizumab in patients with choroidal neovascularization secondary to pathologic myopia. Ophthalmology. 2014;121（3）: 682–692.

[33] Freund KB, Ciardella AP, Yannuzzi LA, Pece A, Goldbaum M, Kokame GT, et al. Peripapillary detachment in pathologic myopia. Arch Ophthalmol. 2003;121（2）:197–204.

[34] Toranzo J, Cohen SY, Erginay A, Gaudric A. Peripapillary intrachoroidal cavitation in myopia. Am J Ophthalmol. 2005;140（4）: 731–732.

[35] Gaucher D, Erginay A, Lecleire-Collet A, Haouchine B, Puech M, Cohen SY, et al. Dome-shaped macula in eyes with myopic posterior staphyloma. Am J Ophthalmol. 2008; 145（5）: 909–914.

[36] Imamura Y, Iida T, Maruko I, Zweifel SA, Spaide RF. Enhanced depth imaging optical coherence tomography of the sclera in dome-shaped macula. Am J Ophthalmol. 2011;151（2）:297–330.

（龚滢欣 李 娟 译）

第九章

玻璃体黄斑牵引综合征

扫描光源 OCT（SS-OCT）是评估玻璃体黄斑牵引综合征的理想工具，因为在广角 12mm 扫描中，它同时观察玻璃体、视网膜和脉络膜。

9.1 玻璃体黄斑牵引综合征的分类

最初，Gass 描述特发性玻璃体黄斑牵引综合征为小凹黄斑或环，在没有玻璃体分离的情况下损害黄斑凹陷。

一些学者则认为，局灶性玻璃体视网膜牵引（<1500μm）更容易发生自发性分离而不是广泛附着(>1500μm)(图 9-1)。因此，有此症状的患眼术后恢复会更加良好。

Bottos 等将不完全分离玻璃体黄斑牵引分为 V 形或 J 形（图 9-1)。其中，V 形和局灶性玻璃体视网膜牵拉、J 形玻璃体黄斑牵引存在高度相似性。

罹患 V 形局灶性玻璃体视网膜牵引的患眼更可能出现黄斑水肿、全层黄斑裂孔和中心凹脱离。另外，视网膜前膜常常与广泛的 J 形粘连共存。

近年来，玻璃体牵引研究小组从玻璃体黄斑牵引综合征区分了玻璃体黄斑粘连。玻璃体粘连在视网膜上不存在形态学的变化。

9.2 临床表现

三维扫描加深了我们对玻璃体黄斑牵引综合征的认知（图 9-3 ～图 9-5)。SS-OCT 可同时实现玻璃体、视网膜和脉络膜的高质量三维可视化。玻璃体黄斑牵引应视为一种三维形态改变疾病。除了 B 超可以扫描到的中心凹外，玻璃体和视网膜之间存在着许多黏附点。视网膜和玻璃体之间的黏附力通常在中心凹 1500μm 附近、视神经和视网膜血管周围最强。三维成像因此可以促进手术计划，因为它显示除了中心凹之外的多个牵引部位。在疾病的自然过程中，中心牵引可能缓解，但它仍然存在于视网膜血管附近。

利用 SS-OCT 可以观察到中央凹的许多形态学改变。大多数眼都可以看到视网膜内层的囊腔空间（图 9-1a)。尽管存在牵引力，但在存在内囊样空间的情况下，感光层和外界膜仍可保持完整。因此，内囊样空间并不总伴随临床症状的发生。它们可随着时间的推移而发展。如果视网膜内层存在多个囊样间隙，往往最终会形成一个大的囊样间隙（图 9-2c、d）。较少出现的外部视网膜囊样空间有时候可以看到（图 9-6）。如果光感器层的高度与外层薄片状黄斑裂孔同时存在，则这种症状很可能会进展到全层黄斑裂孔。如果玻璃体黄斑病变消退（自发或治疗后），囊样空间会减少并消失。

在 25％～83％的眼中，视网膜前膜可能与玻璃体黄斑牵引综合征共存（图

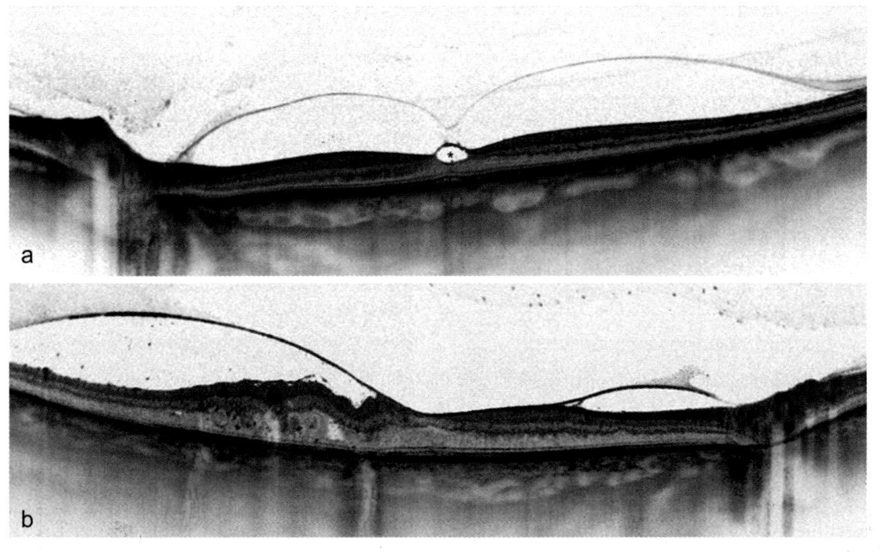

图 9-1 （a）局灶性特发性玻璃体 - 再血管牵引。V 形。（b）非增殖性糖尿病视网膜病变患者广泛的玻璃体黄斑牵拉。J 形

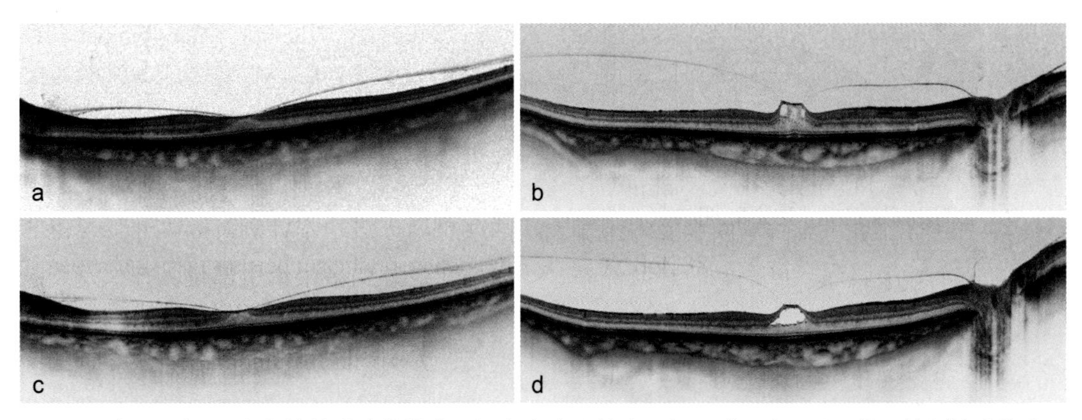

图 9-2 （a，b）80 岁女性的玻璃体粘连。（a）中心凹轮廓和视网膜形态不受干扰。外侧的脉络膜巩膜边界是规则的。视力为 1.0。（b）1 年后，同一患者出现玻璃体黄斑粘连。可见中心凹轮廓的轻微凸起。视力不变，1.0。（c，d）79 岁女性的玻璃体黄斑牵引综合征。（c）局灶性玻璃体黄斑牵引，伴有中心凹等高线。视网膜内层可见明显的空泡。可以观察到感光层和外界膜的轻微升高。核和丛状层升高。外侧脉络膜巩膜边界是不规则的。视力为 0.5。（d）8 个月后同一患者的玻璃体黄斑牵拉综合征。囊样空间重新组合成一个大空间。没有视网膜层现在升高。视力下降至 0.3

9-7)。同时存在视网膜前膜和玻璃体黄斑牵引综合征的患眼出现自发性症状消除的可能性较少，但在极少数情况下仍可能发生。超过60%的玻璃体黄斑牵拉综合征患者在随访过程中出现光感受器和外界膜缺损加重（图11-1b）。它们与视敏度下降和视觉变形有关。

9.3 特发性玻璃体黄斑牵引综合征的病程

仅有少数研究描述了玻璃体黄斑牵引综合征的病程。连续观察24个月的130只眼中，只有20只眼需要手术治疗（Michalewska等未发表的资料）。大多数眼症状自发消退，并具有良好的最终视力（图9-8）。然而，在某些情况下，玻璃体黄斑牵引综合征可能是一种动态性疾病，导致全层黄斑裂孔（图9-6和图11-1）、薄片状黄斑裂孔或视网膜前膜病变的进展。

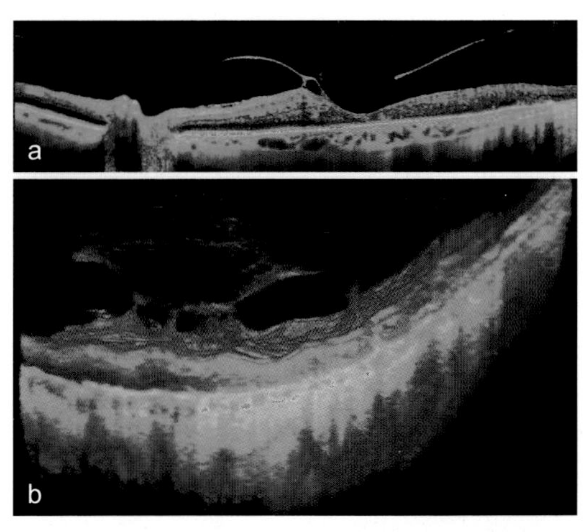

图9-3 （a）SS-OCT局灶性玻璃体黄斑牵引综合征。视力为0.15。（b）同一患者的三维图像。玻璃体和中心凹之间的多个粘连点是可见的

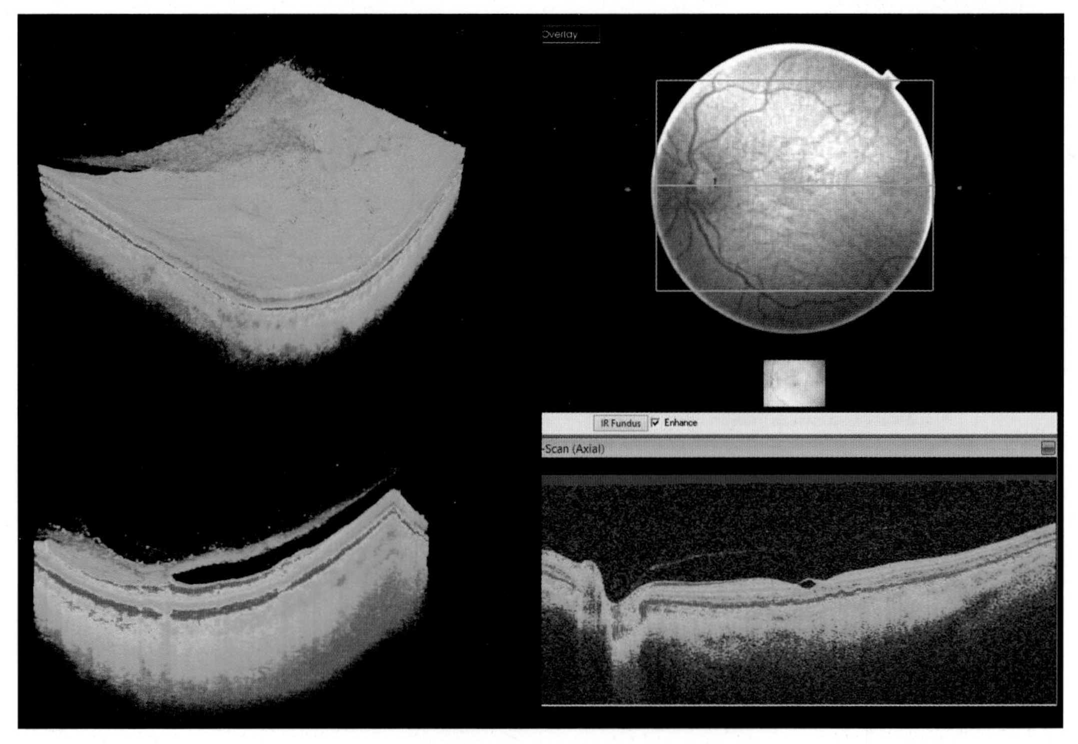

图9-4 玻璃体黄斑牵引综合征的三维图像

先前的 SD-OCT 研究报道，玻璃体和视网膜之间的粘连较少的患者更易发生玻璃体黄斑牵引综合征自发消退。

我们使用多变量分析（Michalewska 等未发表的数据）证实，两个因素与玻璃体黄斑牵引综合征的进展或愈合相关：白内障超声乳化术（P=0.02）和观察时间（P=0.03）。遗憾的是，不能预测哪种玻璃体黄斑牵引症状会加重，哪种会自发地愈合。唯一可以描述的形态学标准的变化是感光层的升高。如果存在这样的升高，很可能会形成全层黄斑裂孔。

SS-OCT 可以进行脉络膜厚度测量。在使用 SS-OCT 评估 24 个月的 27 只眼中，我们发现了玻璃体黄斑牵引综合征自发缓解的患者（Michalewska 等未发表的数据）眼中脉络膜厚度减少。

9.4 治疗

有临床症状的玻璃体黄斑牵引综合征可以通过玻璃体内注射气体，基因重组纤溶酶或是玻璃体切除术治疗（图 9-7 和图 9-9）。约 1/4 经纤溶酶治疗的玻璃体黄斑

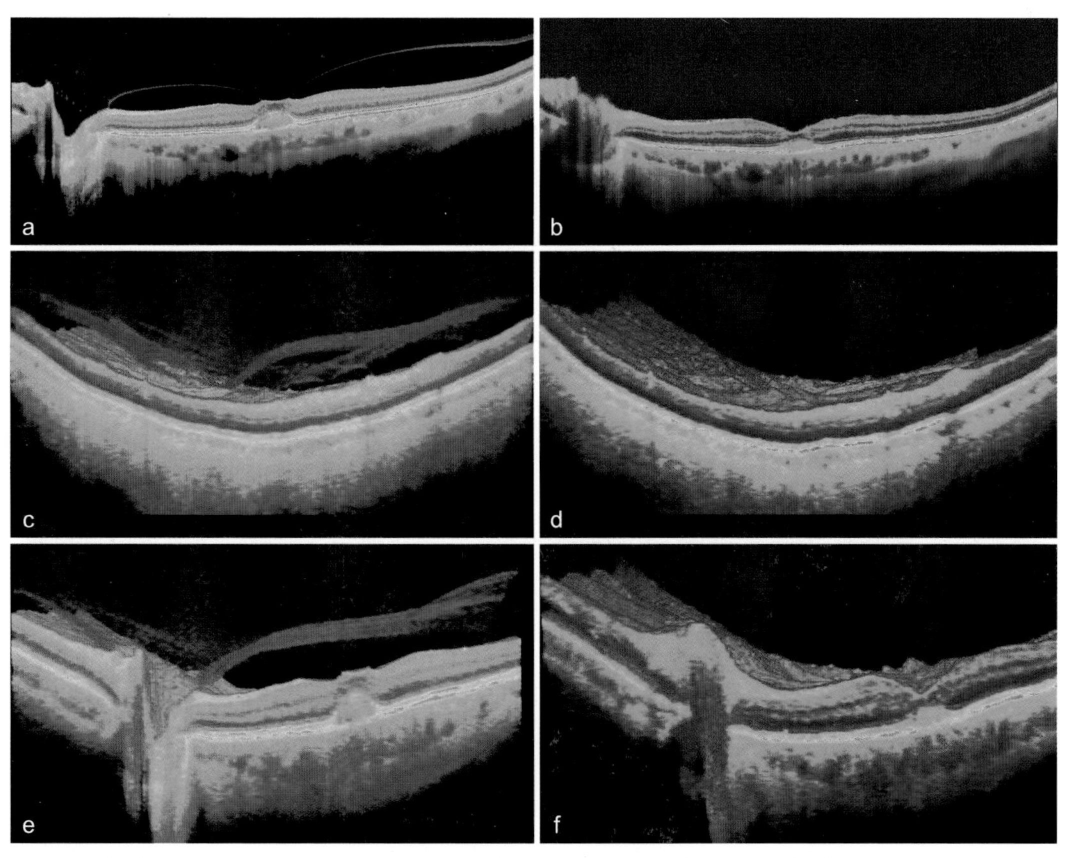

图 9-5 （a）局灶性玻璃体视网膜牵引综合征的 B 扫描。视力为 0.16。（b）三维 SS-OCT 扫描。多个牵引部位是可见的。（c）在三维扫描中通过中心凹的横截面。牵引中心凹和视神经是可见的。（d）B 超检查显示术后 6 个月的中心凹轮廓正常化。视力为 0.8。（e）手术后没有任何可见牵引的三维 SS-OCT。（f）手术后三维扫描中通过中心凹的横截面

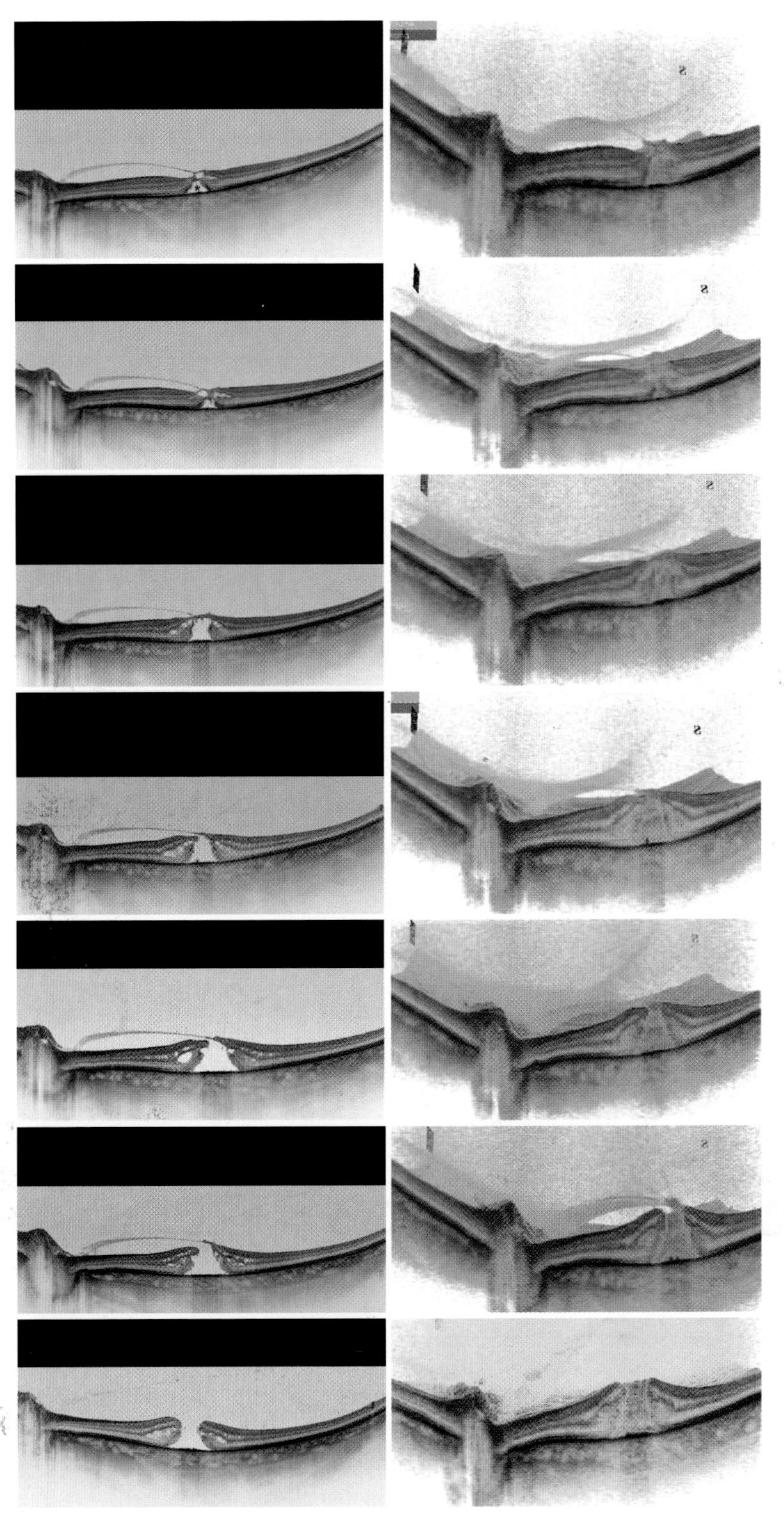

图 9-6 进展为全厚度黄斑裂孔的玻璃体黄斑牵引综合征。左侧显示的 B 扫描和右侧的三维扫描从 2013 年 10 月至 2014 年 3 月每隔 1 个月进行一次。在本病过程中，视力从 0.4 降至 0.2

粘连可以得到缓解，其效率少于玻璃体切除术。即使注射治疗比手术侵入性小，仍有约 68% 经纤溶酶治疗的患者发生轻微不良事件，如结膜出血或飞蚊症。一些小型临床研究表明在注射气体后，大约 55% 的患者牵引症状可以得到缓解。然而，由于缺乏大规模的随机研究，要提供特定的治疗建议现阶段还较为困难。先前的 SD-OCT 研究发现，经过多因素分析证实中心凹厚度（视网膜前膜和视网膜色素上皮之间的距离）是影响玻璃体黄斑牵引综合征术后 12 个月视力的唯一因素。确切的治疗时机仍然存在争议。最近报道认为，玻璃体切割术后 3 年，只有大约 30% 的患者完全恢复了 IS/OS 连接。而全层黄斑裂孔玻璃体切割术后 1 年，70% 的患者完全复发，结果令人震惊。以往的观点认为玻璃体黄斑牵引综合征比黄斑裂孔更轻微。

另一种未实现中央凹形态完全正常化的玻璃体黄斑界面疾病是特发性视网膜前膜。视网膜前膜与玻璃体黄斑牵引组织病理学表现非常相似。在这两种疾病中都可以观察到纤维状星形胶质细胞、成纤维细胞和纤维细胞，假设视网膜前膜大多发生于玻璃体界膜脱离的眼中，Koizumi 等推测在玻璃体黄斑牵引综合征所观察到的高反射性斑块区可能是细微细胞增殖，并一直延伸到玻璃体后面。先前有报道玻璃体后脱离在内界膜裂开，细胞通过内界膜在视网膜表面迁移并增殖。这个过程可能还

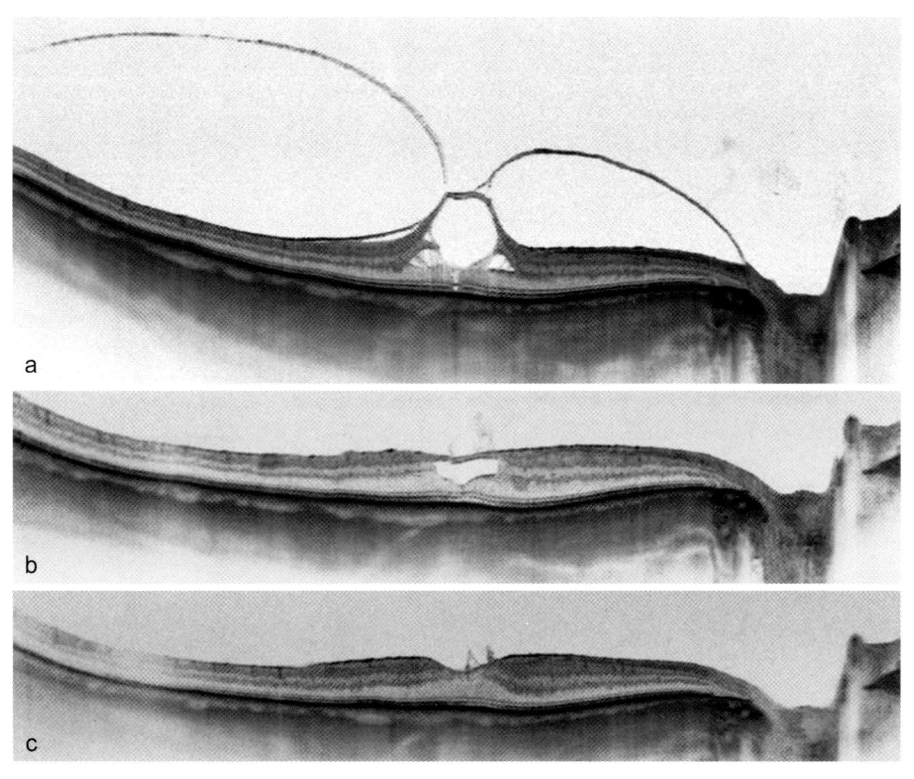

图 9-7 78 岁女性患有视网膜前膜的玻璃体黄斑牵引综合征。(a) 手术前，视力为 0.2。(b) 暴露 1 个月后。(c) 手术后 18 个月。中心凹轮廓和视网膜层完全标准化，视力提高到 0.32

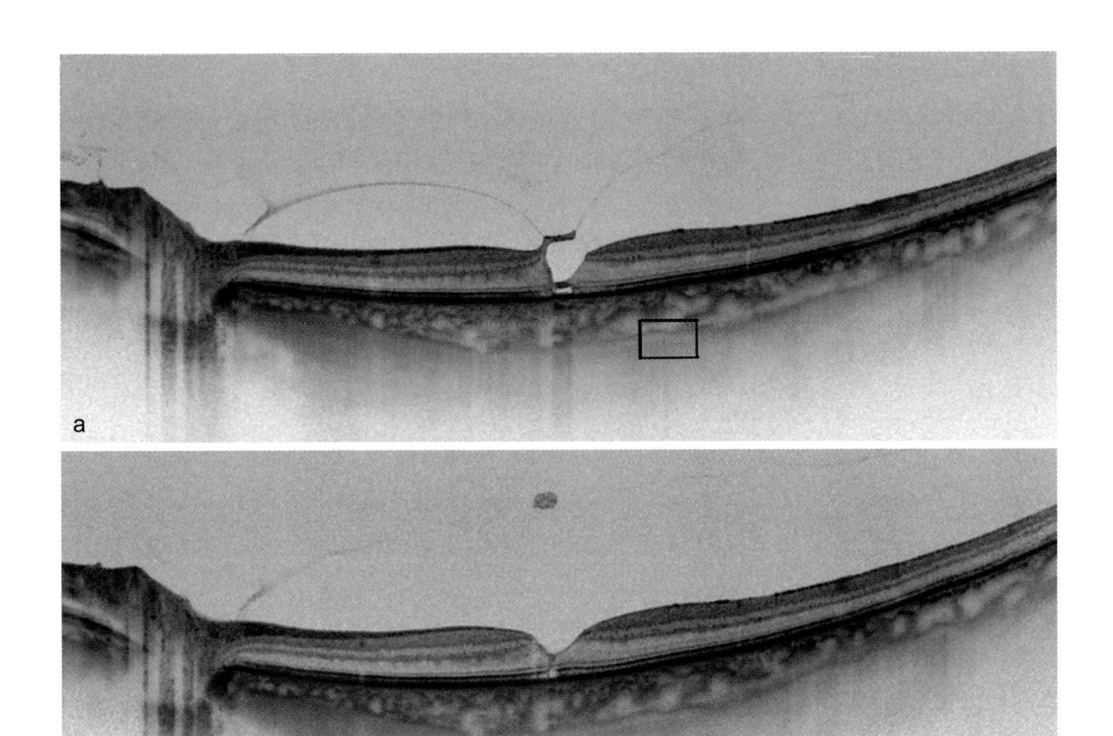

图 9-8 （a）64 岁女性患者的玻璃体黄斑牵引综合征，视力为 0.8，脉络膜层可见。（b）自发释放牵引力，视力为 0.8，脉络膜层仍然可见

会受到玻璃体皮质残余物的刺激。总之，玻璃体黄斑牵引综合征和视网膜前膜的发展似乎有相关性，这需要进一步研究，它们也可能同时存在（图 9-7）。

得益于 SS-OCT 较长的波段，使得我们可以同时观察玻璃体、视网膜和脉络膜。从脉络膜下方看，脉络膜上层清晰可见。脉络膜上层位于外部脉络膜巩膜边界（CSB）上，它由两条线组成，即内部超反射线和与脉络膜上腔相对应的外反射线。之前的报道表明，脉络膜上层在玻璃体黄斑牵引综合征中比在其他玻璃体视网膜界面疾病中更为常见。这一发现的意义还不清楚，有可能是动态变化的牵引通过视网膜向脉络膜施加一些力，并略微侵入脉络膜上腔。

9.5 扫描光源 OCT 血管造影术

扫描光源光学相干断层摄影血管造影术（SS-OCTA）是一种衍生于 *en face* 光学相干断层扫描的技术。用这种方法可以实现对视网膜和脉络膜循环的详细评估。移动的物体，如红细胞在 SS-OCTA 图像上是高反射性的，而非运动物则是低反射性的，这使持续流动的视网膜血管的可视化成为可能。由于该技术源自 SS-OCT（图 9-9），因此可以在不同的层面和所有视网膜和脉络膜层观察血流流动情况。视网膜血管位于两个不同的水平。浅表血管丛位于视网膜神经纤维层的水平，也可以用荧光素血管造影术进行观察。视网膜深丛位于外丛状层的

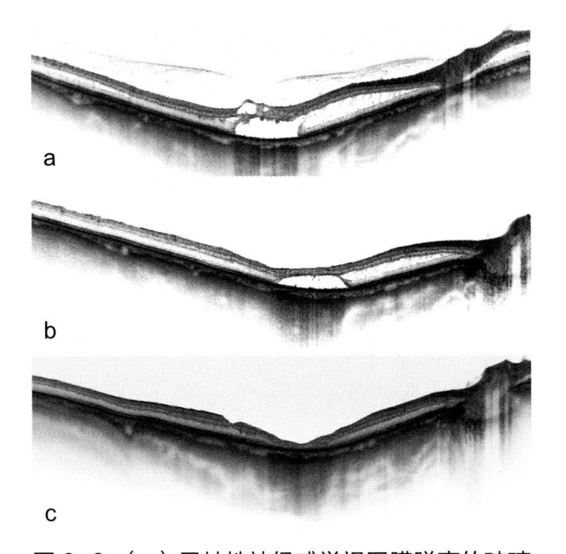

图 9-9 （a）局灶性神经感觉视网膜脱离的玻璃体黄斑牵引综合征。（b）玻璃体切除术后的 SS-OCT。外部视网膜层的缺陷是可见的。（c）手术后 6 个月。视网膜附着，但感光层中的缺陷仍然可见

水平，在 SS-OCTA 出现之前还无法确定。

浅表视网膜血管在特发性玻璃体黄斑牵引综合征中不变（图 9-10）。然而，在视网膜深丛中，当与健康眼相比时，血流可能改变（图 9-11，左上中间）（图 9-12）。我们注意到，在视网膜血管深丛中，与健康眼相比，中心凹无血管区略微不规则和更宽。另外，视网膜深丛血管似乎更不规则。

视网膜血管的状态，尤其是视网膜深层血管层的状态取决于玻璃体黄斑牵引综合征的严重程度。如果病理变化不严重，并且牵引未引起中心凹形态的实质性改变，则在 SS-OCTA 上观察不同层面分割是正确的，且特定的视网膜层与健康受试者没有太大差别。

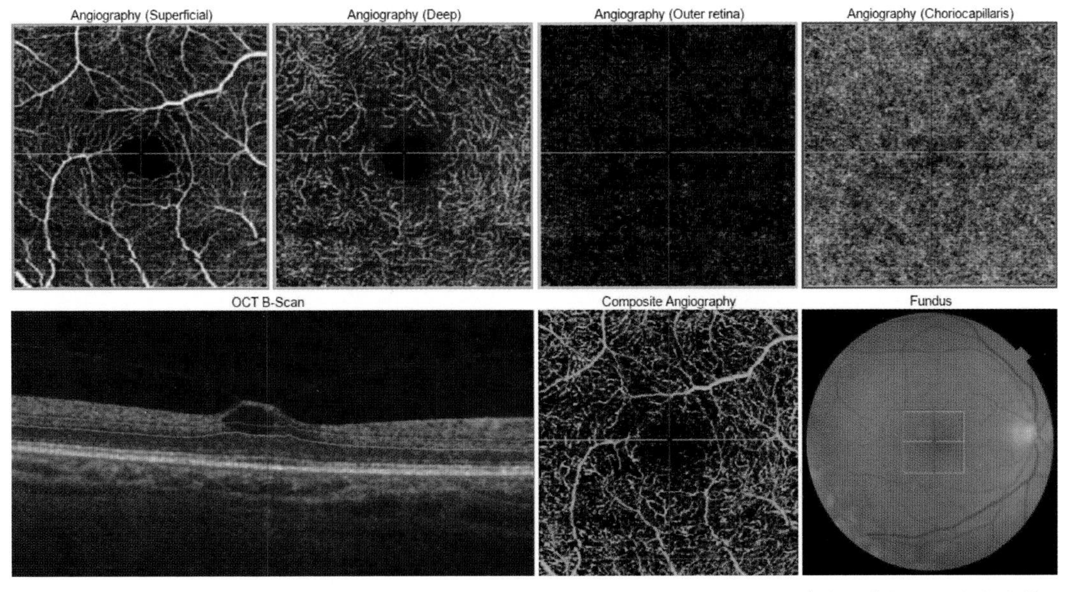

图 9-10　特发性玻璃体黄斑牵引的眼的 SS-OCTA。橙色盒子 [血管造影（表面）] 显示浅表血管。绿色盒子 [血管造影（深）] 显示深部神经丛。容器比健康的眼小。与健康眼相比，中心凹无血管区似乎略微扩大。浅蓝色盒子 [血管造影（视网膜外侧）] 显示了无血管区域。深蓝色盒子 [血管造影（脉络膜毛细血管）] 显示了脉络膜毛细血管。中下部（复合血管造影）-SS-OCTA，其中一个图像中的所有层以特定颜色区分。右下，眼底照片

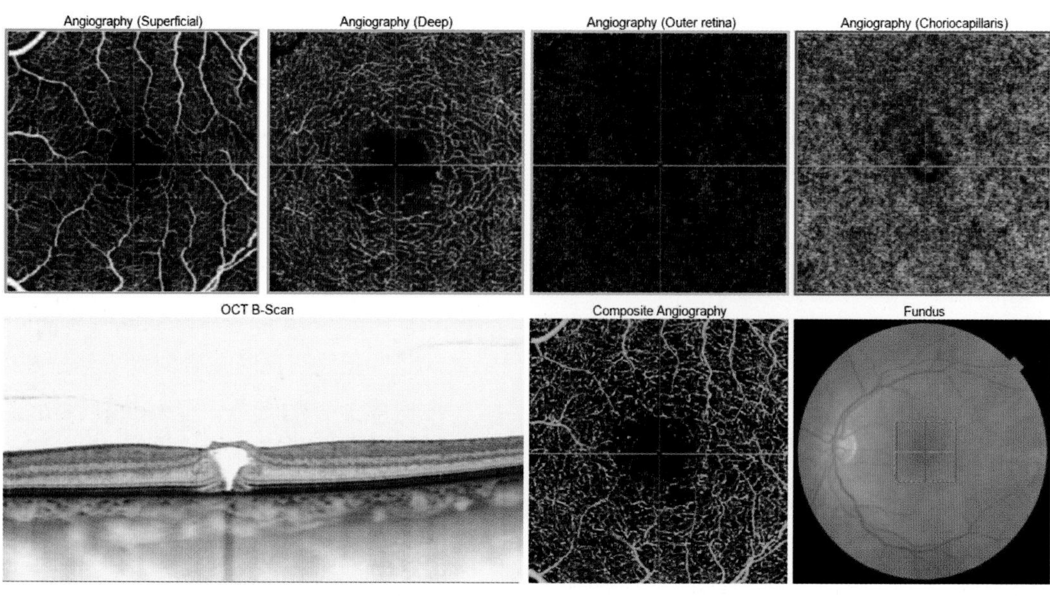

图 9-11　特发性玻璃体黄斑牵引的眼的 SS-OCTA。橙色盒子，浅视网膜血管。绿色盒子，深层视网膜丛，血管比健康眼包装得少。与健康眼相比，中心凹无血管区似乎略微扩大。淡蓝色框，无血管区。深蓝色盒子，脉络膜毛细血管

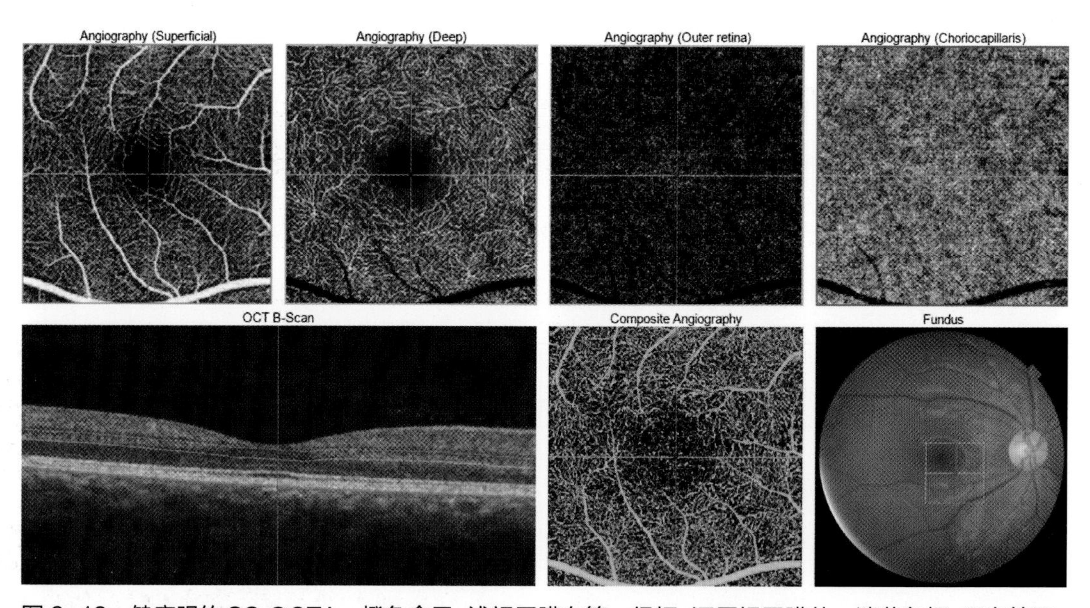

图 9-12　健康眼的 SS-OCTA。橙色盒子，浅视网膜血管。绿框，深层视网膜丛。淡蓝色框，无血管区。深蓝色盒子，脉络膜毛细血管。左下角，SS-OCT B 扫描。中下（复合血管造影），SS-OCTA，所有层在一幅图像中以特定颜色区分。右下，眼底照片

玻璃体黄斑牵引综合征可能是特发性的或与多种视网膜疾病共存，如脉络膜新生血管形成、糖尿病黄斑水肿或静脉闭塞等。SS-OCTA 可使我们在这些困难的情况下做出精确诊断。在图 9-13 中，我们注意到了脉络膜新血管的形成。新血管膜通常呈现在正常的视网膜色素上皮层。

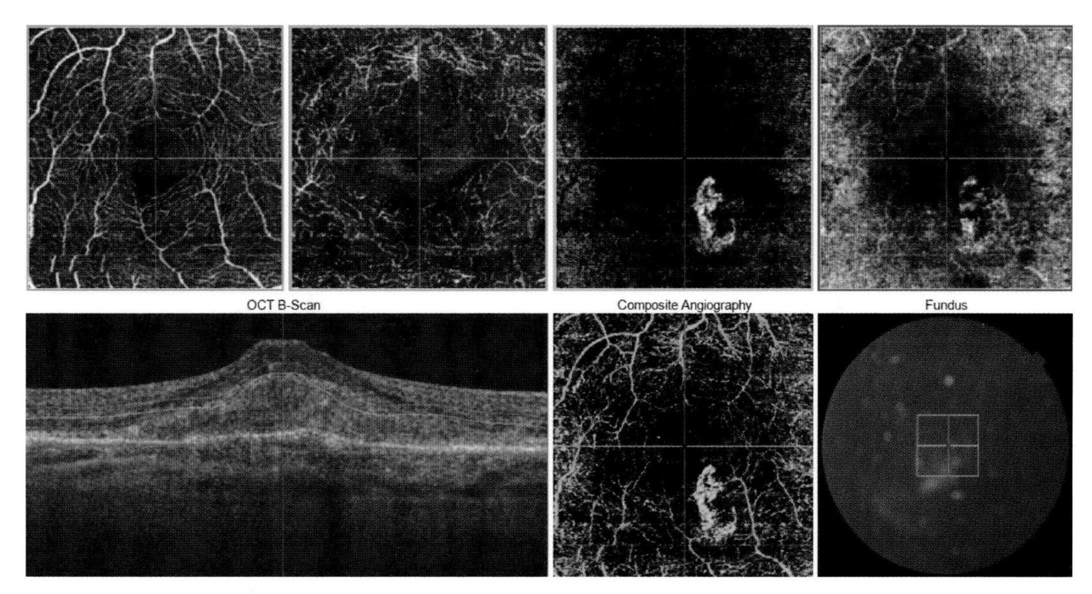

图 9-13 具有玻璃体黄斑牵拉和中心血管新生的眼的 SS-OCTA。橙色盒子，浅视网膜血管。绿框，深层视网膜丛。淡蓝色框，无血管区。病理血管是可见的。在这种情况下可见深蓝色的盒子，脉络膜毛细血管，病理性血管。左下，SS-OCT B-Scan 显示 VMT 和视网膜下新生血管膜。中下部（复合血管造影），SS-OCTA，其中所有层在一个图像中由特定颜色区分。右下，眼底照片

参考文献

[1] Odrobina D, Michalewska Z, Michalewski J, Dzięgielewski K, Nawrocki J. Long-term evaluation of vitreomacular traction disorder in spectral-domain optical coherence tomography. Retina. 2011;31:324–331.

[2] Bottos J, Elizalde J, Rodrigues EB, Farah M, Maia M. Vitreomacular traction syndrome: postoperative functional and anatomic outcomes. Ophthalmic Surg Lasers Imaging Retina. 2015;46:235–242.

[3] Bottós J, Elizalde J, Rodrigues EB, Farah M, Maia M. Classifications of vitreomacular traction syndrome: diameter vs morphology. Eye（Lond）. 2014;28:1107–1112.

[4] Kishi S, Demaria C, Shimizu K. Vitreous cortex remnants at the fovea after spontaneous vitreous detachment. Int Ophthalmol. 1986;9:253–260.

[5] Michalewska Z, Michalewski J, Sikorski BL, Kałuzny JJ, Wojtkowski M, Adelman RA, et al. A study of macular hole formation by serial spectral optical coherence tomography. Clin Exp Ophthalmol. 2009;37:373–383.

[6] Koizumi R, Spaide RF, Fisher YL, Freund KB, Klancnik Jr JM, Yannuzzi LA. Three-dimensional evaluation of vitreomacular traction and epiretinal membrane using spectral-domain optical coherence tomography. Am J Ophthalmol. 2008;145:509–517.

[7] Gandorfer A, Rohleder M, Kampik A. Epiretinal

pathology of vitreomacular traction syndrome. Br J Ophthalmol. 2002; 86:902–909.
[8] Stalmans P, Benz MS, Gandorfer A, Kampik A, Girach A, Pakola S, et al. Enzymatic vitreolysis with ocriplasmin for vitreomacular traction and macular holes. N Engl J Med. 2012;367:606–615.
[9] Day S, Martinez JA, Nixon PA, Levitan M, Dooner JW, Wong RW, et al. Intravitreal sulfur hexafluoride injection for the treatment of vitreomacular traction syndrome. Retina. 2016; 36:733–737.
[10] Ichiyama Y, Kawamura H, Fujikawa M, Sawada O, Saishin Y, Ohji M. Photoreceptor outer segment length and outer foveal thickness as factors associated with visual outcome after vitrectomy for vitreomacular traction syndrome. Retina. 2016;36:1707–1712. [Epub ahead of print]
[11] Lee EK, Heo JW, Yu HG, Chung H. Recovery of foveal photoreceptor integrity after vitrectomy in eyes with an impending macular hole with vitreomacular traction syndrome. Retina. 2015;36（8）: 1454–1462. [Epub ahead of print]
[12] Michalewska Z, Michalewski J, Nawrocki J. Continuous changes in macular morphology after macular hole closure visualized with spectral optical coherence tomography. Graefes Arch Clin Exp Ophthalmol. 2010;248:1249–1255.
[13] Gastaud P, Betis F, Rouhette H, Hofman P. Ultrastructural findings of epimacular membrane and detached posterior hyaloid in vitreomacular traction syndrome. J Fr Ophtalmol. 2000;23:587–593.
[14] Smiddy WE, Green WR, Michels RG, de la Cruz Z. Ultra-structural studies of vitreomacular traction syndrome. Am J Ophthalmol. 1989;107:177–185.
[15] Shinoda K, Hirakata A, Hida T, Yamaguchi Y, Fukuda M, Maekawa S, et al. Ultrastructural and immunohistochemical findings in five patients with vitreo-macular traction syndrome. Retina. 2000; 20: 289–293.
[16] Kampik A, Kenyon KR, Michels RG, Green WR, de la Cruz ZC. Epiretinal and vitreous membranes. Comparative study of 56 cases. Arch Ophthalmol. 1981; 99:1445–1454.
[17] Smiddy WE, Maguire AM, Green WR, Michels RG, de la Cruz Z, Enger C, et al. Idiopathic epiretinal membranes. Ultrastructural characteristics and clinicopathologic correlation. Ophthalmology. 1989; 96:811–820.
[18] Clarkson JG, Green WR, Massof D. A histopathologic review of 168 cases of preretinal membrane. Am J Ophthalmol. 1977; 84: 1–17.
[19] Kishi S, Shimizu K. Oval defect in detached posterior hyaloid membrane in idiopathic preretinal macular fibrosis. Am J Ophthalmol. 1994; 118:451–456.
[20] Michalewska Z, Michalewski J, Nawrocka Z, Dulczewska-Cichecka K, Nawrocki J. Suprachoroidal layer and suprachoroidal space delineating the outer margin of the choroid in swept-source optical coherence tomography. Retina. 2015;35:244–249.
[21] Michalewska Z, Michalewski J, Nawrocka Z, Dulczewska-Cichecka K, Nawrocki J. The outer choroidoscleral boundary in full-thickness macular holes before and after surgery-a sweptsource OCT study. Graefes Arch Clin Exp Ophthalmol. 2015; 253:2087–2093.
[22] Michalewska Z, Michalewski J, Ornafel-Sagan K, Nawrocki J.Swept-source optical coherence tomography correlations between retina and choroid before and after vitrectomy for epiretinal membranes. Am J Ophthalmol. 2016;165:100–107.

（向楚琪　周学智　译）

第十章

视网膜前膜

视网膜前膜是位于视网膜内表面的薄纤维血管结构。

基于光谱域 OCT（SD-OCT）的研究表明，与早期的眼底照相研究相比，发现视网膜前膜的频率要高得多(34%∶10.9%)。

大多数早期特发性视网膜前膜无特殊症状。在疾病的过程中，出现视物变形、变小和视力下降。这种疾病的进展非常缓慢，每 5 年视力下降 1 ～ 2 条 Snellen 线。

10.1 分类

OCT 时代之前，在眼底检查中，视网膜前膜按视网膜皱褶分类（表 10-1）。在 OCT 中，视网膜前膜为位于内界膜（ILM）内部的薄高反射结构，并与内界膜（典型的膜，牵引力膜）分开，或者是一条高反射线，有中等反射结构，填充了视网膜神经纤维层和线之间的间隙［非典型膜、致密膜、增厚膜、板层孔相关视网膜前增生（图 10-1)]。据报道，非典型膜与后透明质体增厚并嵌入视网膜前细胞相有关。免疫组织学研究表明非典型膜（α- 平滑肌蛋白大部分阴性）在视网膜上产生的牵引力小于典型的牵张膜。然而，视网膜前膜的两种形态都有相似的病程。

在视网膜前膜病例中，我们最近证实，术前视力下降与网状层的进展性变形有关（图 10-2）。许多研究也证实了光感受器缺陷和中央视网膜厚度与视力有关。但是他们在随访期间的进展并不经常被观察到。

视网膜前膜可以精确地附着在视网膜内层（图 10-3a）或有许多交界点（图 10-3b）。有人认为，在视网膜前膜与视网膜之间有许多粘连点的眼中，视网膜前膜更容易剥离。所有用 SD-OCT 采集的数据都已用扫频源 OCT（SS-OCT）确认。

10.2 视网膜前膜引起的脉络膜改变

OCT 可以同时显示玻璃体、视网膜和脉络膜，因此，我们对与视网膜前膜相关的视力丧失的病理机制有了很多的了解。

脉络膜厚度具有很高的个体变异性，有青光眼或尼古丁滥用史的患者，随着年龄和屈光度数的增加，脉络膜的厚度减少。它还取决于是否患全身血管疾病或咖啡因

表 10-1 （视网膜前膜）ERM 和黄斑孔分类指南

ERM 的 Gass 分类	0 级：透明玻璃纸样黄斑病变，无视网膜变形；玻璃纸样光反射 1 级：波纹状玻璃纸样黄斑病变 - 不规则视网膜皱褶以及光反射，放射状视网膜皱褶，视力＞ 20/40，上视物变形症，起病隐匿 2 级：黄斑皱褶 - 灰色膜；明显的视网膜皱褶和黄斑皱褶，PVD90%；
	可见水肿，视网膜血红素，CWS，SRD，FA 可见渗漏；VA20/200 或更低，隐匿到突然发作，通常伴有视物变形症
ERM 的 OCT 分类（图 10-1）	典型的膜（牵拉膜）在 OCT 中，薄的超反射结构位于内部限制膜的内侧并明显地与其分离
	非典型膜（致密膜，增厚膜，板层裂孔相关视网膜前增生）：在 OCT 上高反射线和中反射结构充满了线与视网膜神经纤维之间的空间
ERM 和非全层黄斑裂孔的病因分型	特发性（图 10-5 和 10-6）继发性（血管疾病，视网膜脱离，年龄相关性黄斑变性）（图 10-7）
非全层黄斑裂孔 SD-OCT 的形态学分类（图 10-5）	假性黄斑裂孔
	副板层黄斑裂孔
	板层缺陷假性黄斑裂孔
	板层黄斑裂孔

CSW. 棉绒斑；ERM. 视网膜前膜；FA. 荧光素血管造影；PVD. 玻璃体后脱离；OCT. 光学相干断层扫描；SRD. 浆液性视网膜脱离；SD-OCT. 光谱域光学相干断层扫描；VA. 视力

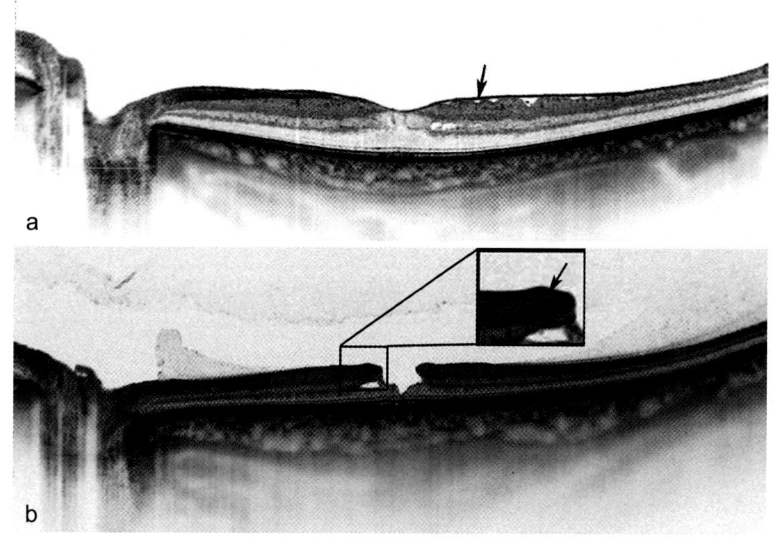

图 10-1 （a）典型：牵拉性视网膜前膜 [薄的高反射结构，位于内界膜的内部，明显与其分离（箭头）]。（b）非典型：致密的视网膜前膜 [高反射线和中等反射结构，位于视网膜神经纤维层之间的间隙（箭头）]

和“能量饮料”的摄取。为了使测量尽可能可靠，从而对比较有用，应该在一天中的同一时间获得测量值。然而，所有的脉络膜厚度测量都应该非常仔细地评估。有一些初步数据表明，玻璃体切除术后 3 ～ 6 个月脉络膜厚度可能会略有下降，而视网膜前膜的（内界膜）ILM 剥离则会导致脉络膜厚度的减少。如果对其他黄斑病变行

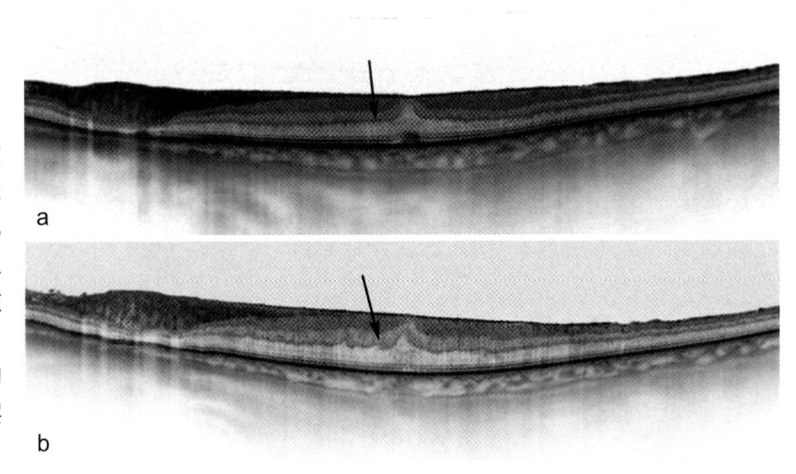

图 10-2　一位 67 岁的女性视网膜前膜。(a) 初次访问，视力为 1.0。可见视网膜前膜。外丛状层以高反射纹的形式出现轻微变形（箭头）。(b) 1 年后，视力为 0.5，未发现新的光感受器缺陷。外丛状层呈波浪状（箭头）

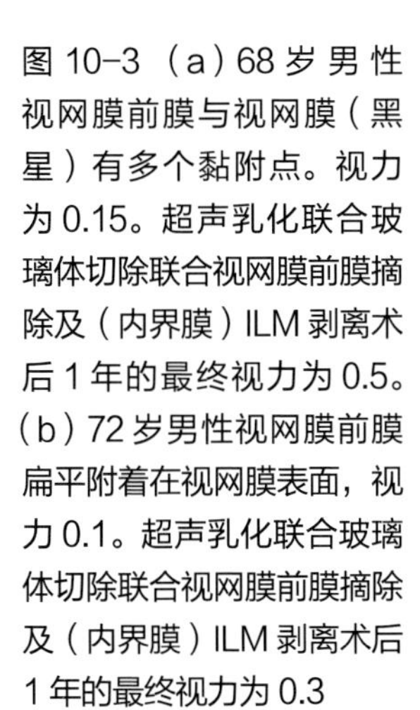

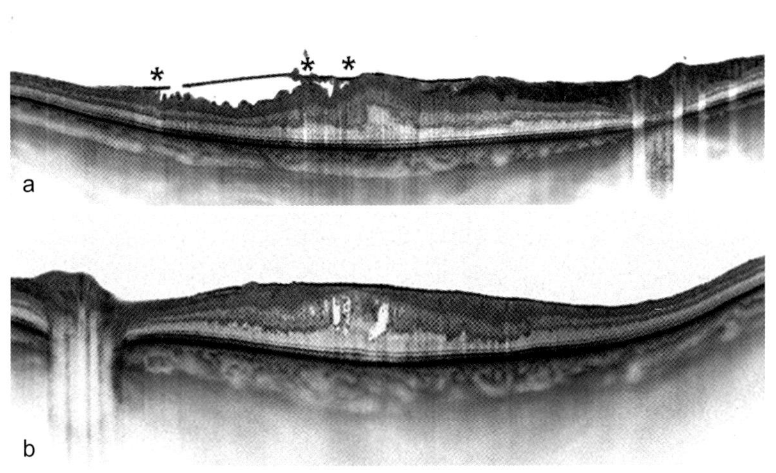

图 10-3 (a) 68 岁男性视网膜前膜与视网膜（黑星）有多个黏附点。视力为 0.15。超声乳化联合玻璃体切除联合视网膜前膜摘除及（内界膜）ILM 剥离术后 1 年的最终视力为 0.5。(b) 72 岁男性视网膜前膜扁平附着在视网膜表面，视力 0.1。超声乳化联合玻璃体切除联合视网膜前膜摘除及（内界膜）ILM 剥离术后 1 年的最终视力为 0.3

玻璃体切除术，情况就不是这样了。其发生机制还不完全清楚。可能是视网膜前膜存在时脉络膜厚度略有增加，手术后恢复正常值。玻璃体切除术不太可能引起脉络膜变薄，因为其他疾病没有确诊，如黄斑裂孔。脉络膜变薄并不是渐进的，仅在手术后 3 ～ 6 个月观察到。但是，必须考虑到这些变化是非常微妙的。

用 SS-OCT 观察到的一项新发现是可以在脉络膜边界上显示两条线，一条高反射线和一条低反射线。这两条线共同描绘了脉络膜上层（图 10-4）。脉络膜上层 10 ～ 15μm，位于脉络膜巩膜（choroidoscleral boundary, CSB）外边界。它由 5 ～ 10 层巨大的黑色素细胞组成，这些巨大的黑色素细胞分布在成纤维细胞扁平的突起之间。由于这一层是最近才被认识到的，人们对其含义知之甚少。多元回归分析发现，在特发性视网膜前膜中，有 3 个因素与脉络膜上层的可见性独立相关。第一，与仅在外丛状层外表面有高反射纹的眼相比（图 10-2），这一层更多地出现在视网膜前膜的眼中，其中外丛状层在其外表面形成波纹；第二，它与视网膜的多个黏附点有关；第三，与手术前视网膜中央厚度相关。这可能意味着在玻璃体-视网膜牵引力和视网膜前膜与视网膜之间的切线牵引更为明显的眼睛中，脉络膜上层更容易被看到。

10.2.1 视网膜前膜和非全层黄斑裂孔

据报道，大多数非全层黄斑裂孔的病例中都存在视网膜前膜，在本章中也需要提到它们。在 OCT 的历史早期，有两种类型的非全层黄斑孔：黄斑假孔（图 10-5a）和板层黄斑孔（图 10-6）。最初，板层黄斑裂孔是 Gass 在 1975 年描述的，由于囊样黄斑水肿去顶导致全层黄斑裂孔形成的失败过程，黄斑假孔可归因于视网膜前膜的向心收缩。视网膜成像的新进展使我们能够提出新的分类（表 10-1）。

治疗方式的选择和预后更多地取决于病因，而不是非全层黄斑裂孔的形态。因此，在特发性病例中，可以考虑手术。而在继发病例中，由于预后较差，因此可将手术视为禁忌。我们观察到黄斑假孔可能会自发地发展成板层黄斑裂孔，这表明这两种形态可能是同一疾病的不同形式。高分辨率的 SD-OCT 还使非全厚度黄斑裂孔的其他形态的变异得以区分：黄斑假孔、鞍旁黄斑裂孔、带板层缺陷的假孔和板层黄斑裂孔（图 10-5）。因此，玻璃体切除术在所有症状的有无全层黄斑裂孔的特发性眼中都有明确的意义。在特发性非全层黄斑裂孔中，视力相当于感光器缺陷和外界膜缺陷。关于脉络膜在非全层黄斑裂孔中作用的资料很少。初步资料表明，与特发性病例相比，继发性视网膜前膜的脉络膜较薄。在大多数健康的眼中，外脉络膜巩膜边界是规则的，并遵循地球的自然形状，而在许多疾病的中央凹，这种规律是受损的。非全层黄斑裂孔不规则脉络膜巩膜边界的频率在研究之间的差异在 25% ～ 90%。在无非全层缺损的特发性视网膜前膜中，外脉络膜巩膜的这种不规则性也很常见（图 10-6）。不规则可能是由于几条脉络膜血管的直径增加，而其他血管则保持不变或变薄。

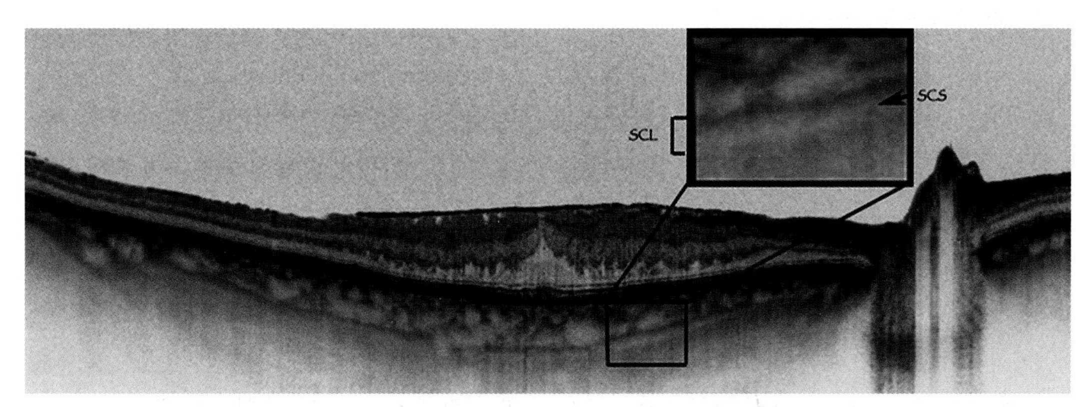

图 10-4 特发性视网膜前膜眼可见脉络膜上层（suprachoroidal layer, SCL）和脉络膜上间隙（suprachoroidal space, SCS）（扩大盒）

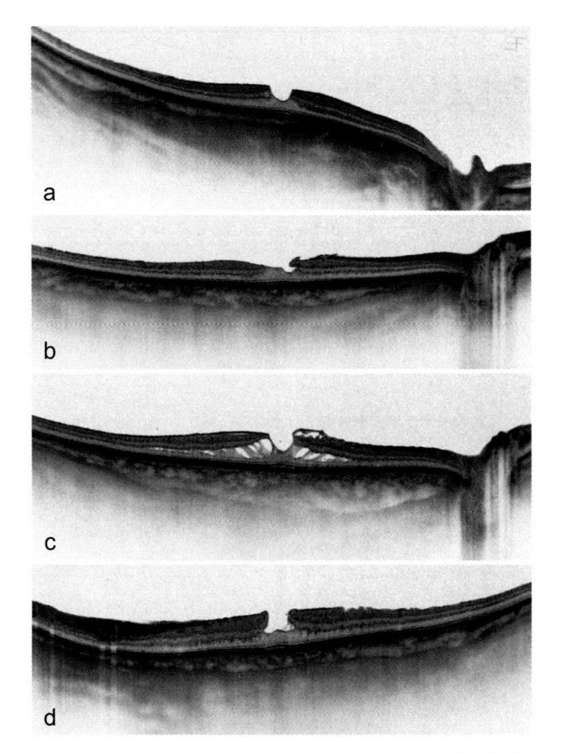

图 10-5 非全厚度黄斑孔的形态分类。(a) 黄斑假孔。(b)鞍旁黄斑孔。(c)带板层缺陷的假孔。(d) 板层黄斑孔

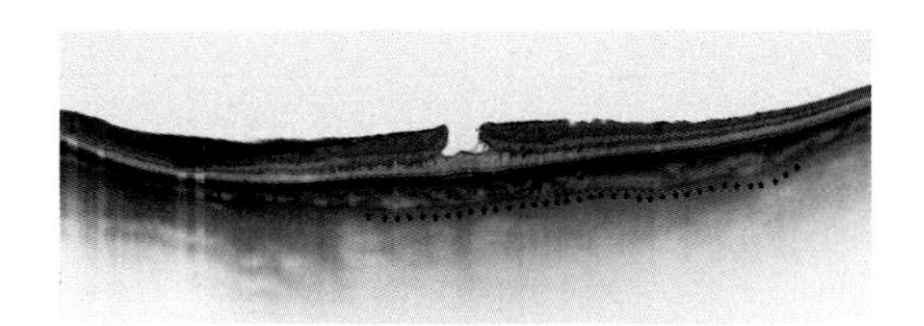
图 10-6 带牵拉性视网膜前膜的板层黄斑孔不规则脉络膜巩膜边界(箭头)

10.2.2 视网膜前膜和视网膜疾病继发的非全层黄斑裂孔

视网膜前膜可分为特发性或继发于其他视网膜疾病。包括血管疾病、新生血管性老年性黄斑变性(AMD)、糖尿病视网膜病变和视网膜脱离(图 10-7)。

一般来说,视网膜前膜或非全层黄斑裂孔的继发病例与特发性玻璃体切除术后预后较差。手术可能是在视网膜前膜和血管疾病并存的情况下进行的,尤其是在糖尿病黄斑水肿或视网膜脱离手术后。然而,尽管手术成功,但由于潜在的疾病,视力往往会改变。

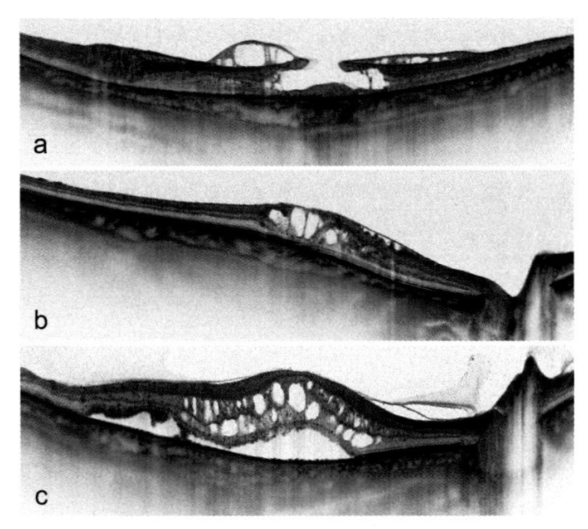

图 10-7 视网膜前膜继发于不同疾病。(a) 严重年龄相关性黄斑变性继发的黄斑板层裂孔和不典型(致密)视网膜前膜。(b) 继发于视网膜中央静脉阻塞的牵拉性视网膜前膜。(c) 糖尿病黄斑水肿继发的部分后玻璃体脱离和视网膜前膜

最后,视网膜前膜也可能与其他玻璃体视网膜界面疾病共存,如黄斑裂孔或玻璃体黄斑牵引综合征。它们也可能与干性的老年性黄斑变性(AMD)共存。

10.3 扫描光源 OCT(SS-OCT)血管造影

无染料扫描光源 OCT 血管造影(SS-OCTA)是一种新的无创技术,能在视网膜血管内显示血流。在视网膜前膜的眼,浅层血管比正常视网膜要弯曲得多。尽管荧光素血管造影等诊断工具在视网膜前膜的存在下显示了视网膜浅层血管的不规则性。在 OCTA

出现之前，不可能对深层血管进行成像。

我们还在 SS-OCTA 中观察到，较深的视网膜丛（图 10-8）的血管不像健康的眼那样有规律（图 10-9）。因为这项技术显示的是血流而不是视网膜血管的形态，可以推断，视网膜前膜中较深的视网膜丛的血流受到干扰。这可能与 SS-OCT 发现相对应，即丛状层中的扰动（图

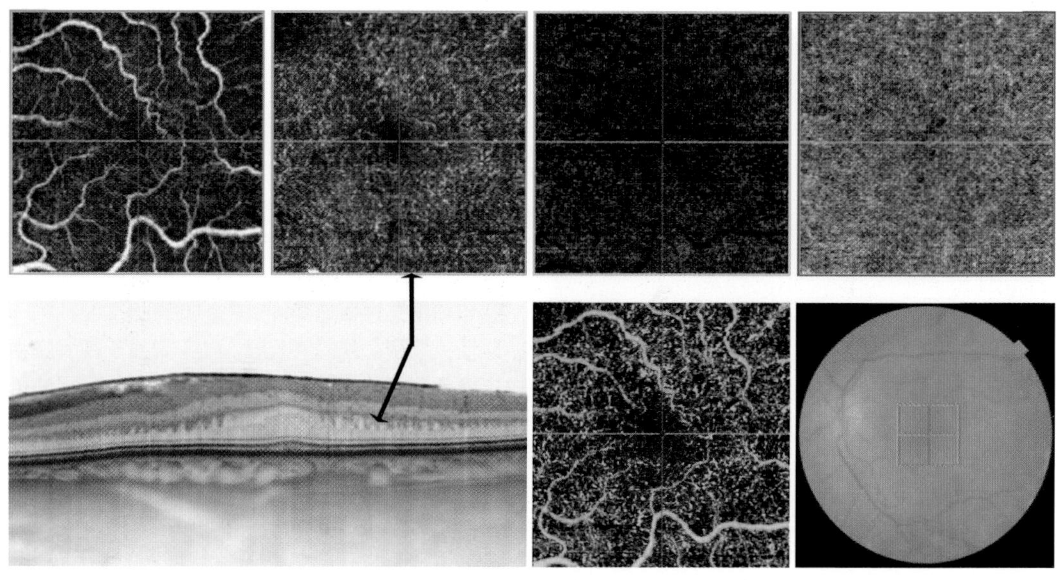

图 10-8 有视网膜前膜的眼睛的 SS-OCTA。橙色 [血管造影（浅表）] 显示浅部视网膜血管，绿色 [血管造影（深）] 显示深视网膜丛。可见较深的视网膜血管不规则。浅蓝色 [血管造影（外视网膜）] 显示血管区。深蓝色 [血管造影（脉络膜毛细血管层）] 显示脉络膜毛细血管层

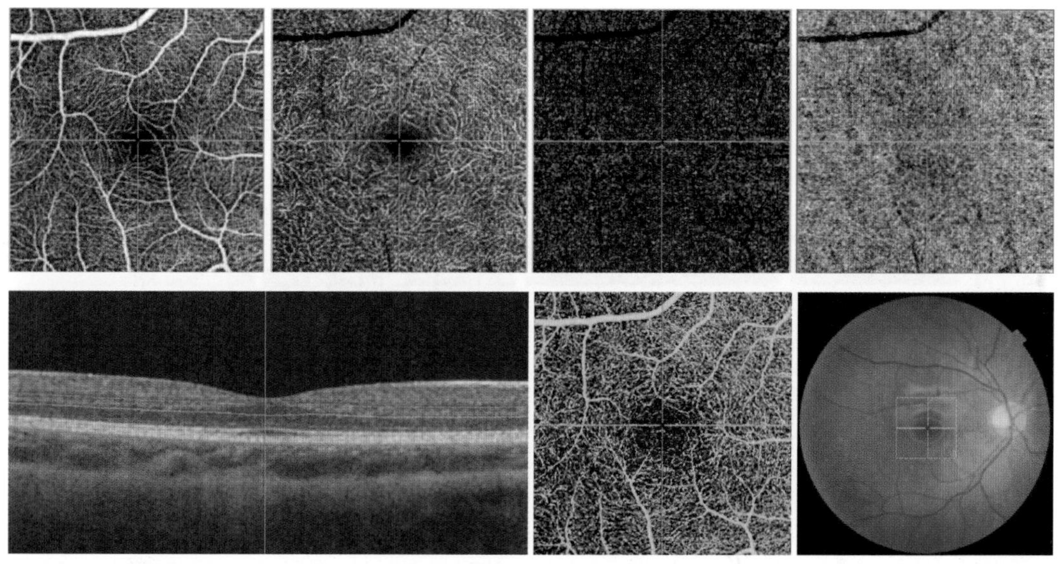

图 10-9 健康的眼睛的 SS-OCTA。橙色：浅视网膜血管。绿色：深视网膜丛。蓝色：血管区。深蓝色：脉络膜毛细血管层

10-8，箭头）随着时间的推移而进步，并与视力的逐渐下降有关。糖尿病黄斑水肿等血管疾病继发的视网膜前膜 SS-OCT 血流紊乱更多（图 10-10）。流量减少的区域（低反射区）必须详加说明。必须考虑的是，在自动分层分割中，有些是由于错误而产生的伪影。

即使视网膜内丛灌注良好，深部视网膜丛也可能出现灌注紊乱（图 10-11a）。即使在成功摘除视网膜前膜后，这种灌注缺陷甚至可能在糖尿病病程中增加（图 10-11b）。

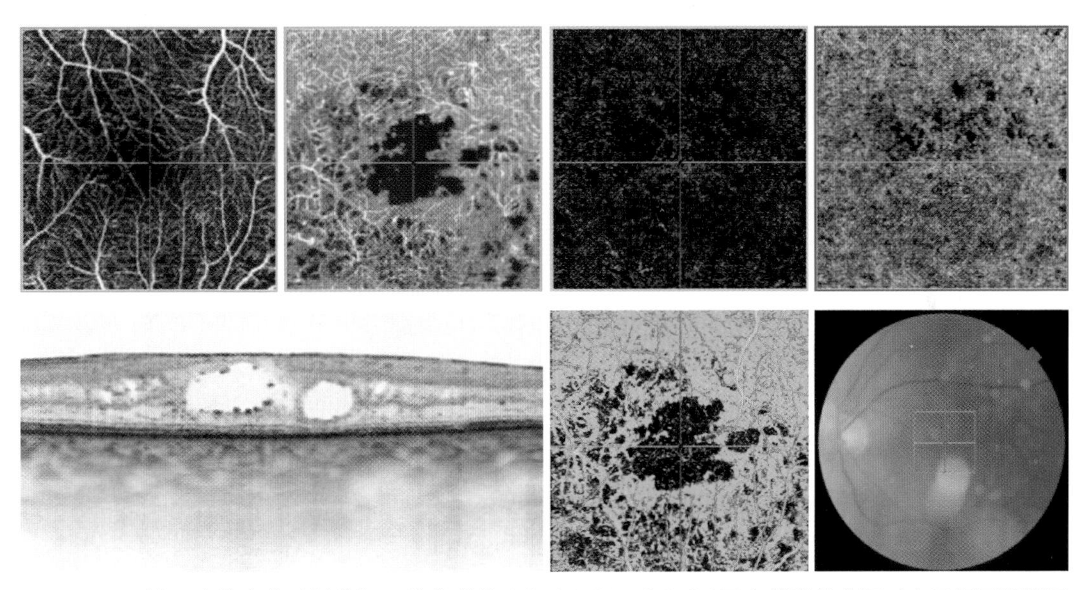

图 10-10　糖尿病黄斑水肿继发视网膜前膜的 SS-OCTA。SS-OCT 上的囊状空间对应于视网膜较深血管可见度降低的部位（绿色）

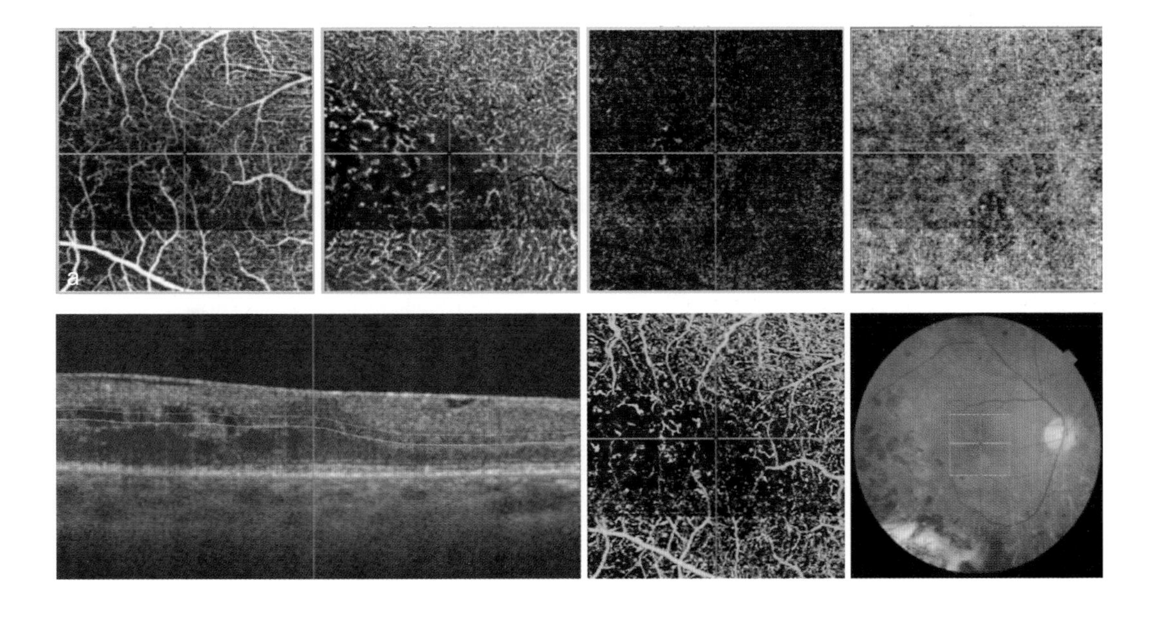

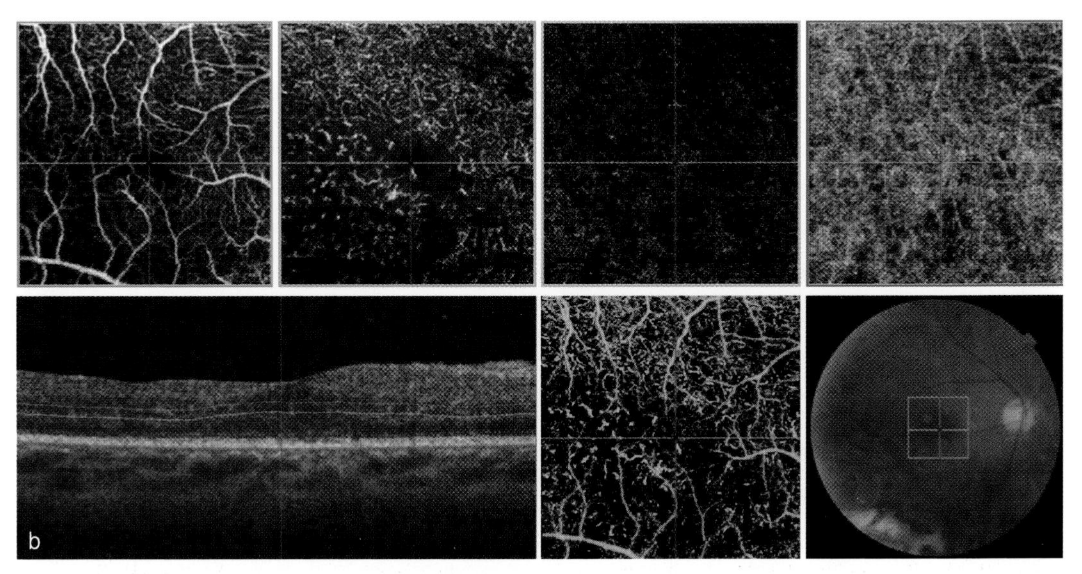

图 10-11 （a）糖尿病黄斑水肿及视网膜前膜患者术前 SS-OCTA。在较深的视网膜丛中可见灌注减少。视力为 0.01（Snellen 视力表）。（b）糖尿病黄斑水肿和视网膜前膜患者手术后 SS-OCTA。视网膜深丛灌注减少的面积增加。视力为 0.15（Snellen 视力表）

参考文献

[1] Klein R, Klein BE, Wang Q, Moss SE. The epidemiology of epiretinal membranes. Trans Am Ophthalmol Soc. 1994;92:403–430.

[2] Meuer SM, Myers CE, Klein BE, Swift MK, Huang Y, Gangaputra S, et al. The epidemiology of vitreoretinal interface abnormalities as detected by SD-OCT: the Beaver Dam Eye Study. Ophthalmology. 2015;122:787–795.

[3] Theodossiadis PG, Grigoropoulos VG, Emfietzoglou I, Nikolaidis P, Vergados I, Apostolopoulos M, et al. Evolution of lamellar macular hole studied by optical coherence tomography. Graefes Arch Clin Exp Ophthalmol. 2009; 247:13–20.

[4] Parolini B, Schumann RG, Cereda MG, Haritoglou C, Pertile G. Lamellar macular hole: a clinicopathologic correlation of surgically excised epiretinal membranes. Invest Ophthalmol Vis Sci. 2011;52:9074–9083.

[5] Schumann RG, Compera D, Schaumberger MM, Wolf A, Fazekas C, Mayer WJ, et al. Epiretinal membrane characteristics correlate with photoreceptor layer defects in lamellar macular holes and macular pseudoholes. Retina. 2015;35:727–735.

[6] Pang CE, Spaide RF, Freund BK. Epiretinal proliferation seen in association with lamellar macular holes: a distinct clinical entity. Retina. 2014;34:1513–1523.

[7] Witkin AJ, Ko TH, Fujimoto JG. Redefining lamellar holes and the vitreomacular interface: an ultrahigh-resolution optical coherence tomography study. Ophthalmology. 2006; 113: 388–397.

[8] Bottoni F, Deiro AP, Giani A, Orini C, Cigada M, Staurenghi G. The natural history of lamellar macular holes: a spectral domain optical coherence tomography study. Graefes Arch Clin Exp Ophthalmol. 2013; 251: 467–475.

[9] Michalewska Z, Michalewski J, Ornafel-Sagan K, Nawrocki J. Swept-Source optical coherence tomography correlations between retina and choroid before and after vitrectomy for

epiretinal membranes. Am J Ophthalmol. 2016; 165: 100–107.

[10] Falkner-Radler CI, Glittenberg C, Binder S. Spectral domain highdefinition optical coherence tomography in patients undergoing epiretinal membrane surgery. Ophthalmic Surg Lasers Imaging. 2009; 40:270–276.

[11] Michalewski J, Michalewska Z, Nawrocka Z, Bednarski M, Nawrocki J. Correlation of choroidal thickness and volume measurements with axial length and age using swept source optical coherence tomography and optical low-coherence reflectometry. Biomed Res Int. 2014;2014:639160.

[12] Michalewska Z, Michalewski J, Adelman RA, Zawiślak E, Nawrocki J. Choroidal thickness measured with swept source optical coherence tomography before and after vitrectomy with internal limiting membrane peeling for idiopathic epiretinal membranes. Retina. 2015;35:487–491.

[13] Michalewska Z, Michalewski J, Nawrocka Z, Dulczewska- Cichecka K, Nawrocki J. The outer choroidoscleral boundary in full-thickness macular holes before and after surgery - a swept- source OCT study.Graefes Arch Clin Exp Ophthalmol. 2015; 253: 2087–2093.

[14] Michalewska Z, Michalewski J, Nawrocka Z, Dulczewska-Cichecka K, Nawrocki J. Suprachoroidal layer and suprachoroidal space delineating the outer margin of the choroid in swept-source optical coherence tomography. Retina. 2015;35:244–249.

[15] Michalewska Z, Michalewski J, Odrobina D, Nawrocki J. Non-fullthickness macular holes reassessed with spectral domain optical coherence tomography. Retina. 2012;32:922–929.

[16] Gass JDM. Stereoscopic atlas of macular diseases. St. Louis: C. V. Mosby Co.; 1970.

[17] Michalewski J, Michalewska Z, Dzięgielewski K, Nawrocki J. Evolution from a macular pseudohole to lamellar macular hole - spectral domain OCT study. Graefes Arch Clin Exp Ophthalmol. 2011; 249:175–178.

（杨雁嫦　邵　毅　译）

第十一章

扫频光源光学相干断层扫描内界膜瓣翻转术治疗黄斑裂孔

2006年，本章作者首次运用内界膜瓣翻转术治疗黄斑裂孔。在完成了几个病例并确认了良好的结果之后，于2009年在欧洲玻璃体视网膜协会、美国视网膜专家协会和美国眼科学会召开的会议上，发布了一项比较研究，在2010年由本章的作者在线发表。最初的技术是使用修剪过的内界膜皮瓣连接到黄斑裂孔边缘覆盖黄斑裂孔。该技术在世界范围内的视网膜外科医生中越来越受欢迎，这一点得到了越来越多关于该主题的出版物的证实（2010年：1篇；2013年：3篇；2014年：5篇；2015年：9篇；2016年上半年有10篇论文）。本章中的所有图像都是使用日本拓普康的商用Swept Source OCT设备获得的：DRI OCT-1 Atlantis和DRI OCT Triton。

11.1 黄斑裂孔形成机制

由于其较快的扫描速度，SS-OCT可以呈现更多视网膜的细微组织，这可能在治疗中起决定性作用。本章旨在介绍治疗前后SS-OCT图像的情况。由SS-OCT检测到的，视网膜组织中黄斑裂孔形成的最初征兆是来自于色素上皮的感光和牵引力的增加（图11-1a～c）。我们研究小组在2009年首先描述这种症状，并于2010年被Takahashi等证实。

这很可能导致形成视网膜内囊肿或视网膜内囊状间隙或外薄层黄斑裂孔（图11-1d～f）。

在三维模式下可以充分观察到黄斑裂孔的形成。SS-OCT由于其更好的分辨率，使我们能够展示牵引力如何通过组织连接来表达，可能是胶质细胞或神经元细胞。然而，即使我们有来自SS-OCT的高分辨率图片，也不能充分地解释图11-1b中的图像和图11-1c中的三维图像，其中，中央凹中心形成的通道形成仍然具有完整的内界膜，也许Tornambe在2003年提出的水合作用理论的某些方面可以解释这些图像。

我们对脉络膜的作用了解甚少。我们的研究小组发现，与对侧眼和健康眼相比，全层黄斑裂孔者的脉络膜厚度在任何一个象限中都没有改变（图11-2）。然而，对于全层黄斑裂孔眼而言，与前面Michalewska等描述的一样，与健康眼相比，脉络膜外层常不规则，并且脉络膜上

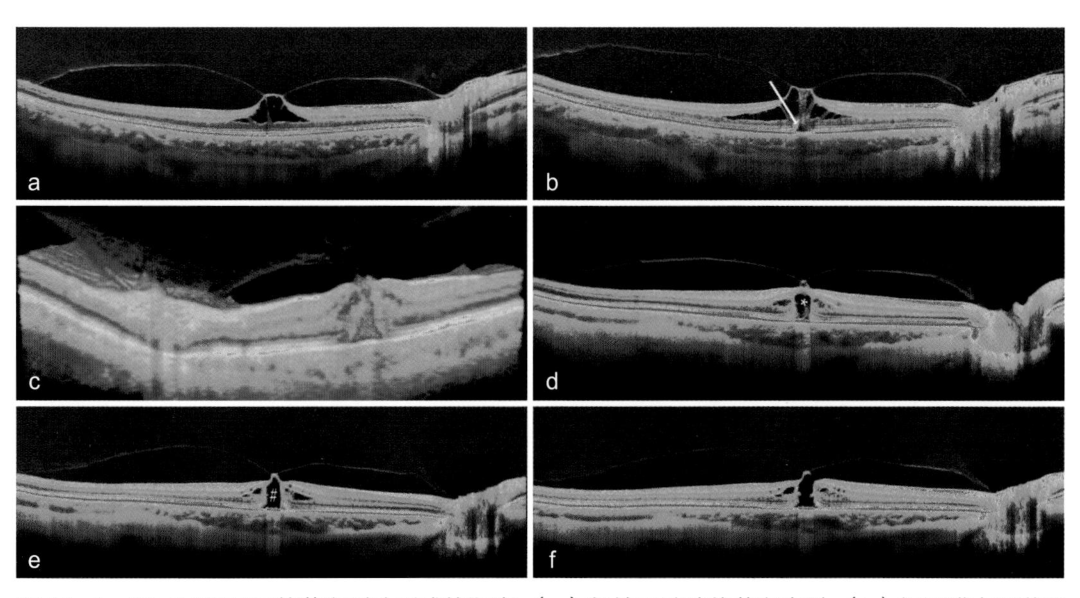

图 11-1　SS-OCT 显示的黄斑裂孔形成的顺序。(a) 起始于玻璃体黄斑牵引。(b) 视网膜内通道形成，玻璃体黄斑牵引转变成特发性黄斑裂孔。在图像 (a) 后两个月获得的图像显示光感受器升高 (白色箭头)。两周后，患者手术治疗全层黄斑裂孔。(c) 黄斑裂孔形成的三维图像。(d) 在形成外薄层状黄斑裂孔之前看到的囊状空间 (白星)。(e) 在形成全层黄斑裂孔之前出现外薄层状黄斑裂孔 (白色标签)。(f) 同一只眼的全层黄斑裂孔

腔更常见。术后，脉络膜外层趋向于更加规整。

在全层黄斑裂孔患眼的对侧眼中观察到的外部脉络膜巩膜边界改变比健康眼更加多的事实表明，脉络膜可能在全层黄斑裂孔发病机制中发挥作用。玻璃体切除术后外部脉络膜巩膜边界的正常化，进一步提示脉络膜在全层黄斑裂孔愈合过程中起到一定作用。

11.1.1　黄斑裂孔的自发性闭合

在极少数情况下，黄斑裂孔可能会自发闭合，无需手术（图 11-3）。在这些眼中，黄斑裂孔的闭合始于视网膜的内层。对此类病例的观察让我们意识到如果黄斑裂孔边缘不完全平滑，自发性闭合有可能就会发生。

11.1.2　黄斑裂孔的手术闭合

术后第 1 天，约 55％的病例黄斑裂孔闭合，术后 2 天内 65%～75% 病例黄斑裂孔闭合。这里提供了一个特别准备的 OCT 设备，该设备允许对处于俯卧位的患者进行 OCT 扫描。Kikushima 指出，在术后 20min 内，SS-OCT 可以在充满气体的眼中进行视网膜扫描。我们对一个充满空气的特发性黄斑裂孔病例实施了内界膜瓣翻转术，几天之后我们可以行 SS-OCT 对其进行扫描以获得高质量的扫描图像。术后第 1 天空气很快消失，使得高清扫描成为可能。在 1 周的随访中，我们可以观察到 U 形和 V 形或不规则闭合。其中，U 形闭合可以获得最好的功能效果。黄斑裂孔闭合总是始于视网膜内层（图 11-4）。

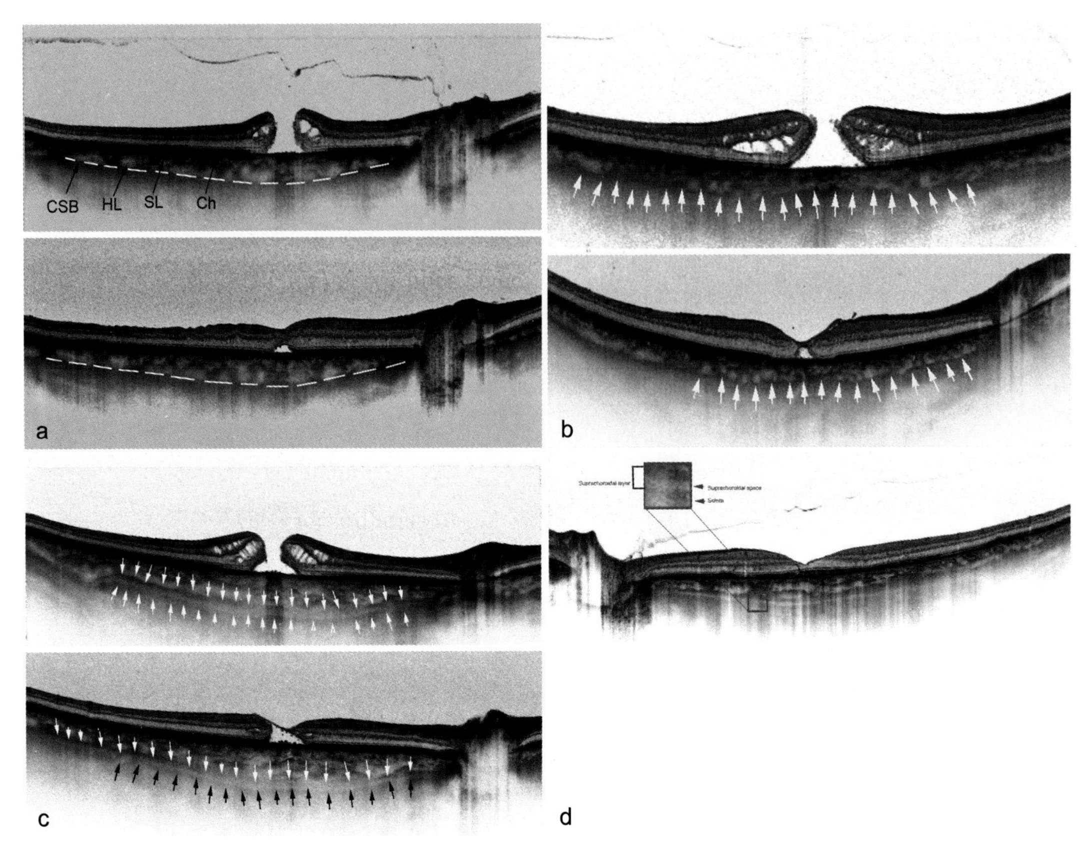

图 11-2 （a）手术前（上图）和手术后（下图）SS-OCT 观察到的黄斑裂孔。白线代表了脉络膜巩膜边界（CSB）的规律性。脉络膜毛细血管；Haller 层；Sattler layer 层。（b）手术前（上图）和术后（下图）黄斑裂孔的 OCT 扫描。白色箭头表示不规则的外部脉络膜巩膜边界。手术后仍然存在不规则性。（c）箭头表示在手术前（上图）和手术后（下图）手术中具有全层黄斑裂孔的眼中的脉络膜上腔。（d）具有全层黄斑裂孔的同侧眼。玻璃体后部脱离但黏附于视神经。不规则中心凹轮廓和脉络膜玻璃膜疣是可见的。扩大的区域呈现脉络膜上层和脉络膜上腔

CSB：脉络膜巩膜边界；ch：脉络膜毛细血管层；HL： Haller 层；SL：Sattler

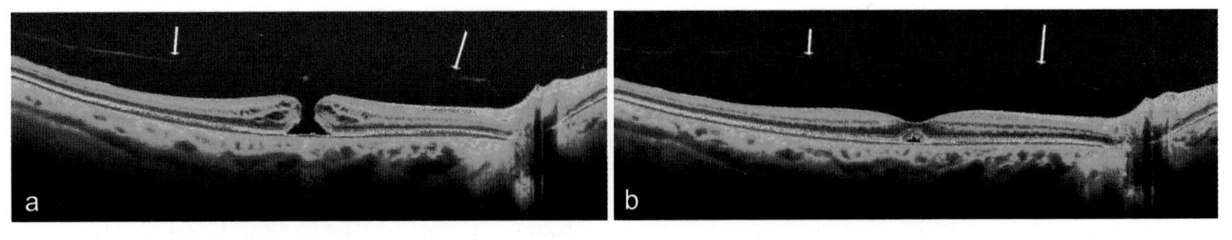

图 11-3 2015 年 6 月的 SS-OCT 扫描（a）和 2015 年 12 月的 SS-OCT 扫描（b）。未进行手术。双侧可见玻璃体后脱离（箭头）

有趣的是，在 1 周的随访中，我们可能观察到仅有内界膜封闭黄斑裂孔（图 11-4d）。这可能发生在 15% ～ 30% 的病例中（Nawrocki，未发表的数据）。作者认为，如果采用传统的方法治疗，这些裂孔不会闭合或将保持开放状态。平坦开放

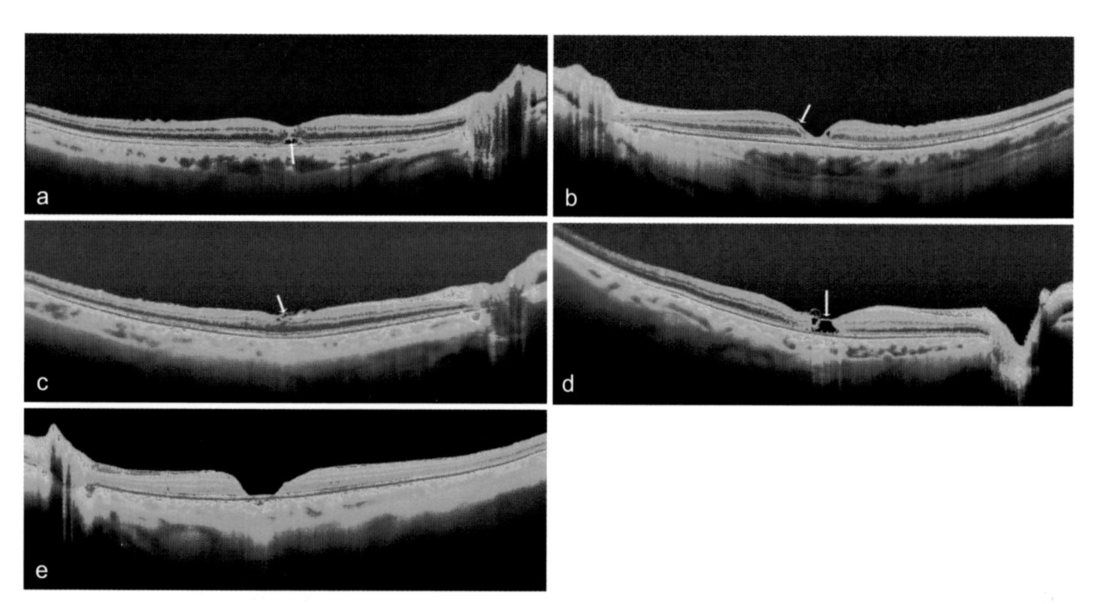

图 11–4　（a）U 形闭合。中心凹处缺乏光感受器感（箭头）。（b）V 形封闭。内界膜在视网膜表面可见（箭头所指）。感光层不可见。（c）不规则闭合。内界膜可见于中心凹表面，感光层几乎完好无损。（d）内界膜瓣闭合。黄斑裂孔仅用内界膜封闭（箭头），在中心凹处没有可见的视网膜组织。（e）平坦的黄斑裂孔

的黄斑裂孔定义为裂孔的边缘在色素上皮层看起来是平坦的，而在中央凹中央可见裸露的色素上皮。以前，这被认为是黄斑裂孔闭合，但在作者看来，这种情况应该被认为是手术失败，因为视觉敏感度并没有在随访中改善。

2008 年，作者使用 SD-OCT 描述了黄斑裂孔术后不同视网膜不同的病理结构。观察到以下视网膜异常：光感受器缺陷定义为视网膜反射正常的黄斑中央凹下区域缺乏感光细胞，视网膜外层囊肿，神经纤维层缺陷；中心凹处所有视网膜层升高和视网膜色素上皮缺陷。该研究是在内界膜玻璃体切除术后和充气治疗特发性黄斑裂孔后进行的。即便那时，作者也认为某些再生过程发生在中央凹。

由于 SS-OCT 的高分辨率，作者有时可以在术后第一次随访时观察覆盖黄斑裂孔的内界膜瓣（图 11-5）。有趣的是，在许多情况下，如 U 形闭合（图 11-4a），在采用内界膜瓣翻转术后，作者在视网膜表面看不到任何翻转内界膜皮瓣的迹象，而在 V 形封闭或不规则封闭的情况下，可以看到一些内界膜皮瓣的存在（图 11-4b、c）。

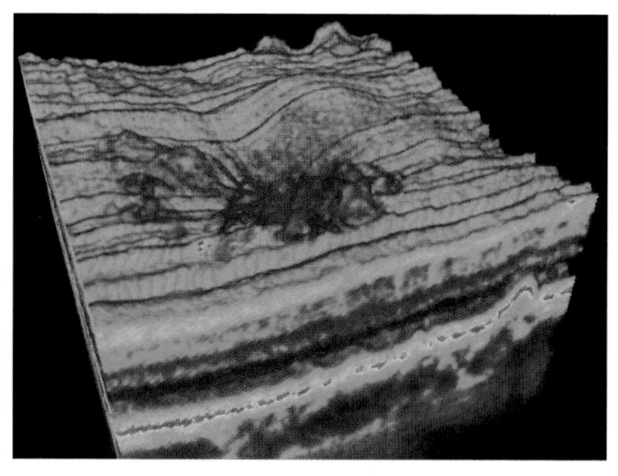

图 11–5　SS-OCT 显示的黄斑裂孔表面内界膜瓣的三维图像

在某些情况下，术后观察期间，黄斑裂孔仅用内界膜皮瓣闭合。作者将这些例子称为“皮瓣闭合”。在接下来的几周或几个月的随访期内，作者观察到内界膜皮瓣下几乎完全再生视网膜组织，作者认为这证实了内界膜作为一种基膜可以作为视网膜组织的支架使其可以在中央凹处增殖或迁移（图 11-6）。

在随访期间，内界膜皮瓣可能变得不太明显，但在某些情况下，在黄斑裂孔完全闭合后，内界膜皮瓣可能会改变其位置，甚至漂浮在视网膜表面。有趣的是，在仅用内界膜皮瓣封闭的黄斑裂孔中，我们在随访期间观察到视网膜层的再现，甚至感光层的重建，即使瓣的本身已从视网膜表面脱落（图 11-7）。

术后或某些罕见情况下发生的自发愈合，黄斑裂孔闭合总是始于视网膜内层。在随访期间，我们观察视网膜内外层的愈合及感光层的恢复。再生过程可持续几个

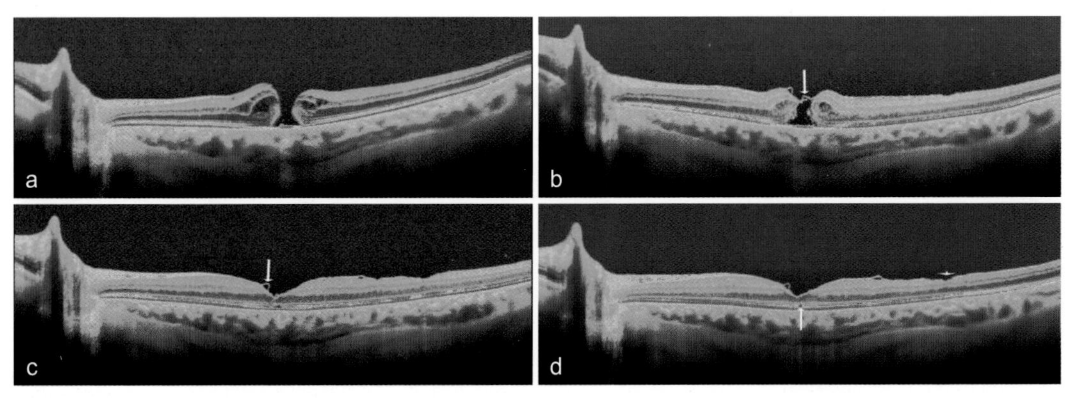

图 11-6 （a）黄斑裂孔术前视图。（b）术后 1 周观察，黄斑裂孔仅用内界膜皮瓣闭合（箭头），视力为 20/100。（c）术后 6 周，内界膜残留物可见（箭头），视网膜中心凹层可见，感光层缺损，视力为 20/50。（d）手术后 12 个月，光感受器层缺损大小在减小（箭头）。视力为 20/30。请注意在中心凹颞侧随访过程中神经纤维层缺陷的增加（箭头）

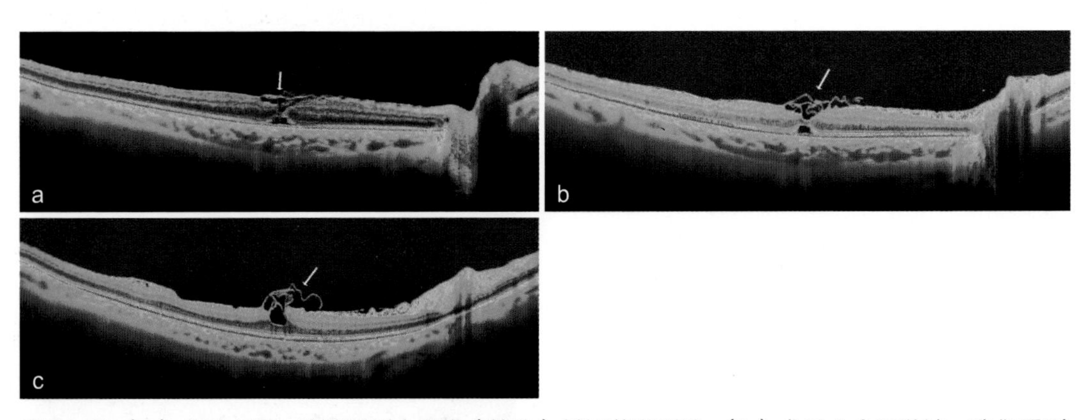

图 11-7 （a）术后 1 周，我们看到内界膜（箭头）封闭黄斑裂孔。（b）术后 1 个月随访：我们看到中心凹内层再现和视网膜表面内界膜瓣剥离（箭头）。（c）两年的随访：使用自由浮动内界膜几乎完全恢复中心凹结构（箭头）

月。应该意识到，术后 1 年或更久，才可能观察到视网膜的完全重建。在随访期间观察视网膜组织的再生是一件有趣的事。以前认为神经组织不会再生，现在我们了解得更多了，并且在很多黄斑裂孔术后的病例中，清楚地看到，随着视网膜层的重新出现，视网膜结构逐渐正常化，且与视力的改善相关。由 SS-OCT 可以清楚地看到这些变化（图 11-8）。

通过这种新设备，我们观察到神经纤维层存在新的缺陷，这与中央凹的再生恰好相反（图 11-8c、d）。这些缺陷被称为解离神经纤维层。解离神经纤维层定义为视网膜内层凹陷或是视网膜神经纤维层内小凹形成，甚至可出术后 6 ～ 12 个月仍可以看到。近来，改进后的内界膜瓣翻转术称为颞侧内界膜瓣翻转术，它允许我们减少缺陷神经纤维层的数量和面积。运用这种技术，我们只在内界膜剥离后的中央凹颞侧观察到解离神经纤维层。在中央凹和未剥离内界膜的视神经之间没有观察到它的存在。

在再次手术的病例中使用内界膜瓣翻转术（图 11-9）。

11.2 罕见和复杂的病例

在某些情况下，创伤性黄斑裂孔与脉络膜破裂和随后的视网膜下纤维化有关。这种黄斑裂孔很难闭合。在这种情况下，我们经常使用内界膜瓣翻转术作为治疗的主要手段。采用此种术式的绝大多数患者均已愈合，内界膜瓣翻转术可以使患者免于二次手术。在图 11-10 中，我们看到了视网膜纤维化的外伤性黄斑裂孔的 SS-OCT 图像。最近 Morizane 等描述了这种情况。他改良的技术称为内界膜自体移植。如果之前进行了内界膜剥离的常规玻璃体切除术，则可以在裂孔周围缺乏内界膜的情况下使用此种术式。近视伴黄斑裂孔视网膜脱离则是一大手术挑战。SS-OCT 是检查此类病例的最佳工具之一，因为其范

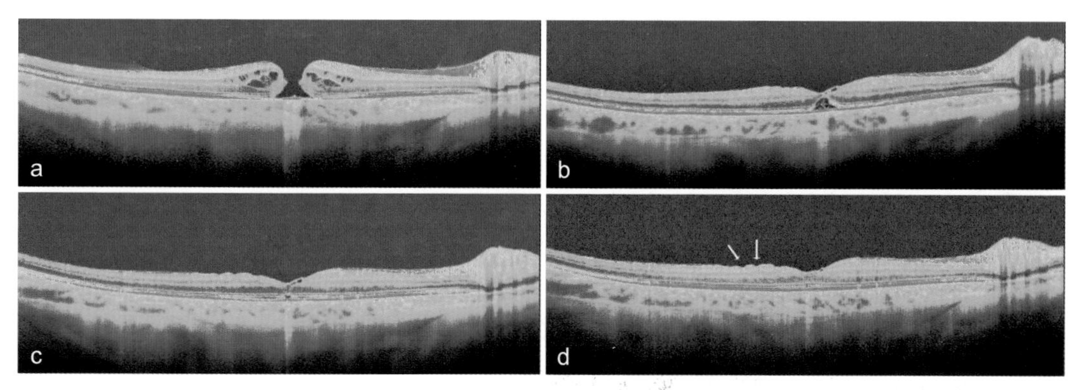

图 11-8 （a）SS-OCT 显示的黄斑裂孔的术前外观。（b）术后 1 周 B 扫描显示内界膜瓣封闭黄斑裂孔，外表面出现一些组织，中央凹外部存在囊状空间。神经纤维层没有缺陷。视力为 20/100。（c）两个月的随访显示视网膜内层视网膜层缺损恢复，可见感光层，视力为 20/40。（d）两年随访，可以看到视网膜组织几乎完全恢复。内界膜瓣几乎看不见。中央凹感光层小缺损仍然存在。视力为 20/30。请注意在中央凹颞侧随访期间神经纤维层增加的缺陷（箭头所指）

围广（12mm）和深度聚焦，可以同时呈现存在黄斑裂孔的抬高的视网膜以及带有色素上皮的脉络膜。内界膜瓣翻转术的使用不仅使我们能够闭合黄斑裂孔，而且还能够重新连接后部视网膜离断。作者自己未发表的数据显示，内界膜瓣翻转术后成功率很高（图 11-11）。他们对内界膜重新定位及对自体血凝块修改，使他们在一次手术后能够闭合 26 个（共 27 只眼）黄斑裂孔并重新连接视网膜，再次手术可以达到 100%。Kuriyama 等证明了该方法在闭合无视网膜脱离的近视黄斑裂孔病例中的高成功率。在 2013 年、2014 年分别由作者和 Michalewska 证实了这一点。此外，Morizane 等提出继发于近视黄斑劈裂内界膜剥离的玻璃体切除术后黄斑裂孔。根据他们的描述，19% ～ 27%的病例发现继发性黄斑裂孔。这些病例往往因内界膜剥离变得很难治疗。Morizane 等在用内界膜自体移植治疗的有 4 只眼中都取得了成功。Grewal 和 Mahmoud 认为，自体感觉神经视网膜游离瓣可能有助于闭合难治性近视黄斑裂孔。

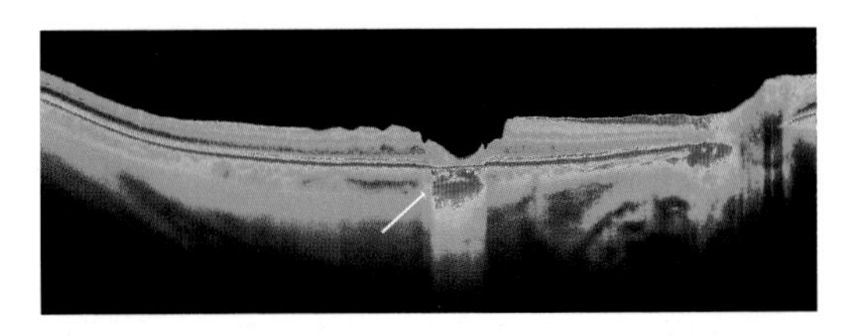

图 11-9　SS-OCT 可以很好地显示创伤性手术引起的视网膜中央和视网膜色素上皮（箭头）缺损。即使它有减少的趋势，它也会持续数年并影响视力

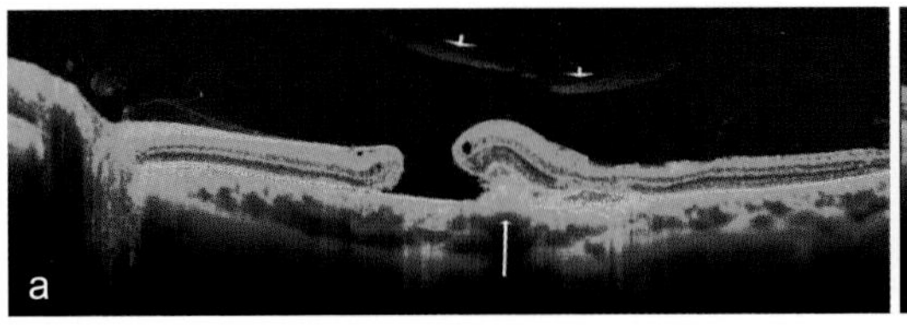

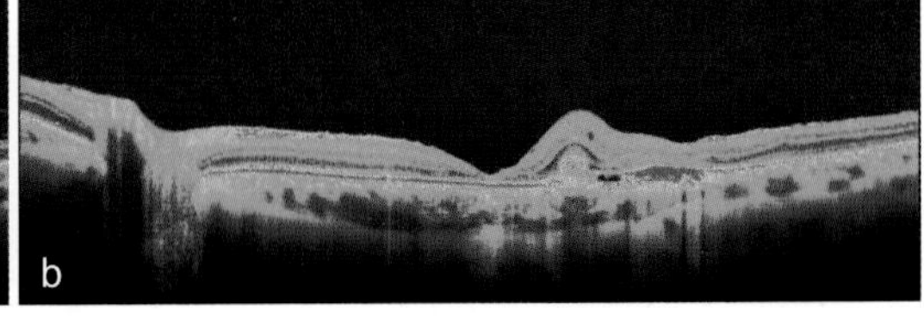

图 11-10　（a）视网膜纤维化的外伤性黄斑裂孔（箭头）的 SS-OCT 图像，玻璃体后分离（箭头）。（b）术后 4 个月观察到黄斑裂孔闭合。视网膜纤维化仍然可见（箭头），可见到感光层逐渐恢复

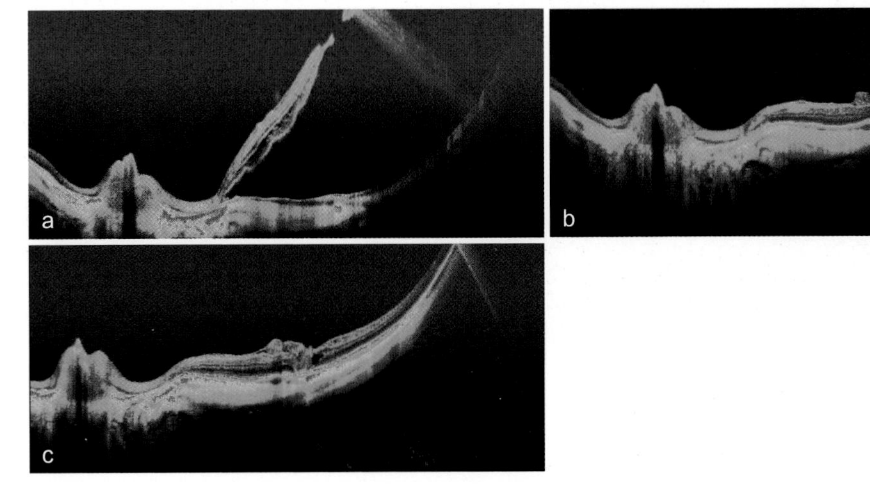

图 11-11　（a）SS-OCT 可见近视性黄斑裂孔视网膜脱离，视网膜升高和黄斑厚度增厚。（b）术后 1 周。（c）术后 13 个月的图像。视力从术前 2/200 提高到 20/80

没有关于脉络膜玻璃膜疣的全层黄斑裂孔的手术方面的 SS-OCT 文献。作者未发表的数据表明，在这些病例中，作者可以获得与一般患者相似的解剖结果。在图 11-12 中，作者给出了一个这样在手术前后的例子。

瓣膜技术也可用于其他相对罕见的全层黄斑裂孔病例，并用 SS-OCT 诊断呈现。在罕见的视网膜脱离术伴巩膜扣带术和玻璃体切除术后，可观察到持续的全层黄斑裂孔。近年来，作者收集了 3 例这样的病例（其中两例来自其他单位）。其中一个病例的手术结果如图 11-13 所示。

在严重的增生性糖尿病性视网膜病变过程中，我们也能够呈现持续的全层黄斑裂孔伴局部视网膜脱离（图 11-14）。在这种情况下，内界膜瓣可以闭合黄斑裂孔，然而在患者的最后一次随访（10 个月随访）中仍然存在一层薄的视网膜下积液。

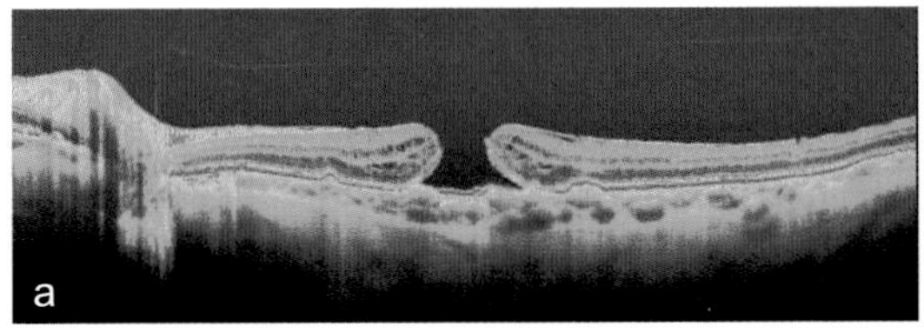

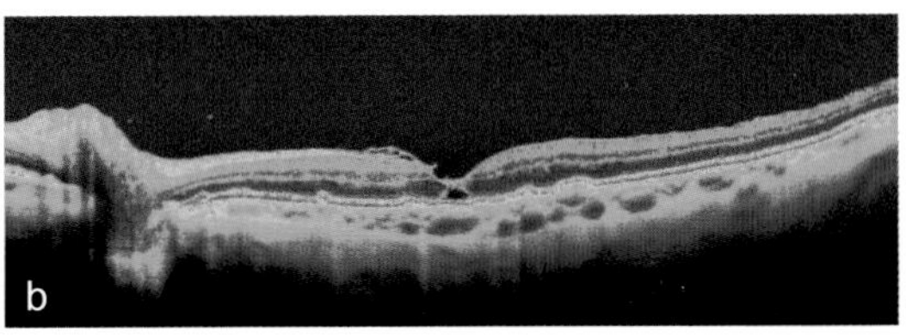

图 11-12 （a）术前共存脉络膜玻璃膜疣的黄斑裂孔。（b）为期 1 周的控制

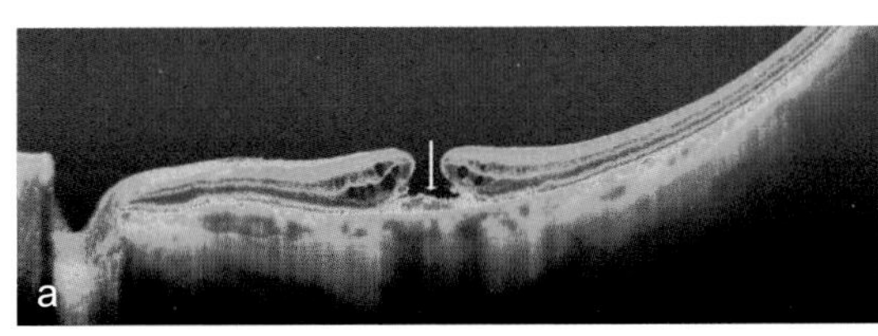

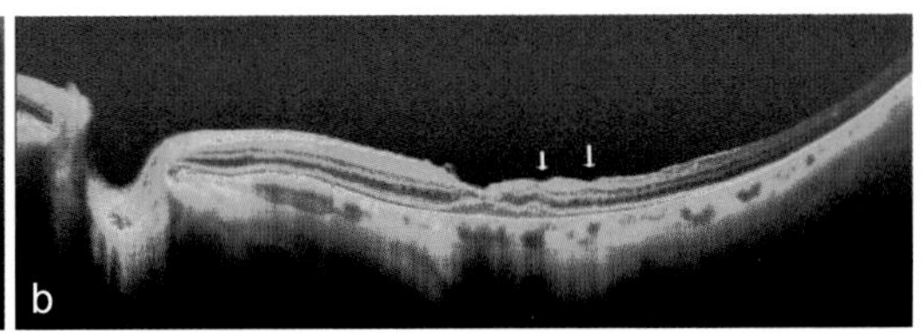

图 11-13 （a）巩膜扣带术和玻璃体切除后持续性黄斑裂孔。视网膜被重新附着，视力 2/200。请注意视网膜色素上皮增厚（箭头）。（b）再次玻璃体切除术后 1 年后随访，颞侧内界膜翻转术，白内障摘除术和眼植入。视网膜色素上皮增厚持续，黄斑孔闭合，中心凹结构改善，颞侧内界膜翻转术后可见明显中心凹（箭头）；视力 20/50

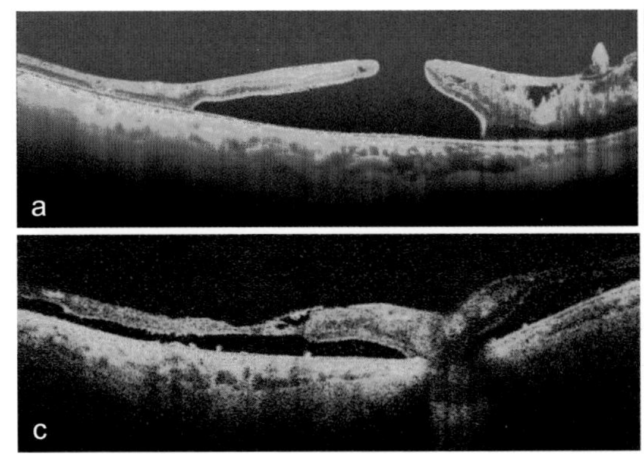

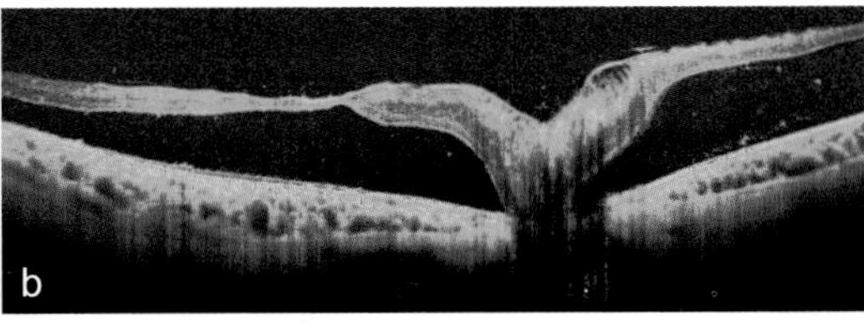

图 11-14 （a）增生性糖尿病视网膜病变过程中全层黄斑裂孔的 SS-OCT 图像。（b）1 个月随访，黄斑裂孔闭合，视网膜下积液仍然存在。（c）10 个月的随访，仍然存在薄层视网膜下积液

黄斑裂孔持续数年后，中心凹结构恢复正常也是可能的。图 11-15 所示的病例显示了作者在 2002 年诊断的一名轻度近视 -5 屈光度，轴向长度为 26.65mm 的黄斑裂孔患者。彼时，患者并不想手术，然而 2013 年，她改变了主意，实施了玻璃体切除联合颞侧内界膜皮瓣翻转术，术后 1 年行超声乳化及眼内（IOL）置入术。术后 18 个月中心凹结构基本正常，视力从 10/200 提高到 20/30。

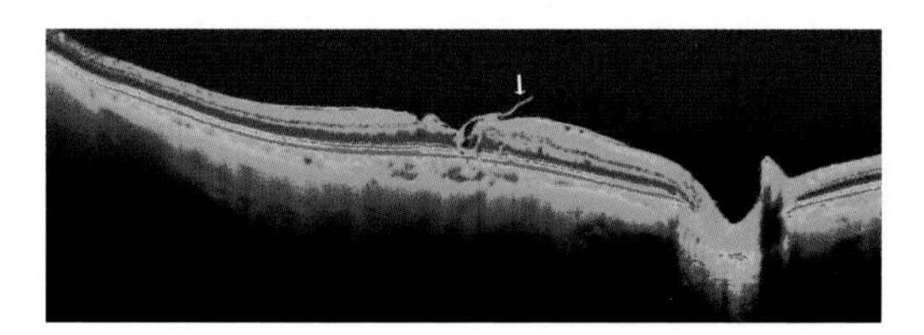

图 11-15　术后 18 个月的 SS-OCT 图像。在黄斑裂孔发病 11 年后进行近视患者的对照随访。仍然可以看到一些可见的皮瓣残留物（箭头），并且中心凹处感光细胞层几乎完全恢复。视力 20/30

11.3　SS-OCT 血管造影术

尽管黄斑裂孔的病理学相对简单，但该装置在呈现组织时存在些许困难。如果我们观察图 11-16 所示的轻微 2 期黄斑裂孔的 SS-OCT 血管造影图像，即使结构性 SS-OCT 可以显示全层中心凹缺损，我们也不能在血管造影中看到任何病理学改变。

如果我们观察表面血管丛图像，就会发现血管通常是正常的，并且无血管区的大小对应于黄斑裂孔的大小。然而，在第 3 阶段黄斑裂孔（图 11-17）中，当全层黄斑裂孔区域存在一些组织时，中心凹的中心在前部血管丛和深血管丛呈现出低反射图像。深部血管丛图像显示增大的无血管区域，部分保留的血管外有奇怪的缺损。靠近黄斑中心，我们可以描绘出一些血管

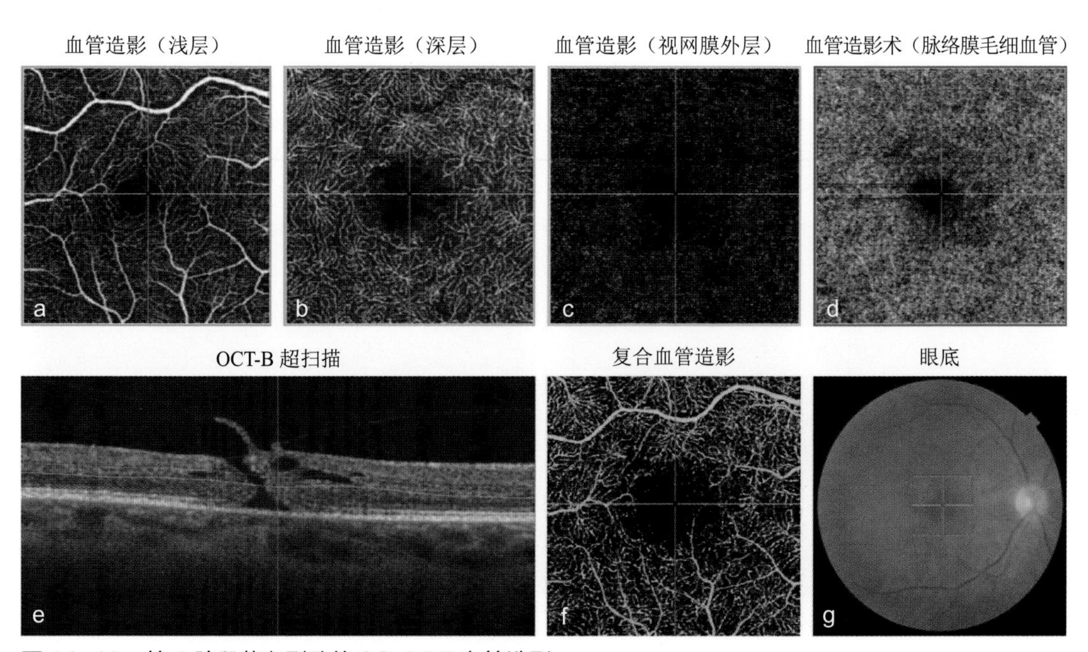

图 11-16　第 2 阶段黄斑裂孔的 SS-OCT 血管造影

组织，但信号非常低。观察 B 超扫描上的分割线，我们可以看到它们从固定组织移出或经过囊状空间。在外部视网膜中央凹的中央，我们注意到脉络膜毛细血管的光亮外观。与其他层相比，中心凹中央的脉络膜毛细血管反射率较高。接下来我们介绍一例 4 期黄斑裂孔（图 11-18）。浅表血管丛是正常的，但我们在深部血管丛中见到扩大的无血管区小凹。仔细查看深部血管造影图像，似乎有一些脉管系统靠近中

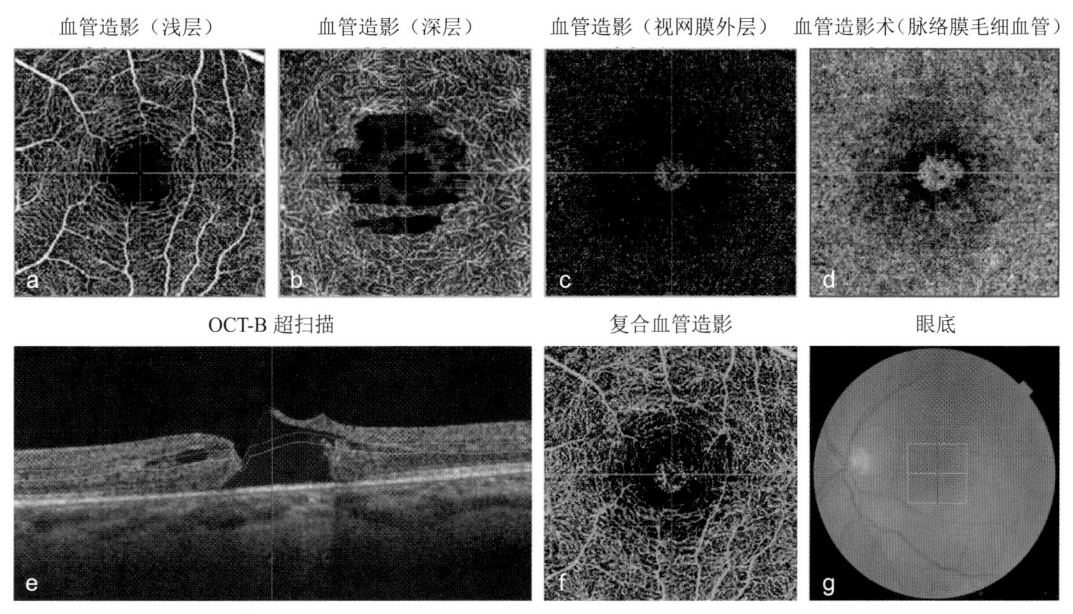

图 11-17　3 级黄斑裂孔的 SS-OCTA 图像，深部血管丛和脉络膜毛细血管的分割不够准确

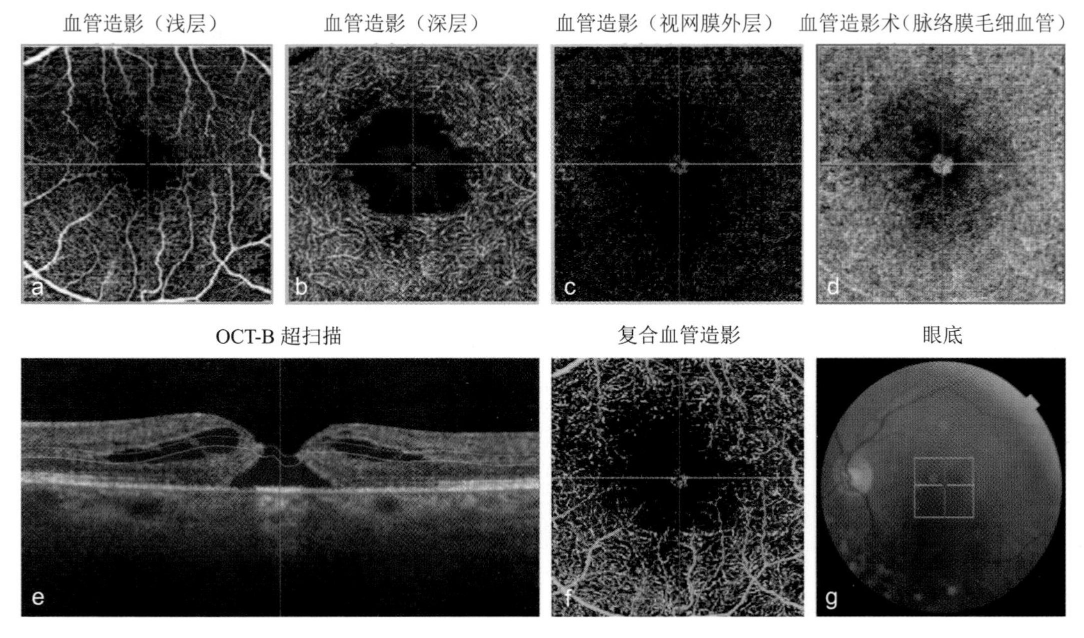

图 11-18　4 期黄斑裂孔的 SS-OCTA 图像，从脉络膜毛细血管反射回来的激光伪影

心凹的中心，但这可能是血管错误的检测结果，因为扫描受到黄斑裂孔周围的囊状空间的影响。在视网膜外部，通常这里没有血管，不精确的分割可以显示脉管系统存在于中心凹处。如果我们在这些情况下观察分割线，很可能会看到它落在视网膜外的脉络膜毛细血管后面，结果表明这周血管造影图像是伪影。激光从特定视网膜和脉络膜层的表面反射，部分激光束散射在组织中。在全层黄斑裂孔中，中心凹缺乏视网膜组织意味着激光束直接进入视网膜色素上皮细胞和脉络膜毛细血管。因此，我们在脉络膜毛细血管水平的中心凹处观察到一束高反射率的光。

此外，如果有一个4级黄斑裂孔，特别是大尺寸的孔（图11-19），我们会看到一个正常的浅血管丛，但是在深部血管丛图像中，可能会在中心凹中心看到血管反射较强的区域，据我们所知那里并不存在血管丛。膜血管传播，就好像它们存在于中心凹中心一样。这些人为事实可以通过人工修正分割线（扫描线）的形状来处理。

与其他区域相比，全层黄斑裂孔时，脉络膜毛细血管层在中心凹处更清晰可见。这可能是由于中心凹中心没有视网膜组织和脉管系统，在深层没有产生任何投影伪影。

这种类型的影像并发症在这种全层黄斑裂孔伴周围囊性空间的情况下更为明显（图11-20A）。在这种情况下，深部血管丛的微小外观可能会在囊状空腔周围出现，最初作者会以为血管系统存在某些异常。然而，当观察到手术后囊状空间瞬速消失（图11-20B），才发现这种结果是人为分割造成的。

在长期随访中，即使黄斑裂孔闭合，内界膜瓣也有可能漂浮在视网膜前，导致

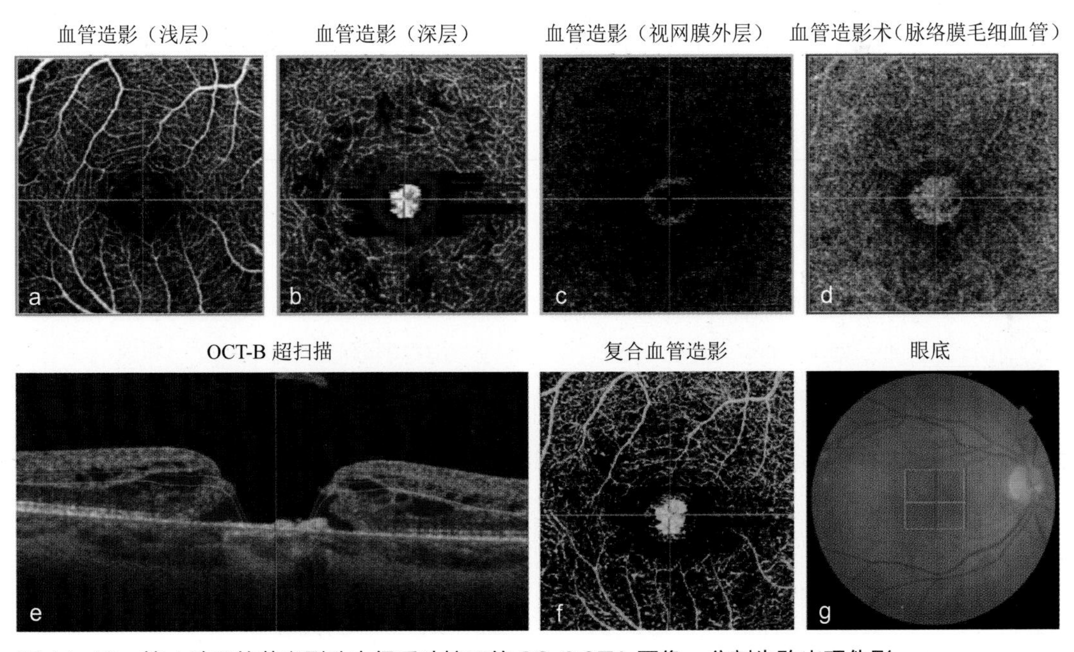

图11-19　第4阶段的黄斑裂孔未经手动校正的SS-OCTA图像，分割失败出现伪影

一些投影假象产生。图 11-21 中的 B 扫描显示的是内界膜瓣自由浮动，这可能是导致血管造影图像上阴影的产生原因。

极少数情况下，在年龄相关性黄斑变性发展过程中，脉络膜新生血管的存在导致营养不良最终诱发黄斑裂孔的发生，这种情况可以用 SS-OCT 精确检测（图 11-22）。

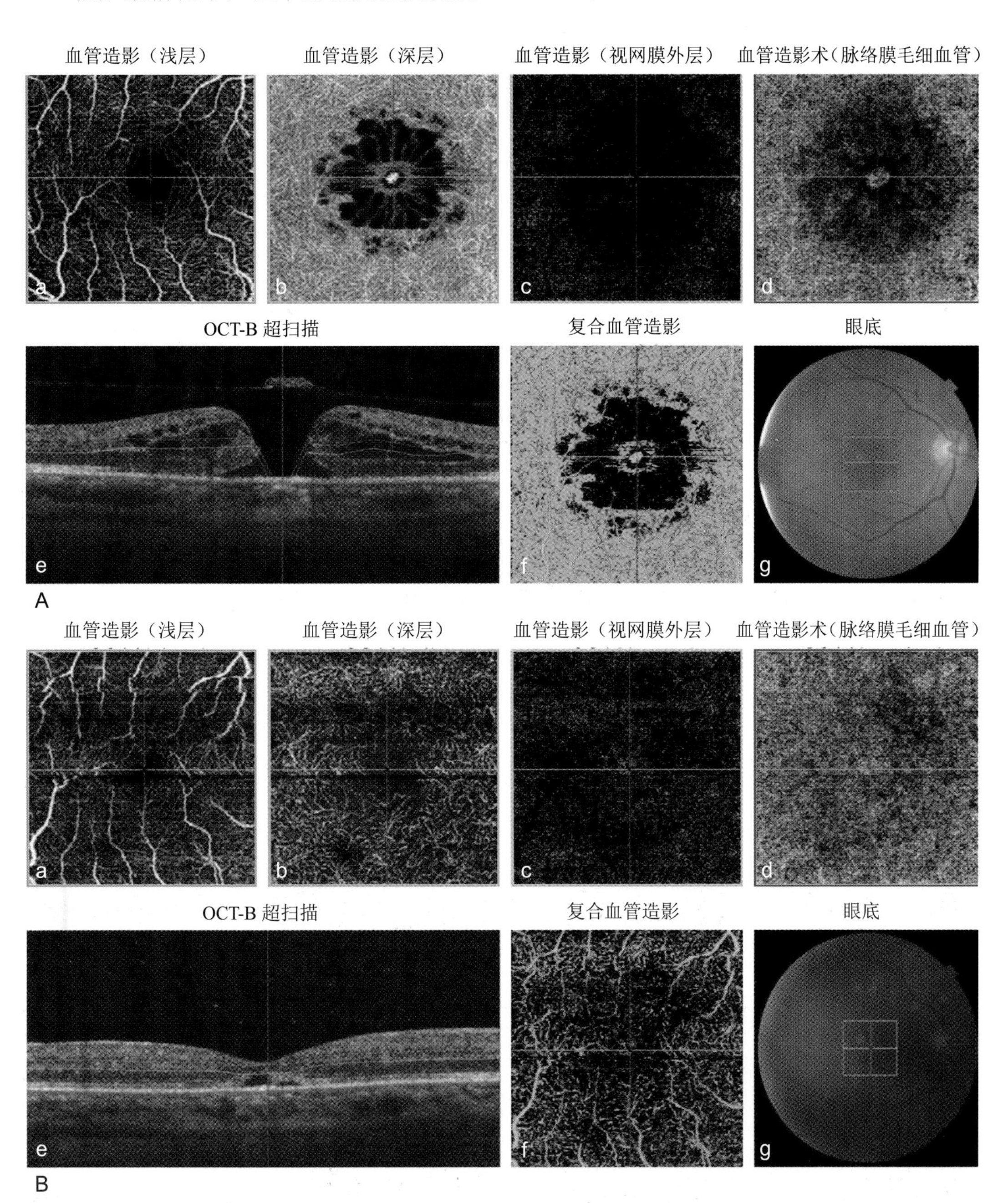

图 11-20 （a）由于扫描线落入孔中导致分割不良而出现血管伪影的明显囊性空间。（b）同一只眼的术后 SS-OCTA 图像。黄斑裂孔已经闭合，囊腔已经消失，深血管造影图像显示没有血管异常

结论

与老一代的成像设备相比，SS-OCT可提供较高的分辨率，并使玻璃体、视网膜和脉络膜更加直观可视，这些都使我们能够更详细地研究黄斑裂孔的病例。此外，使用SS-OCTA可以使我们更好地理解方法学，并通过观察更好地分析结果。

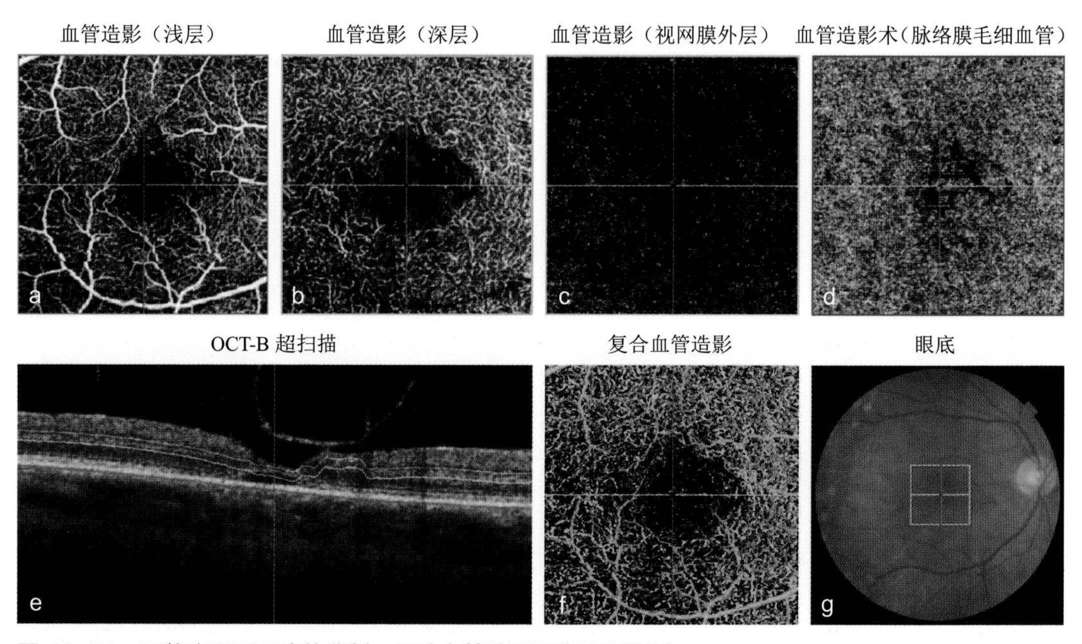

图 11-21　可能出现不正确的分割，导致血管造影图像出现阴影

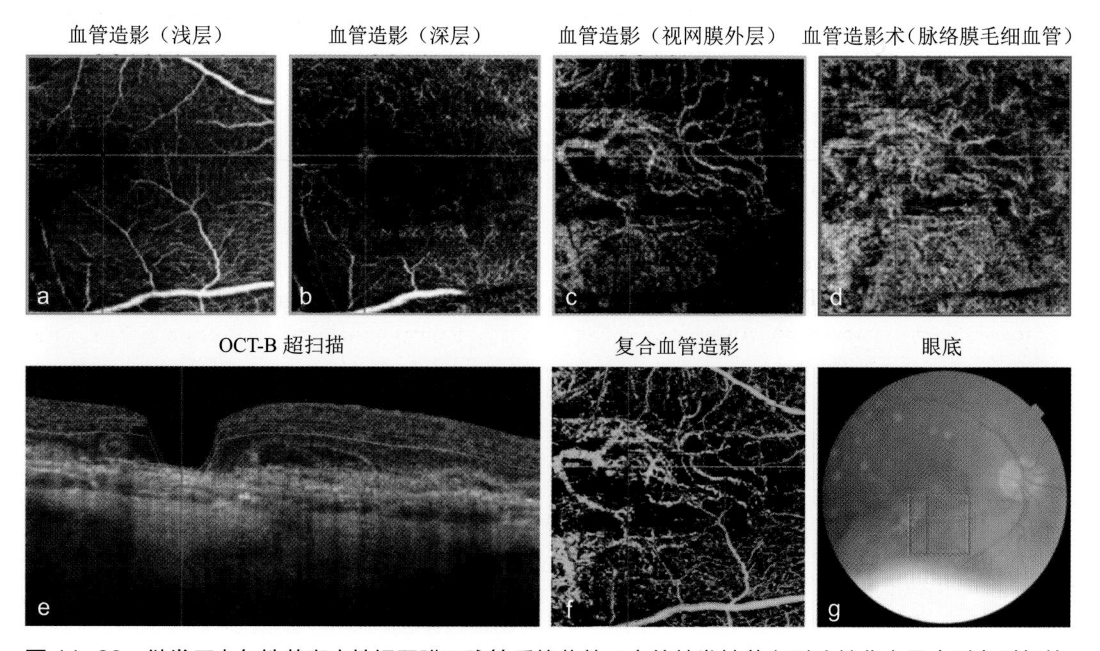

图 11-22　继发于老年性黄斑变性视网膜下脉管系统营养不良的特发性黄斑裂孔并非由是牵引力引起的

参考文献

[1] Michalewska Z, Michalewski J, Adelman RA, Nawrocki J. Inverted Internal limiting membrane flap technique for large macular holes. Ophthalmology. 2010; 117:2018–2025.

[2] Michalewska Z, Michalewski J, Dulczewska-Cichecka K, Adelman RA, Nawrocki J. Temporal inverted internal limiting membrane flap technique versus classic inverted internal limiting membrane flap technique. A comparative study. Retina. 2015; 35（9）: 1844–1850.

[3] Michalewska Z, Michalewski J, Sikorski BI, Kałużny JJ, Wojtkowski M, Adelman RA, et al. A study of macular hole formation be serial spectral optical coherence tomography. Clin Exp Ophthalmol. 2009; 37: 373–383.

[4] Takahashi A, Nagoaka T, Ishiko D, Kameyama D, Yoshida A. Foveal anatomic changes in progressing stage 1 macular hole documented by spectral-domain optical coherence tomography. Ophthalmology. 2010; 117（4）:806–810.

[5] Tornambe PE. Macular hole genesis: the hydration theory. Retina. 2003; 3:421–424.

[6] Michalewska Z, Michalewski J, Nawrocka Z, Dulczewska- Cichecka K, Nawrocki J. The outer choroidoscleral boundary in full thickness macular holes before and after surgery, a swept source OCT study. Graefes Arch Clin Exp Ophthalmol. 2015; 253（12）:2087–2093.

[7] Michalewska Z, Cisiecki S, Sikorski B, Michalewski J, Kałużny JJ, Wojtkowski M, et al. Spontaneous closure of stage III and IV idiopathic full thickness macular holes – a two-case report. Graefes Arch Clin Exp Ophthalmol. 2008; 246（1）:99–104.

[8] Eckardt C, Eckert T, Eckardt U, Porkert U, Gesser C. Macular hole surgery with air tamponade and optical coherence tomography based duration of face down positioning. Retina. 2008; 28（8）:1087–1096.

[9] Kikushima W, Imai A, Toriyama Y, Hirano T, Murata T, Ishibashi T. Dynamics of macular hole closure in gas filled eyes with 24 h of surgery observed with swept source optical coherence tomography. Ophthalmic Res. 2015; 53（1）: 48–54.

[10] Michalewska Z, Michalewski J, Cisiecki S, Adelman R, Nawrocki J. Correlation between foveal structure and visual outcome following macular hole surgery: a spectral optical coherence tomography study. Graefes Arch Clin Exp Ophthalmol. 2008;246（6）:823–830.

[11] Tadayoni R, Paques M, Massin P, Mouki-Benani S, Mikol J, Gaudric A. Dissociated optic nerve fiber layer appearance of the fundus after idiopathic epiretinal membrane removal. Ophthalmology. 2001; 108:2279–2283.

[12] Morizane Y, Shiraga F, Kimura S, Hosokawa M, Shiode Y, Kawata HM, et al. Autologous transplantation of the internal limiting membrane for refractory macular holes. Am J Ophthalmol. 2014; 157:861–869.

[13] Lai C, Chen Y, Wang N, Chuang L, Liu L, Chen K, et al. Vitrectomy with internal limiting membrane repositioning and autologous blood for macular hole retinal detachment in highly myopic eyes. Ophthalmology. 2015; 122:1889–1898.

[14] Kuriyama S, Hayashi H, Jingami Y, Kuramoto N, Akita J, Matsumoto M. Efficacy of inverted internal limiting membrane flap technique for treatment of macular hole in high myopia. Am J Ophthalmol. 2013;156:125–131.

[15] Michalewska Z, Michalewski J, Dulczewska-Cichecka K, Nawrocki J. Inverted internal limiting membrane flap technique for surgical repair of myopic macular holes. Retina. 2014; 34（4）: 664–669.

[16] Grewal DS, Mahmoud TH. Autologous neurosensory retinal free flap for closure of refractory myopic macular holes. JAMA Ophthalmol. 2016;134（2）:22930. doi:10.1001/jamaophthalmol. 2015. 5237.

（吴园园　容　蓉　译）

第十二章

糖尿病性黄斑水肿

糖尿病性黄斑水肿（diabetic macular edema, DME）是引起糖尿病患者视力下降的最常见原因之一。在生理机制层面上，普遍认为DME的发生由血-视网膜屏障（blood-retinal barrier, BRB）中断引起，而BRB中断常继发于视网膜血管白细胞淤滞症、周细胞丢失及视网膜色素上皮细胞增殖能力增强等。BRB被破坏导致液体渗漏至细胞外间隙，视网膜内层的细胞外液积聚异常导致黄斑水肿。各种脉络膜异常（包括脉络膜毛细血管阻塞、血管变性、脉络膜动脉瘤及脉络膜新生血管）亦可导致DME的发生。扫频光学相干层析成像（SS-OCT）的引入使得检测DME患者的脉络膜形态特征成为可能，如不规则的脉络膜-巩膜界面、局灶性脉络膜变薄和脉络膜毛细血管层厚度减少。

在分子机制层面上，DME的发生与长期高血糖、氧化应激产物堆积、蛋白激酶C的形成，以及后期各种炎症因子（特别是血管内皮生长因子）的激活有关。

12.1 糖尿病性黄斑水肿分类

基于光学相干断层成像（OCT），可将DME分为6种形态类型：局灶型视网膜增厚（图12–1），弥漫型视网膜增厚（图12–2a），黄斑囊样水肿（cystoid macular edema，CME）（图12–2b），浆液性视网膜脱离不伴后玻璃体牵引（图12–2c，无牵引视网膜脱离性后玻璃体脱离（图12–2d）和后玻璃体脱离（posterior hyaloidal traction，PHT）伴牵引视网膜脱离（traction retinal detachment，TRD）（图12–2e）。

12.2 光凝治疗

局灶激光光凝治疗是治疗局灶性DME的标准疗法。据糖尿病视网膜病变早期治疗研究报道，与观察相比，经激光治疗的患者中度视力损失（>3行）减少了50%（图

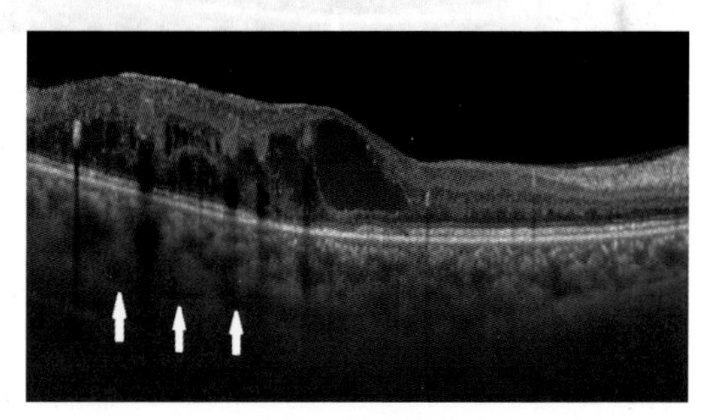

图12–1 局灶性糖尿病性黄斑水肿（DME）SS-OCT图像。视网膜及脉络膜局灶性增厚区域（↑）

12-3 ～图 12-6）。然而，在弥漫性 DME 中，激光光凝的效果还未得到证实。

近期有报道，接受过全视网膜光凝治疗的患者的脉络膜厚度显著降低（图 12-7 ～图 12-10）。而局灶光凝治疗对 DME 患者的脉络膜厚度并无影响。

12.3 药物治疗

治疗 DME 的两种主要药物是皮质类固醇和抗 VEGF 类药物，皮质类固醇的抗炎作用有助于减少视网膜水肿，还可以抑制新生血管形成，但也有报道该类药物具有严重的副作用，包括白内障和青光眼。近年来，各种临床试验已证实玻璃体内注射抗 VEGF 药物治疗 DME 的有效性及安全性。截至目前，雷珠单抗和艾夫利伯 - 西普已被美国食品和药物管理局批准用于治疗 DME。近期报道显示，使用抗 VEGF 药物进行治疗可减少 DME 患者脉络膜厚度（图 12-11 ～图 12-14）。

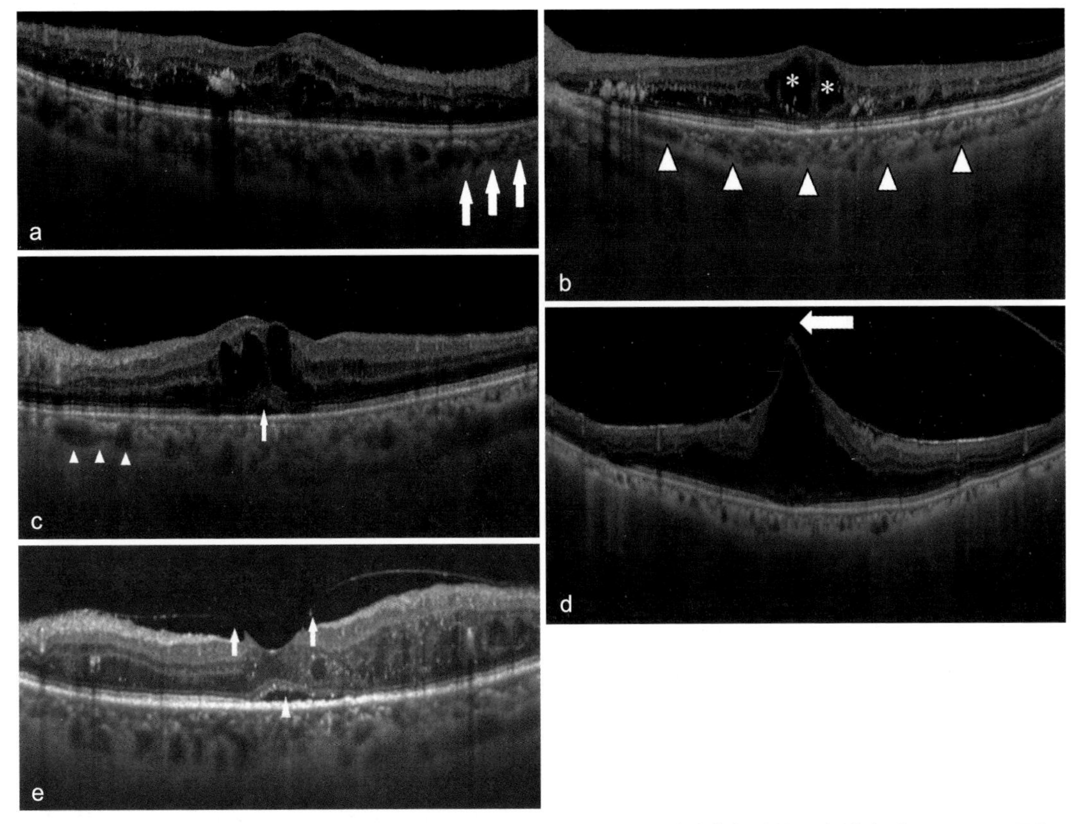

图 12–2 （a）弥漫型视网膜增厚 SS-OCT 图像，脉络膜薄层区域（↑）；（b）黄斑囊样水肿 SS-OCT 图像，视网膜内的囊样液化腔（*）和脉络膜血管均清晰显示，脉络膜 – 巩膜界面（▲）；（c）后玻璃体牵引（PHT）SS-OCT 图像，在帐篷样隆起的脱离视网膜下观察到少量积液（↑），脉络膜局灶性变薄（▲）；（d）牵引视网膜脱离性 SS-OCT 图像，玻璃体后牵引表现为视网膜内表面产生的一条高度反射束（↑），可清楚识别，脉络膜相对较薄（▲）；（e）后玻璃体脱离（PHT）伴牵引视网膜脱离（TRD）SS-OCT 图像，玻璃体后脱离所施加的牵引力被认为是视网膜内表面与玻璃体后部之间的一条高度反射束（↑）。视网膜脱离为视网膜脱离的高反射边界下的低信号区域（▲）

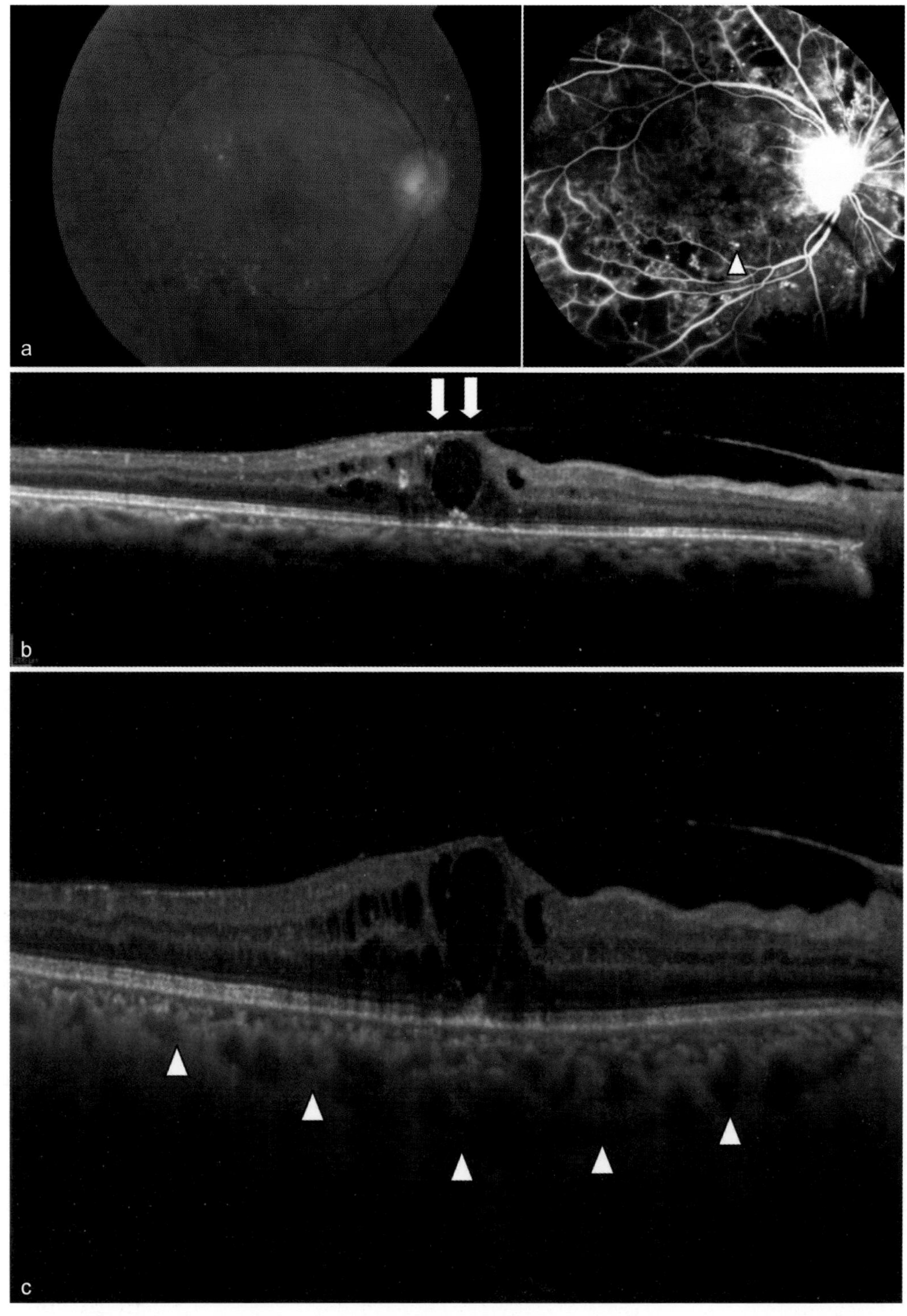

图 12-3 （a）CME 患者眼底照片（左）及荧光眼底血管造影（右）使用局灶光凝治疗的微动脉瘤（▲）。（b）术前频域光相干 OCT 图像。黄斑水肿及黏附于中心凹的玻璃样后膜（↑）。脉络膜血管不能清晰显现。（c）术前 SS-OCT 图像较（b）清晰显现脉络膜具体结构（▲）

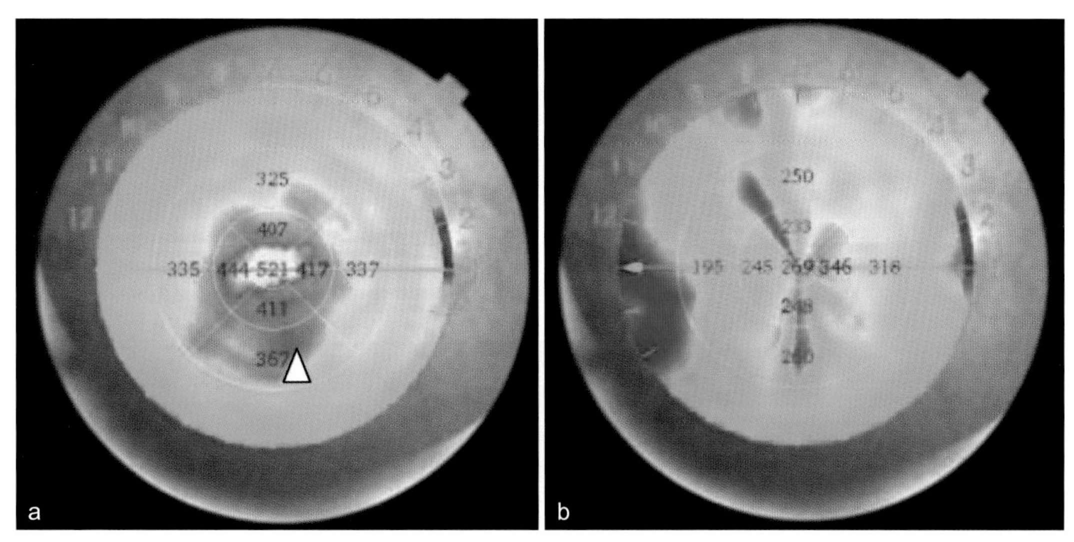

图 12-4 术前 SS-OCT 扫描所得视网膜（左）及脉络膜（右）等厚图。激光光凝微动脉瘤所在区域（▲）

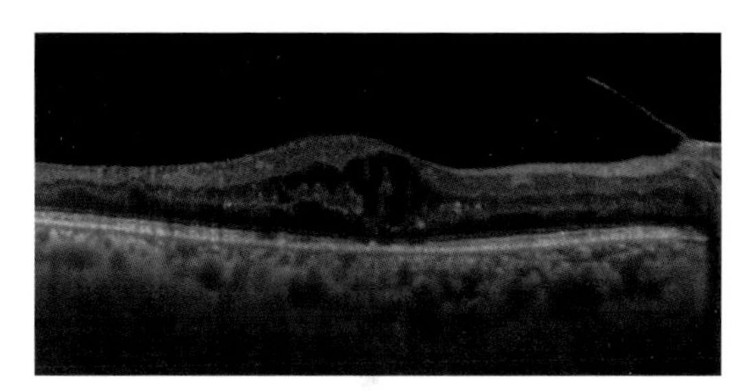

图 12-5 局灶性光凝术后 1 个月 SS-OCT 扫描。黏附于中心凹的玻璃样后膜已松解

12.4 玻璃体切割术

玻璃体通过一些机械和生理机制与 DME 的发生密切相关，所有这些均会导致血管通透性增加。当黄斑上方有明显的牵引力时，玻璃体切除术被认为是有效的治疗方法（图 12-15 ～图 12-18）。

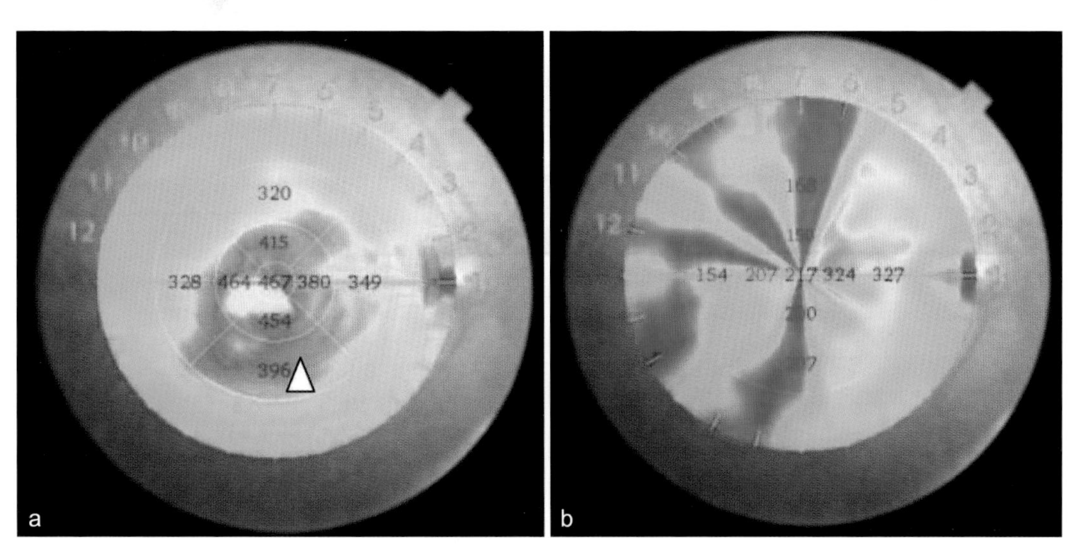

图 12-6 局灶光凝术后 1 个月视网膜等厚图（a）显示光凝区（▲）及中心凹处视网膜厚度减少。脉络膜等厚图（b）显示脉络膜厚度基本不变

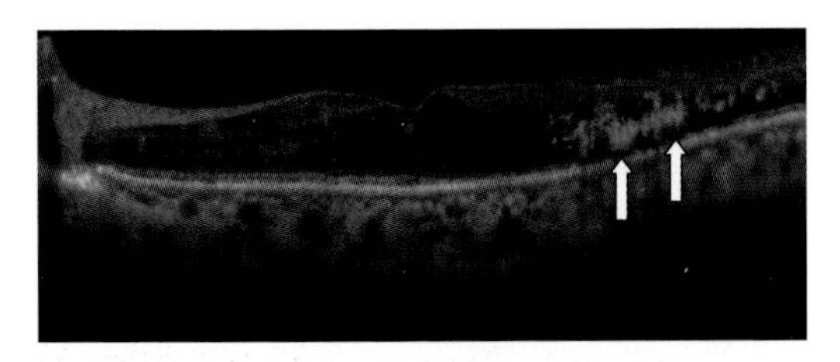

图 12-7　一例需要全视网膜光凝术的病例术前 SS-OCT 显示 CME 及硬性渗出物（↑）

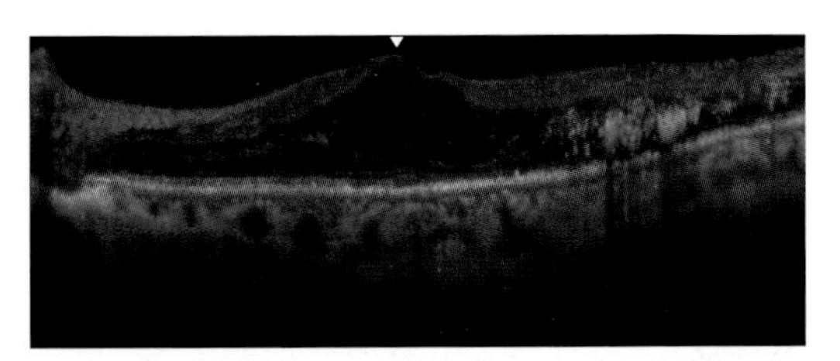

图 12-9　全视网膜光凝术后 2 周 SS-OCT 扫描。黄斑水肿加剧（▲）

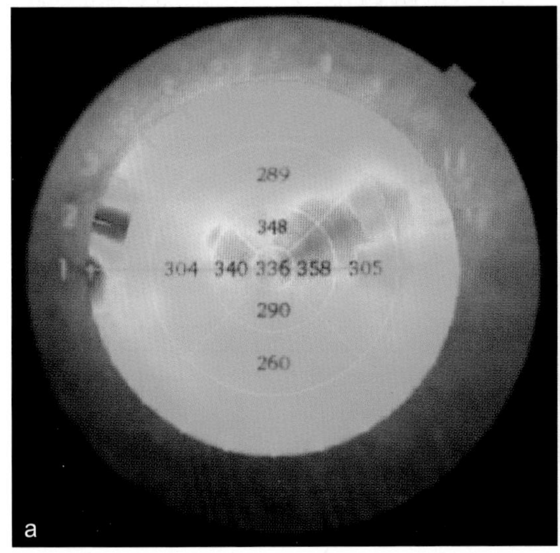

图 12-8　术前视网膜（a）及脉络膜厚度图（b）

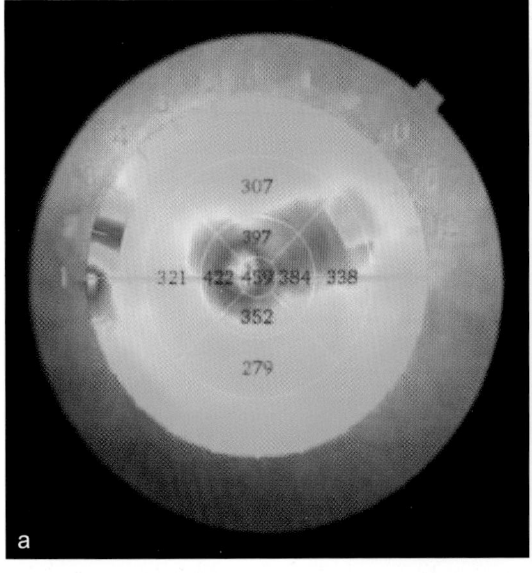

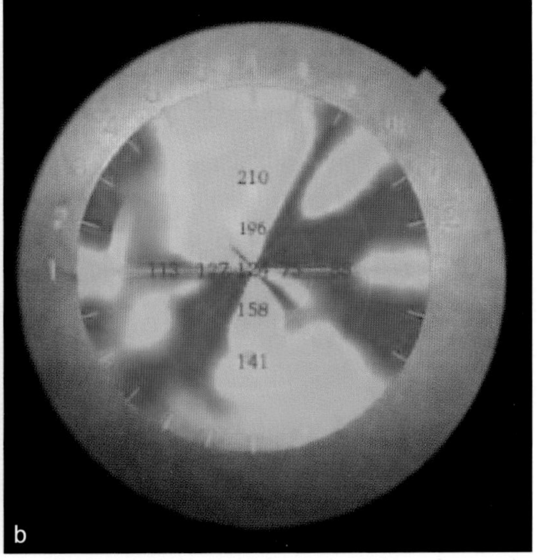

图 12-10　全视网膜光凝术后 2 周厚视网膜等厚图（a）显示视网膜厚度增加。脉络膜等厚图（b）显示脉络膜厚度基本不变

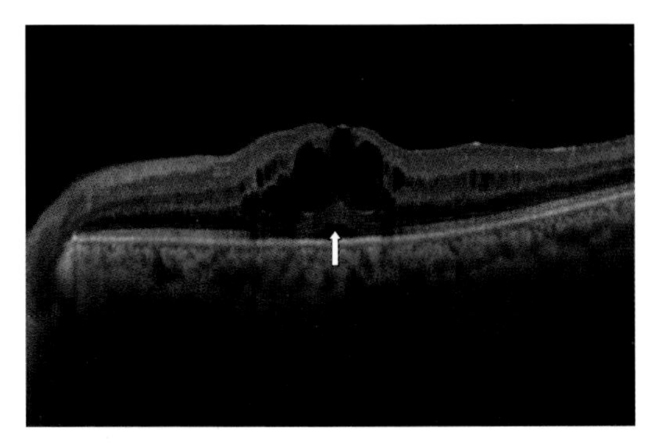

图 12-11　一例玻璃体内注射雷珠单抗（IVA）术前 SS-OCT 图像显示 CME 及少量视网膜下积液（↑）

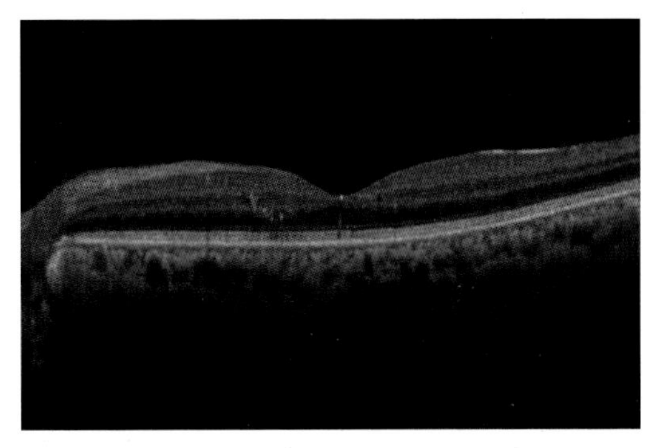

图 12-13　IVA 治疗 1 个月后的 SS-OCT 图像显示黄斑水肿已完全消退

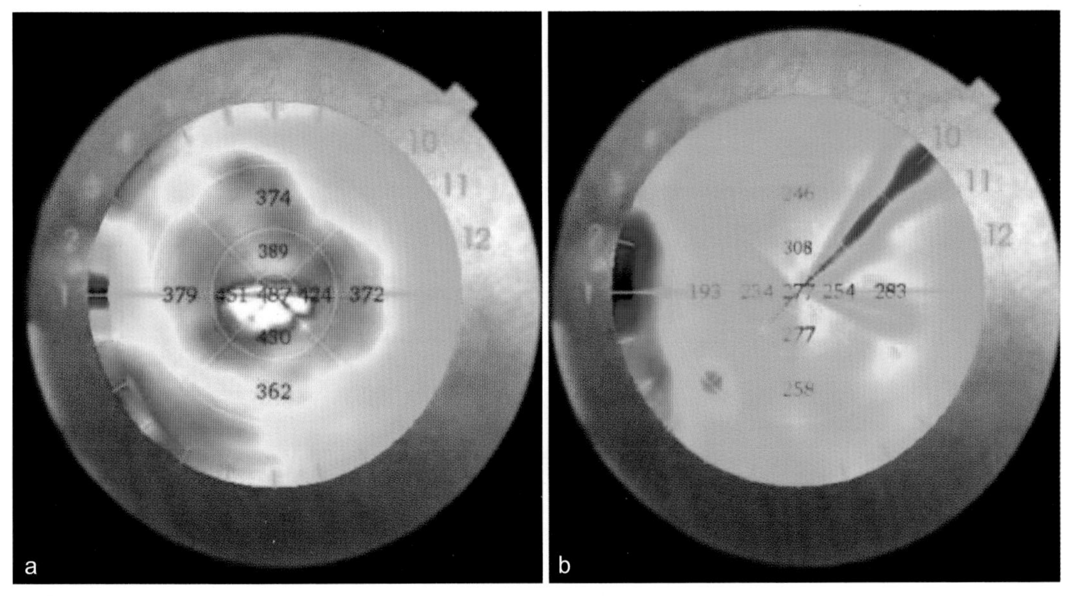

图 12-12　术前视网膜（a）和脉络膜等厚图（b）分别显示弥漫性视网膜增厚和局灶性中心凹处脉络膜增厚

玻璃体切割术还可通过去除 VEGF、IL-6 和血小板衍生生长因子等生长因子和细胞因子来改善 DME。已有报道在 DME 患者玻璃体液中检测到大量这些因子，它们与黄斑水肿及视网膜新生血管形成息息相关。此外，有证据表明，氧气减少会加重 DME。这为玻璃体切除术的另一优点提供了支持：玻璃体切除术通过提高进入玻璃体腔的富氧水流量，从而为视网膜内部提供额外的氧气。视网膜内氧浓度的增加可以减少从脉络膜到视网膜的氧流量，并使脉络膜血管收缩。尽管如此，玻璃体切除术在 DME 治疗中的作用尚不明确，因为在长期、适当样本大小、随机化的临床试验中，其潜在益处和风险还未得到明确评估。

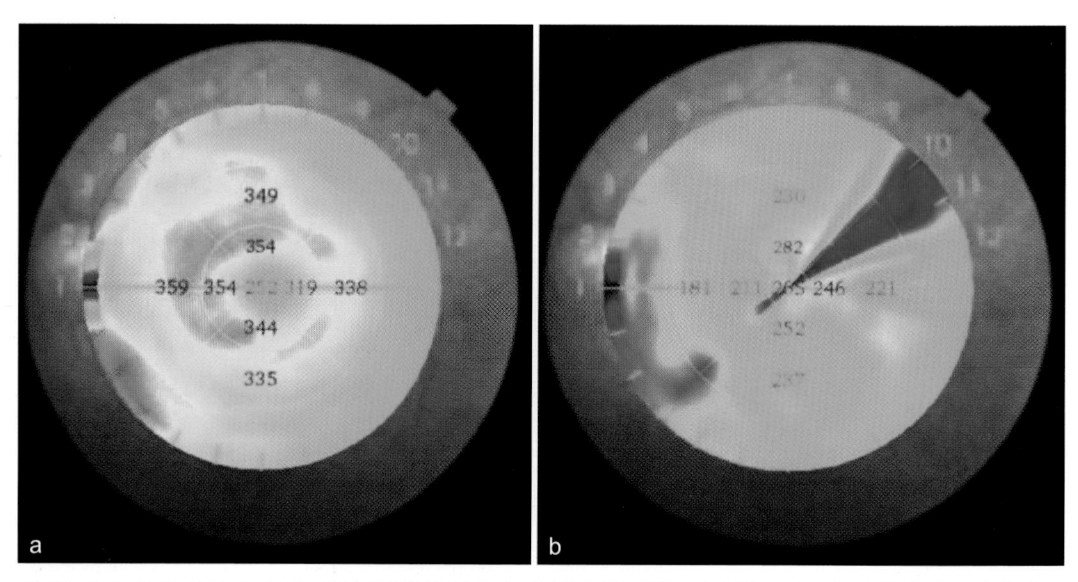

图 12-14 IVA 治疗 1 个月后的视网膜等厚图（a）显示视网膜厚度显著下降，且脉络膜厚度也略微下降（b）

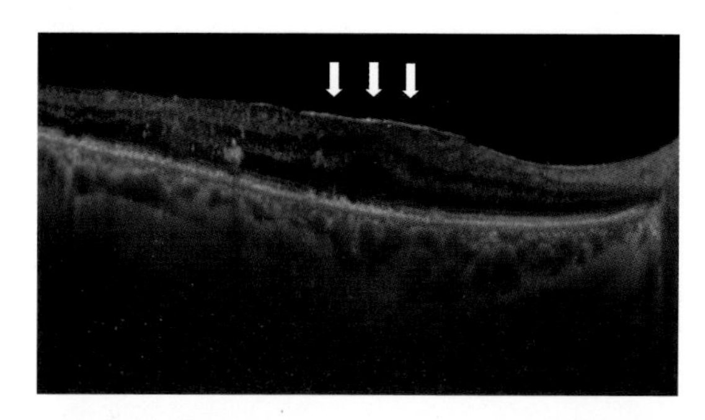

图 12-15 一例行玻璃体切除术 + 内界膜剥脱术治疗。术前 SS-OCT 图像显示弥漫性视网膜增厚、硬性渗出和视网膜前膜（↑）

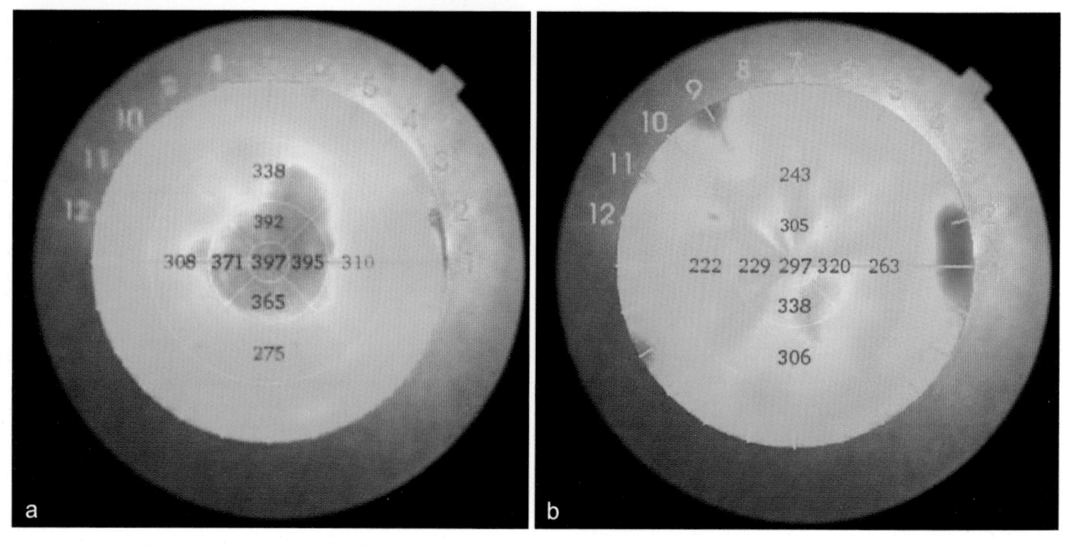

图 12-16 术前视网膜等厚图（a）显示以中心凹为中心的弥漫性视网膜增厚。术前脉络膜等厚图（b）

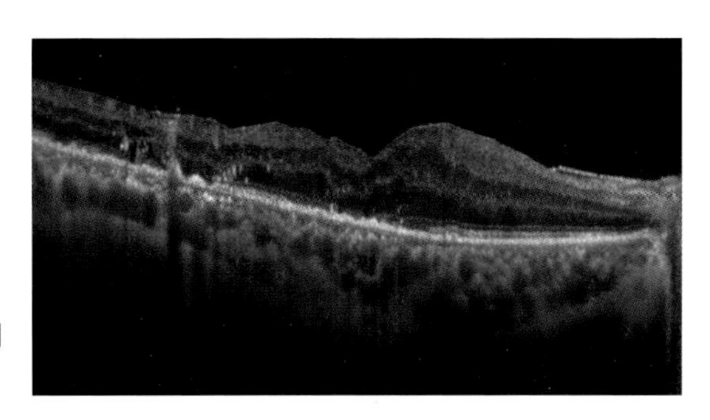

图 12-17　术后 1 个月 SS-OCT 图像显示视网膜水肿已消退

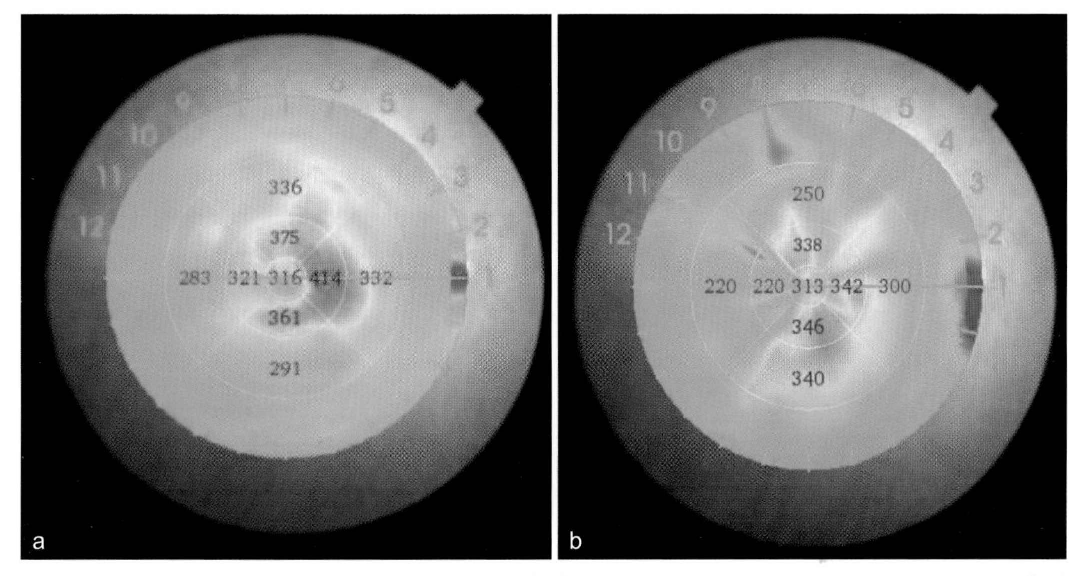

图 12-18　玻璃体切除术后 1 个月视网膜等厚图（a）显示中央凹视网膜厚度减少。脉络膜等厚图（b）显示旁中心凹下区脉络膜厚度略有增加

参考文献

[1] Klein R, Lee KE, Knudtson MD, Gangnon RE, Klein BE. Changes in visual impairment prevalence by period of diagnosis of diabetes: the Wisconsin Epidemiologic Study of Diabetic Retinopathy. Ophthalmology. 2009; 116: 1937–1942.

[2] Ciulla TA, Amador AG, Zinman B. Diabetic retinopathy and dia-betic macular edema: pathophysiology, screening, and novel therapies. Diabetes Care. 2003; 26:2653–2664.

[3] Knudsen ST, Bek T, Poulsen PL, Hove MN, Rehling M, Mogensen CE. Macular edema reflects generalized vascular hyperpermeability in type 2 diabetic patients with retinopathy. Diabetes Care. 2002; 25:2328–2334.

[4] Hidayat AA, Fine BS. Diabetic choroidopathy. Light and electron microscopic observations of seven cases. Ophthalmology. 1985;92:512–522.

[5] Cao J, McLeod S, Merges CA, Lutty GA. Choriocapillaris degeneration and related pathologic changes in human diabetic eyes. Arch Ophthalmol. 1998; 116:589–597.

[6] Fukushima I, McLeod DS, Lutty GA. Intrachoroidal microvascular abnormality: a previously unrecognized form of choroidal neovascularization. Am J Ophthalmol. 1997; 124:473–487.

[7] Adhi M, Brewer E, Waheed NK, Duker JS. Analysis of morpho-logical features and vascular layers of choroid in diabetic retinopathy using spectral-domain optical coherence tomography. JAMA Ophthalmol. 2013; 131: 1267–1274.

[8] Morigi M, Angioletti S, Imberti B, Donadelli R, Micheletti G, Figliuzzi M, et al. Leukocyte-endothelial interaction is augmented by high glucose concentrations and hyperglycemia in a NF-kB- dependent fashion. J Clin Invest. 1998; 101: 1905–1915.

[9] Brownlee M. The pathobiology of diabetic complications: a unifying mechanism. Diabetes. 2005; 54: 1615–1625.

[10] Shams N, Ianchulev T. Role of vascular endothelial growth factor in ocular angiogenesis. Ophthalmol Clin N Am. 2006; 19:335–344.

[11] Otani T, Kishi S, Maruyama Y. Patterns of diabetic macular edema with optical coherence tomography. Am J Ophthalmol. 1999; 127:688–693.

[12] Kim BY, Smith SD, Kaiser PK. Optical coherence tomographic patterns of diabetic macular edema. Am J Ophthalmol. 2006; 142:405–412.

[13] Early Treatment Diabetic Retinopathy Study research group. Photocoagulation for diabetic macular edema. Early Treatment Diabetic Retinopathy Study report number 1. Arch Ophthalmol. 1985; 103:1796–1806.

[14] Kim JT, Lee DH, Joe SG, Kim JG, Yoon YH. Changes in choroidal thickness in relation to the severity of retinopathy and macular edema in type 2 diabetic patients. Invest Ophthalmol Vis Sci. 2013; 54:3378–3384.

[15] Zhu Y, Zhang T, Wang K, Xu G, Huang X. Changes in choroidal thickness after panretinal photocoagulation in patients with type 2 diabetes. Retina. 2015; 35:695–703.

[16] Adhi M, Alwassia AA, Duker JS. Analysis of choroidal thickness in eyes treated with focal laser photocoagulation using SD-OCT. Can J Ophthalmol. 2013; 48:535–538.

[17] Kompella UB, Bandi N, Ayalasomayajula SP. Subconjunctival nano- and microparticles sustain retinal delivery of budesonide, a corticosteroid capable of inhibiting VEGF expression. Invest Ophthalmol Vis Sci. 2003; 44: 1192–1201.

[18] Bhisitkul RB, Winn BJ, Lee OT, Wong J, Pereira Dde S, Porco TC, et al. Neuroprotective effect of intravitreal triamcinolone acetonide against photoreceptor apoptosis in a rabbit model of subretinal hemorrhage. Invest Ophthalmol Vis Sci. 2008; 49:4071–4077.

[19] Martidis A, Duker JS, Greenberg PB, Rogers AH, Puliafito CA, Reichel E, et al. Intravitreal triamcinolone for refractory diabetic macular edema. Ophthalmology. 2002; 109:920–927.

[20] Jonas JB, Kreissig I, Degenring R. Intraocular pressure after intravitreal injection of triamcinolone acetonide. Br J Ophthalmol. 2003; 87:24–27.

[21] Michaelides M, Kaines A, Hamilton RD, Fraser-Bell S, Rajendram R, Quhill F, et al. A prospective randomized trial of intravitreal bevacizumab or laser therapy in the management of diabetic macular edema（BOLT study）:12-month data. Report 2. Ophthalmology. 2010; 117:1078–1086.

[22] Massin P. Safety and efficacy of ranibizumab in diabetic macular edema（RESOLVE study）: a 12 month, randomized, controlled, double masked, mulitcenter phase II study. Diabetes Care. 2010; 33:2399–2405.

[23] Brown DM, Schmidt-Erfurth U, Do DV, Holz FG, Boyer DS, Midena E, et al. Intravitreal aflibercept for diabetic macular edema: 100-week results from the VISTA and VIVID studies. Ophthalmology. 2015; 122:2044–2052.

[24] Sonoda S, Sakamoto T, Yamashita T, Otsuka

H, Shirasawa M, Kakiuchi N, et al. Effect of intravitreal triamcinolone acetonide or bevacizumab on choroidal thickness in eyes with diabetic macular edema. Invest Ophthalmol Vis Sci. 2014; 55:3979–3985.

[25] Laíns I, Figueira J, Santos AR, Baltar A, Costa M, Nunes S, et al. Choroidal thickness in diabetic retinopathy: the influence of antiangiogenic therapy. Retina. 2014; 34:1199–1207.

[26] Yiu G, Manjunath V, Chiu SJ, Farsiu S, Mahmoud TH. Effect of anti-vascular endothelial growth factor therapy on choroidal thickness in diabetic macular edema. Am J Ophthalmol. 2014; 158:745–751.

[27] Dillnger P, Mester U. Vitrectomy with removal of the internal limiting membrance in chronic diabetic macular oedema. Graefes Arch Clin Exp Opthalmol. 2004; 242:630–637.

[28] Otani T, Kishi S. A controlled study of vitrectomy for diabetic macular edema. Am J Opthalmol. 2002; 134:214–219.

[29] Lewis H, Abrams GW, Blumenkranz MS, Campo RV. Vitrectomy for diabetic macular traction and edema associated with posterior hyaloidal traction. Ophthalmology. 1992; 99: 753–759.

[30] Figueroa MS, Contreras I, Noval S. Surgical and anatomical outcomes of pars plana vitrectomy of diffuse nontractional diabetic macular edema. Retina. 2008; 28:420–426.

[31] Massin P, Duguid G, Erginay A, Haouchine B, Gaudric A. Optical coherence tomography for evaluating diabetic macular edema before and after vitrectomy. Am J Opthalmol. 2003; 135: 169–177.

[32] Funatsu H, Yamashita H, Ikeda T, Mimura T, Eguchi S, Hori S. Vitreous levels of interleukin-6 and vascular endothelial growth factor are related to diabetic macular edema. Ophthalmology. 2003; 110:1690–1696.

[33] Lee DH, Kim JT, Jung DW, Joe SG, Yoon YH. The relationship between foveal ischemia and spectral-domain optical coherence tomography findings in ischemic diabetic macular edema. Invest Ophthalmol Vis Sci. 2013; 7（54）: 1080–1085.

[34] Stefansson E, Landers 3rd MB, Wolbarsht ML. Vitrectomy, lensectomy, and ocular oxygenation. Retina. 1982; 2:159–166.

[35] Stefansson E, Landers 3rd MB, Wolbarsht ML. Increased retinal oxygen supply following pan-retinal photocoagulation and vitrectomy and lensectomy. Trans Am Ophthalmol Soc. 1981; 79: 307–334.

（向楚琪 译）

第十三章

扫频光源光学相干断层扫描在视网膜静脉阻塞的应用

视网膜静脉阻塞（retinal vein occlusion, RVO）是糖尿病性视网膜病变后第二种常见的视网膜血管疾病。荧光素血管造影术（fluorescein angiography, FA）是当前视网膜血管疾病诊断和治疗的金标准，可以很好地观察血管渗漏、非灌注和新血管形成等病理改变。通过 FA 微血管特征和改变的评估受到各层毛细血管网络的叠加以及毛细血管渗漏的限制。扫描源光学相干断层摄影血管造影（SS-OCTA）是一种新型非侵入性成像模式，可根据静态（组织）信号中运动信号（血流）的分离，实现视网膜和脉络膜血管的可视化。由于其高对比度和深度分辨率，SS-OCTA 可描绘特定视网膜层中的毛细血管网络，并允许评估中心凹无血管区扩大，毛细血管非灌注区和血管侧支形成。SS-OCTA *en face* 图像可以结合 SS-OCT 中 B 扫描一起查看，以观察视网膜和脉络膜厚度增加以及视网膜内囊肿等变化，并将这些变化与 SS-OCTA 上可见的微血管变化相关联。

13.1 SS-OCT 静脉阻塞的血管造影特征

SS-OCTA 的高密度扫描可用于识别视网膜和脉络膜血管的不同血管丛。还可以观察到血管异常的特征，而在检查的中后期染料渗漏，使用荧光血管造影则不能检测到。SS-OCTA 可以检测患者相关的临床特征，如口径变化、血管迂曲、血管鞘、中央凹微血管化改变及毛细血管网络的中断。

13.1.1 浅表毛细血管丛

根据中央凹无血管区（foveal avascular zone, FAZ）周围和外部的毛细血管非灌注区域毛细血管丢失情况，可以观察到 FAZ 的扩大。毛细血管非灌注被检测为毛细血管网络的突变间断区。血管环（图 13-1）、毛细血管周围变化、侧支和局灶性扩张（微血管痉挛）都可以用这种技术来鉴别。

荧光素血管造影的血管壁染色与 SS-OCTA 上的微弱血流相对应，并可视为狭窄血管，其周围对应于增厚血管壁的暗区。

黄斑囊样间隙在 SS-OCTA 也表现为黑色，无流量信号的圆形区域（图 13-2）。它们在 *en face* 图像上有着明确的边界。

13.1.2　深部毛细血管丛

深部毛细血管丛反映 RVO 血管系统的各种改变，包括由于中心凹部微循环中断导致毛细血管突然截断和中心凹无血管区扩大的非灌注区域（图 13-1 ～图 13-3）。也可看到侧支血管。血管充血征象主要见于视网膜深静脉丛，表现为血管扩张信号增多。

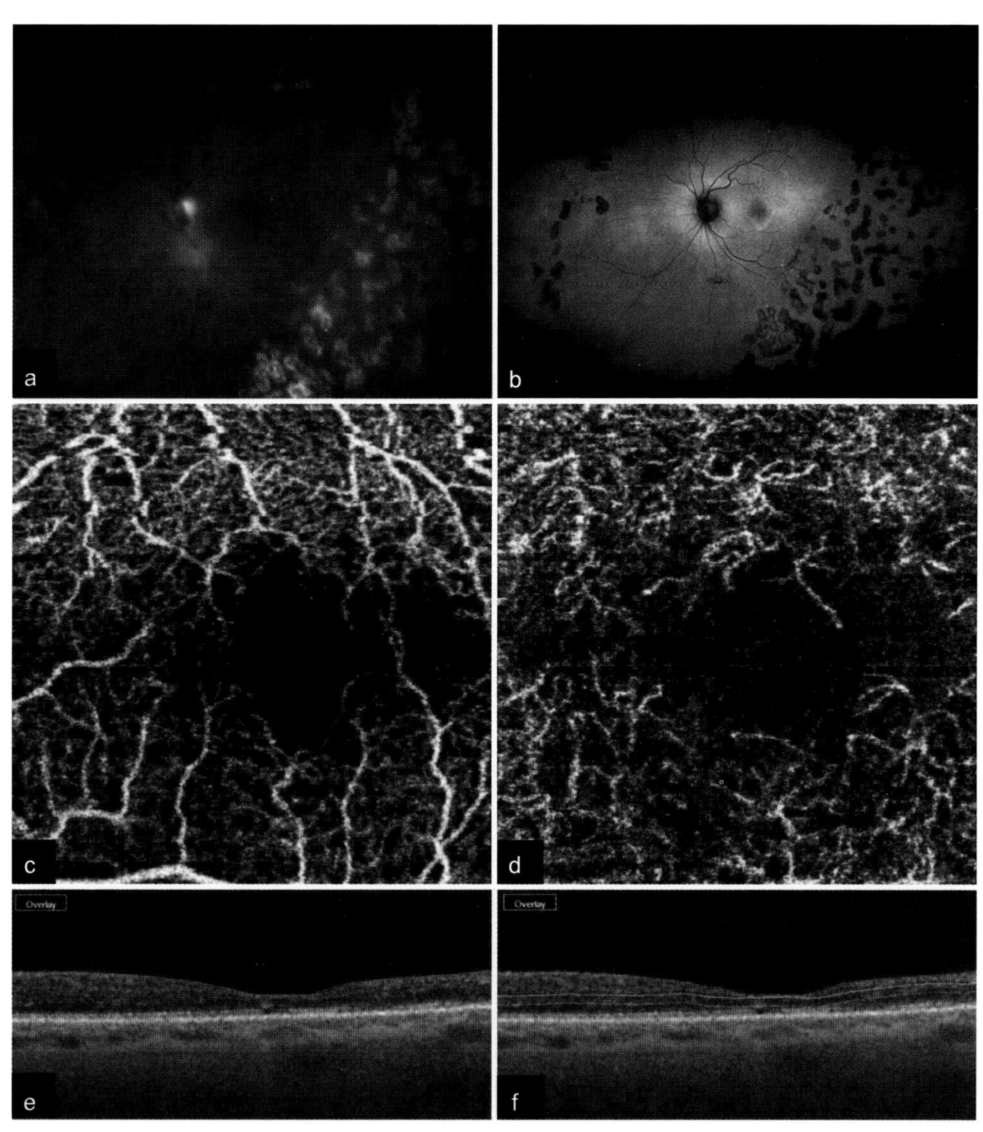

图 13-1　女性，91 岁，5 年前左眼首次诊断为视网膜中央静脉阻塞，其具有复发性囊样黄斑水肿的病史，接受多次玻璃体内抗 -VEGF 注射治疗。（a）彩色眼底图像。（b）红外眼底图像。（c）视网膜浅层的 SS-OCTA 显示黄斑中心凹无血管区（FAZ）扩大，黄斑周边和颞侧的毛细血管不连续。（d）深层视网膜层的 SS-OCTA 也显示 FAZ 区域的扩大，毛细血管不连续和黄斑毛细血管的扩张，信号增加是血管充血的标志。（e，f）显示相应的分段

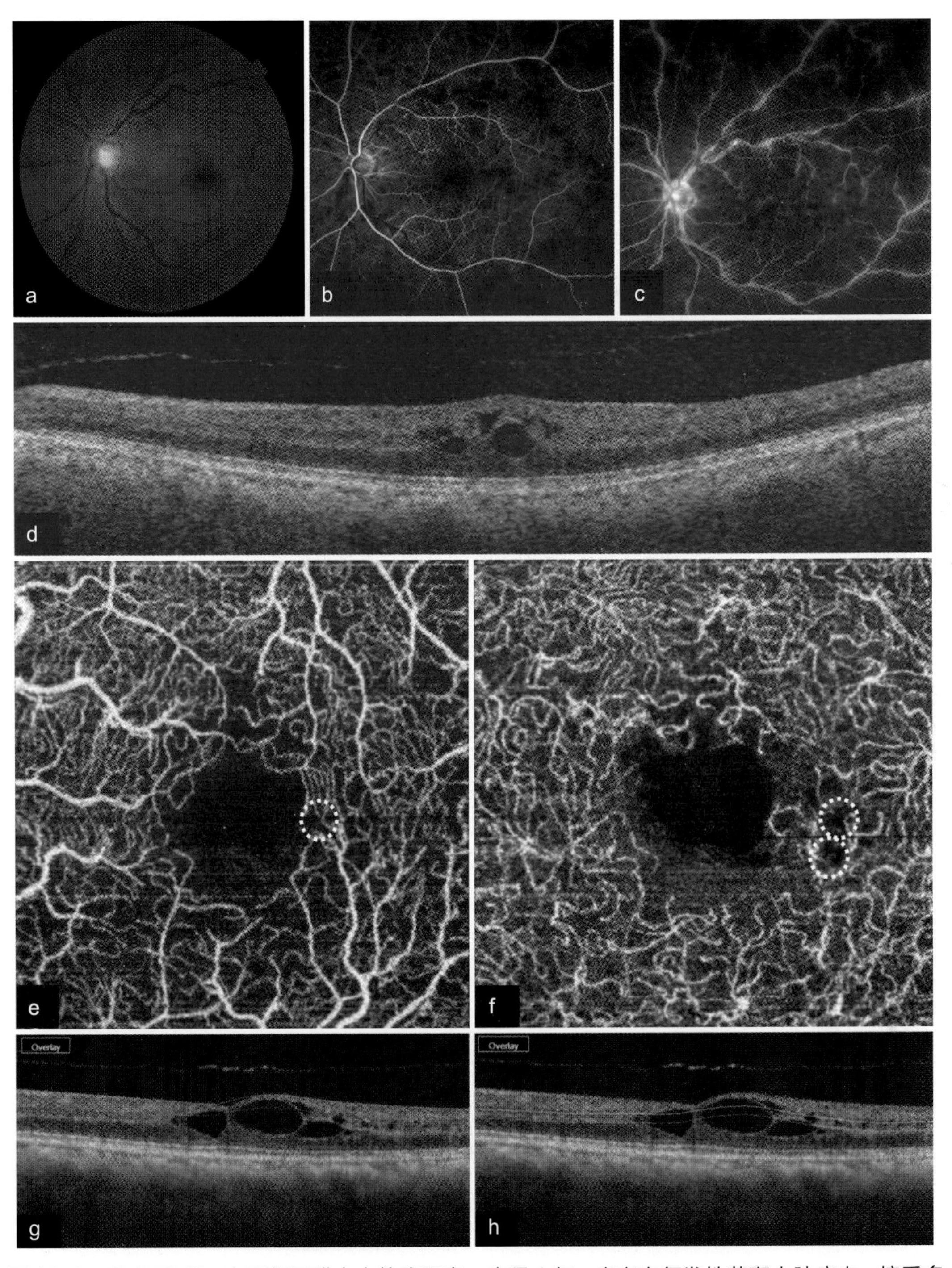

图 13-2 患者 56 岁，左眼视网膜中央静脉阻塞，病程 1 年。患者有复发性黄斑水肿病史，接受多次抗 VEGF 注射治疗。（a）彩色眼底图像。早期（b）和晚期（c）荧光 - 血管造影支架。（d）结构光学相干断层扫描图像（OCT）显示囊样黄斑水肿。（e）SS-OCTA 显示视网膜层中央层中心凹无血管区（FAZ）区域增大，毛细血管不连续和视网膜内囊肿（虚线区域）。（f）深层视网膜层的 SS-OCTA 也显示 FAZ 扩大，毛细血管不连续和视网膜内囊肿（虚线区域）的扩大。（g，h）显示相应的板块分段

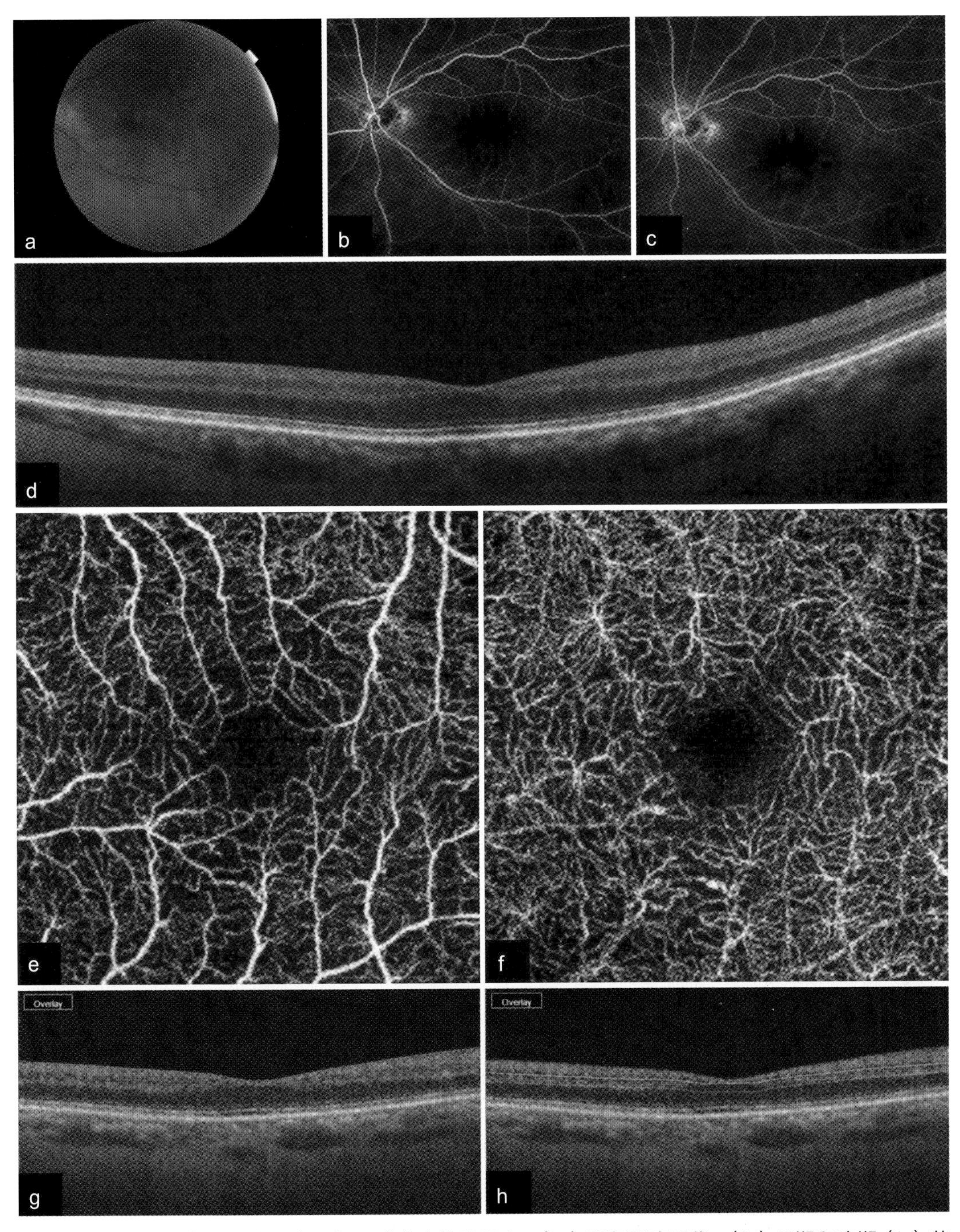

图 13-3　患者男性，79 岁，左眼视网膜中央静脉阻塞。(a) 彩色眼底图像。(b) 早期和晚期 (c) 荧光素血管造影图像。(d) 结构 OCT 图像。(e，f) SS-OCTA 在视网膜中央层和深层视网膜层的图像，其中心血管区域的面积中度扩大，周边毛细血管网络的连续性中断和黄斑微血管稀疏。(g，h) 显示对应的扫描分段

13.2 脉络膜

先前已经使用深度成像的增强 OCT 描述了视网膜静脉阻塞患者眼中脉络膜厚度的变化。例如，Tsuiki 等观察到视网膜中央静脉阻塞患者的脉络膜厚度增加，而其他患者仅在血管闭塞区域显示脉络膜厚度增加。在 RVO 眼中，我们尚未观察到 SS-OCTA 对脉络膜毛细血管或脉络膜的显著改变；但是，阻塞引起的水肿可能会导致信号丢失，从而影响 SS-OCTA 图像质量。

13.3 总结

总之，SS-OCTA 可以很好地检测与 RVO 有关的视网膜微血管改变。毛细血管非灌注可以在多层中检测到，过去的报道表明 SS-OCTA 和 FA 之间有较好的相关性。

这些微血管改变可以通过量化准确地描述非灌注的严重程度。在视网膜深层的 FAZ 面积增加，RVO 眼的表面视网膜层 FAZ 面积不增加，而在浅层和深层视网膜层均观察到血管密度降低。如毛细血管扩张和非流动区域等其他形态学变化在深层中比在浅层中更频繁。

目前，大多数 SS-OCTA 系统的局限性是视场相对较小，因为扫描的最佳分辨率通常为 3mm×3mm。更大的扫描区域（9mm×9mm 或可能 12mm×12mm）只提供略高于 30° 的视场并在分辨率方面有所牺牲。虽然可以通过将多个小视场图像拼接在一起可以用来研究更大的区域，但目前超广角 SS-OCTA 尚不可用。由于外周非灌注的范围已经被证明对 RVO 患者黄斑水肿的严重程度有影响，因此应用 SS-OCTA 评估视网膜更大和更边缘的区域是未来的重要目标。

参考文献

[1] Rehak M, Wiedemann P. Retinal vein thrombosis: pathogenesis and management. J Thromb Haemost. 2010;8:1886–1894.

[2] Coscas G, Loewenstein A, Augustin A, Bandello F, Battaglia Parodi M, Lanzetta P, et al. Management of retinal vein occlusion-consensus document. Ophthalmologica. 2011; 226:4–28.

[3] Mendis KR, Balaratnasingam C, Yu P, Barry CJ, McAllister IL, Cringle SJ, et al. Correlation of histologic and clinical images to determine the diagnostic value of fluorescein angiography for studying retinal capillary detail. Invest Ophthalmol Vis Sci. 2010;51:5864–5869.

[4] Spaide RF, Klancnik Jr JM, Cooney MJ. Retinal vascular layers imaged by fluorescein angiography and optical coherence tomography angiography. JAMA Ophthalmol. 2015; 133:45–50.

[5] Tsuiki E, Suzuma K, Ueki R, Maekawa Y, Kitaoka T. Enhanced depth imaging optical coherence tomography of the choroid in central retinal vein occlusion. Am J Ophthalmol. 2013; 156:543–547.

[6] Kuehlewein L, An L, Durbin MK, Sadda SR. Imaging areas of retinal nonperfusion in ischemic branch retinal vein occlusion with swept-source OCT microangiography. Ophthalmic Surg Lasers Imaging Retina. 2015; 46:249–252.

[7] Samara WA, Shahlaee A, Sridhar J, Khan MA, Ho AC, Hsu J. Quantitative optical coherence tomography angiography features and visual

function in eyes with branch retinal vein occlusion. Am J Ophthalmol. 2016;166:76–83.
[8] Coscas F, Glacet-Bernard A, Miere A, Caillaux V, Uzzan J, Lupidi M, et al. Optical coherence tomography angiography in retinal vein occlusion: evaluation of superficial and deep capillary plexa. Am J Ophthalmol. 2016; 161:160–171.
[9] Rispoli M, Savastano MC, Lumbroso B. Capillary network anomalies in branch retinal vein occlusion on optical coherence tomography angiography. Retina. 2015;35:2332–2338.
[10] Singer M, Tan CS, Bell D, Sadda SR. Area of peripheral retinal nonperfusion and treatment response in branch and central retinal vein occlusion. Retina. 2014;34:1736–1742.

（刘康成　译）

第十四章

扫频光源光学相干断层扫描在脉络膜痣中的应用

脉络膜痣（choroidal nevus）是最常见的眼内肿瘤类型，在白色人种和亚洲人群中分别为 6.5% 和 1.4%。由于色素沉着，黑色素性脉络膜痣在白光下行眼底检查时显示为相对不透明，即脉络膜暗影。

在近红外成像中，光学相干断层扫描成像（OCT）比使用可见光的技术有更强的组织穿透力，但仍受到视网膜色素上皮和痣内黑色素的遮挡。因此，时域和频域 OCT（SD-OCT）大部分只揭示了脉络膜痣邻近组织的改变，这是相对次要的，即使增加了深度成像技术，也对脉络膜色素痣本身的内部结构显示不佳。

长波长扫频 OCT（SS-OCT）比强化深度成像的频域 OCT 获得更大的组织穿透能力，例如在黑色素性脉络膜痣中，已经证明它比 SD-OCT 能更好地显示痣的本质特征，如血管、粒度，以及脉络膜毛细血管层异常改变。

与 SD-OCT 相比，SS-OCT 的另外一个优点是有了更快的扫描速度，尽管较高的扫描速度会降低信噪比，但获得了密集的光栅扫描，从而提供了容积图像数据集，并可以将它分成不同横断层面进行观察。SS-OCT 中分层 *en face* 扫描成像技术揭示了脉络膜痣在眼内组织间的关系，也揭示了它在眼底自发荧光早期的显影模式。

图 14–1 描述了一位 65 岁女性的右眼视网膜中央凹下方的脉络膜痣。彩色无红光眼底照相显示了与之邻近的玻璃疣，眼底自发荧光成像显示了病变处色素上皮呈斑驳状改变。

横断层面 SS-OCT 显示 Bruchs 膜因色素痣而向前凸起，以及不规则的色素上皮浅脱离，它们之间为中反射带。在脉络膜痣的颞侧可以见到菲薄的脉络膜组织残留，并可见扩张的血管，邻近痣的另一侧可见脉络膜增厚，痣体内明显可见一血管，似乎是哈勒血管丛，并通过它为之提供营养。

通过分层扫描脉络膜深层获得的 *en face* 容积图像数据集可以显示痣周围扩张的脉络膜血管排列。

图 14–2 描述了一位 41 岁男性的左眼视网膜中央凹下的无色素性脉络膜痣。无赤光眼底照相显示无色素性病变和其颞侧局灶性的视网膜色泽改变，伴有慢性视网膜少量积液。水平横断面 SS-OCT 线性扫描显示痣对其前方组织及后方巩膜的远期

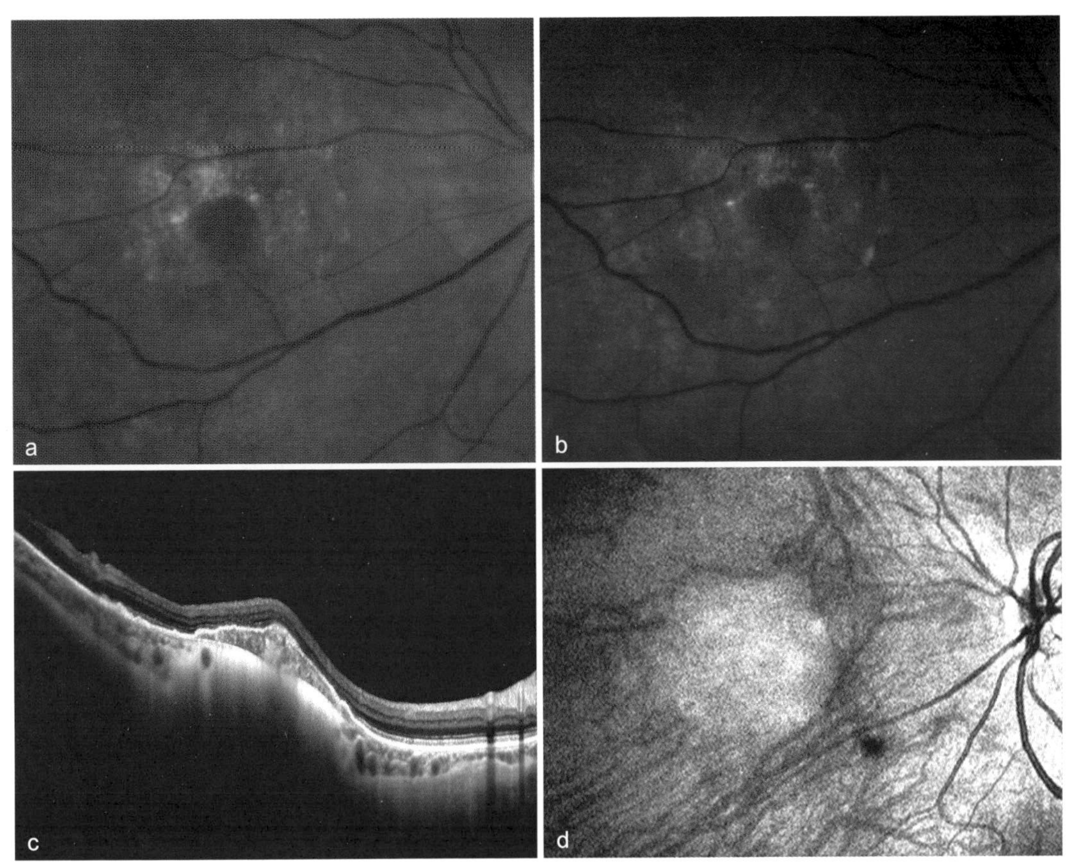

图 14-1　多模影像显示一位 65 岁女性的右眼色素性脉络膜痣。（a,b）彩色无红光眼底照相。（c）痣体中心位置的水平位 SS-OCT 线性扫描（12mm）。（d）SS-OCT 对病变处脉络膜中央的分层扫描图（12mm × 9mm）

影响。我们推测痣鼻侧的神经上皮脱离和颞侧的椭圆体带丢失继发了慢性视网膜下液的反复出现；痣的顶部可见不规则的视网膜色素上皮浅脱离，其内容物在 OCT 上呈中度反射。

痣的粒度表现为非均匀的内反射。在痣的侧旁边界处可以观察到扩张的脉络膜血管，痣内也可见部分血流信号。通过深脉络膜深层的分层扫描揭示了这些血管成对角线走行，后回流至涡静脉。

可以看到，无色素性脉络膜痣在横断层面 SS-OCT 中的本质特征类似于 SD-OCT，长波长 SS-OCT 拥有更强的组织穿透力使得其观察到 SD-OCT 所未见的特征。

先前已在慢性中心性浆液性脉络膜视网膜病变和脉络膜病变的情况下，讨论了伴有脉络膜薄变中扩张的 Haler 血管的形态学及其意义，脉络膜痣周边组织类似的特征提示它的占位性影响改变了脉络膜的血流动力学。此外，在年龄相关性黄斑变性（AMD）及脉络膜病变中不规则的视网膜色素上皮浅脱离可以出现新生血管组织。脉络膜痣的这些观察结果的临床价值需进一步确定，并需要大系列的纵向研究。

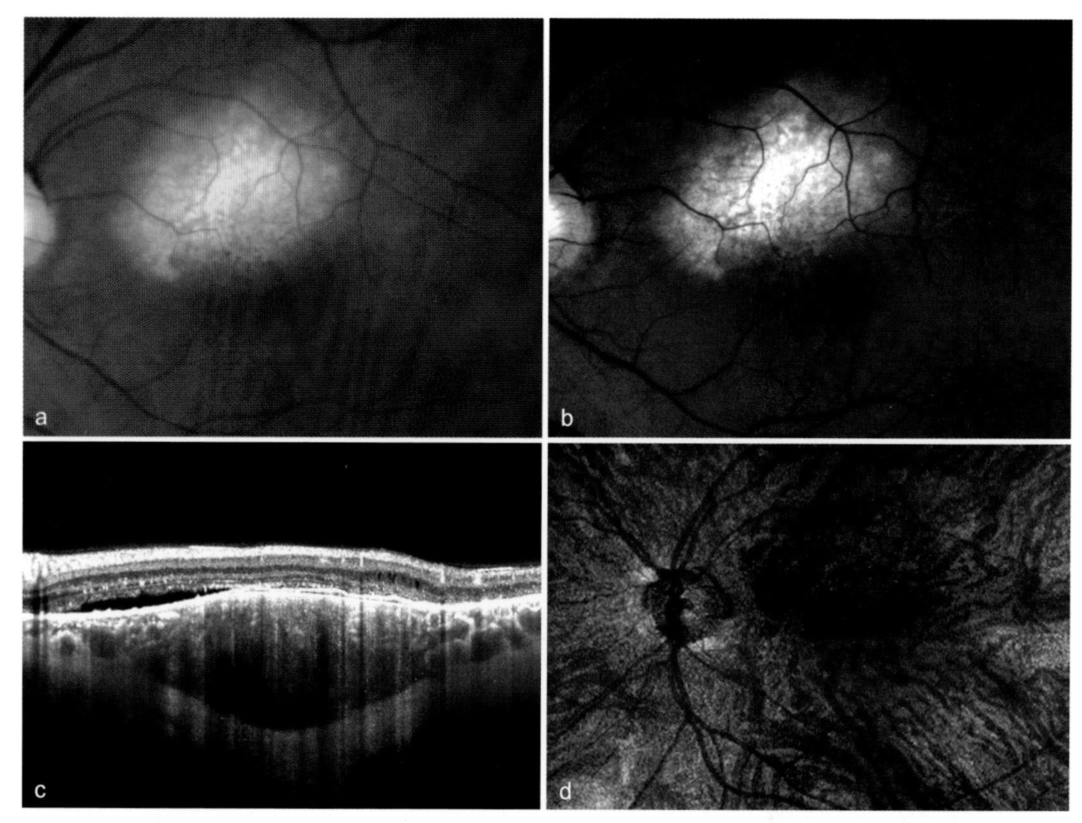

图 14-2　多模影像显示一位 41 岁男性的左眼无色素性脉络膜痣。a,b. 彩色无红光眼底照相；c. 痣体中心位置的水平位 SS-OCT 线性扫描（12mm）；d.SS-OCT 对病变处脉络膜中央的分层扫描图（12mm × 9mm）

参考文献

[1] Qiu M, Shields CL. Choroidal nevus in the United States adult population: racial disparities and associated factors in the National Health and Nutrition Examination Survey. Ophthalmology. 2015; 122（10）:2071–2083.

[2] Francis JH, Pang CE, Abramson DH, Milman T, Folberg R, Mrejen S, et al. Swept-source optical coherence tomography features of choroidal nevi. Am J Ophthalmol. 2015; 159(1):169–176.

[3] Dansingani KK, Balaratnasingam C, Naysan J, Freund KB. En face imaging of pachychoroid spectrum disorders with swept-source optical coherence tomography. Retina. 2015;6(3):499–516.

[4] Spaide RF. Optical coherence tomography angiography signs of vascular abnormalization with antiangiogenic therapy for choroidal neovascularization. Am J Ophthalmol. 2015;160（1）:6–16.

[5] Kuehlewein L, Bansal M, Lenis TL, Iafe NA, Sadda SR, Bonini Filho MA, et al. Optical coherence tomography angiography of type1 neovascularization in age-related macular degeneration. Am J Ophthalmol. 2015;160（4）: 739–748.

[6] Dansingani KK, Balaratnasingam C, Klufas MA, Sarraf D, Freund KB. Optical coherence tomography angiography of shallow irregular pigment epithelial detachments in pachychoroid spectrum disease. Am J Ophthalmol. 2015;160（6）: 1243–1254.

（杨　林　刘荣强　译）

第十五章

扫频光源光学相干断层扫描在眼内肿瘤的应用

扫频光源学相干断层扫描（SS-OCT）允许对视网膜和脉络膜病变和疾病（包括眼内肿瘤）进行补充研究。由于采用了更长的波长（1050nm），SS-OCT 可以显示肿瘤的内部结构，甚至可以显示中小肿瘤的病灶范围，色素性病变的厚度可达 500μm 左右，在非色素性病变中高达 1600μm。使用 SS-OCT 获得的高质量图像和分辨率可以更好地研究肿瘤，有助于诊断并显示补充信息，如视网膜内水肿、视网膜下积液、光感受器萎缩和视网膜色素上皮（retinal pigment epithelium，RPE）萎缩或脱离，这将指导医生进行最佳治疗。

15.1 脉络膜痣

脉络膜痣是一种相对常见的眼内肿瘤，性质温和，通常有色素沉着。SS-OCT 显示均匀的高反射物质，清楚地从周围的脉络膜和脉络膜毛细血管保留下来（图 15-1）。多数情况下 RPE 和椭球区域受损，导致两层萎缩或不规则。玻璃膜疣通常存在，并在扫描中被明确定义（图 15-2）。已经定义了 3 种不同的构型："平顶"，其中痣仅在巩膜中扩张；"穹顶"，只在视网膜上扩张；最常见的形态是"杏仁"，病变部位压迫视网膜和巩膜。

15.2 脉络膜痣与生长的危险因素

脉络膜痣可以变成脉络膜黑色素瘤。Shields 等描述了预测痣恶变的 8 种临床体征和特征，包括超过 2mm 的厚度、视网膜下积液、症状、橙色色素，肿瘤与视神经的接近程度、超声波空洞、无晕环和无玻璃膜疣。这些病变用 SS-OCT 可显示痣和黑素瘤之间的中间特征。它们的内部结构比黑色素瘤更规则，但脉络膜毛细血管在大多数患者中不可见，而在痣中可见（图 15-3，图 15-4）。

15.3 脉络膜黑素瘤

脉络膜黑色素瘤成像提供了一个圆顶状的病变，具有高度反射性、深层光学阴影、视网膜下积液和毛囊感光细胞。在 100% 的病例中，肿瘤压迫脉络膜毛细血管，导致 SS-OCT 扫描中脉络膜毛细血管消失。黑色

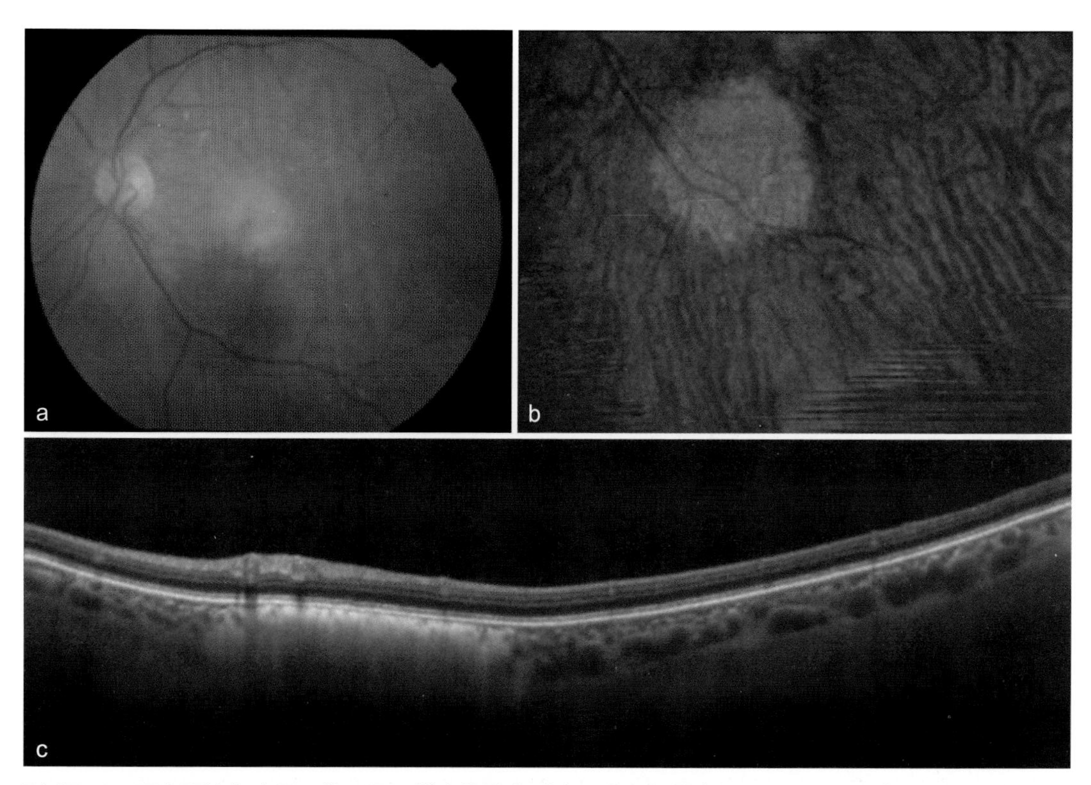

图 15-1　眼底照片（a）显示位于颞下拱廊的脉络膜痣。分层扫描（*en face* SS-OCT）显示超反射病变，与周围的脉络膜完全分隔（b）。（c）SS-OCT 显示均匀的高反射聚集，保留了脉络膜毛细血管

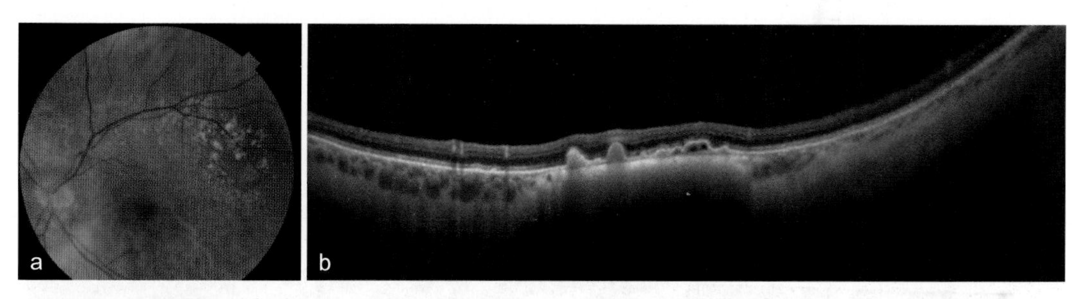

图 15-2　在眼底照相（a）和 SS-OCT B 扫描（b）中清楚地显示了脉络膜痣上的几个玻璃膜疣

素瘤在 SS-OCT 上具有不均匀的构型（图 15-5），并且内部空间中总是存在不规则性，这与脉络膜痣的结构均匀性不同（图 15-6）。

15.4　脉络膜转移

脉络膜转移最常见于肺癌或乳腺癌，通常影响后极和大量渗出性视网膜脱离。SS-OCT 扫描显示内部低反射的圆顶形或"肿块状"，与周围脉络膜和不规则团块形成很好的界限，压迫覆盖的脉络膜毛细血管，伴后部阴影（图 15-7）。

15.5　局限性脉络膜血管瘤（CCH）

脉络膜血管瘤（circumscribed choroidal

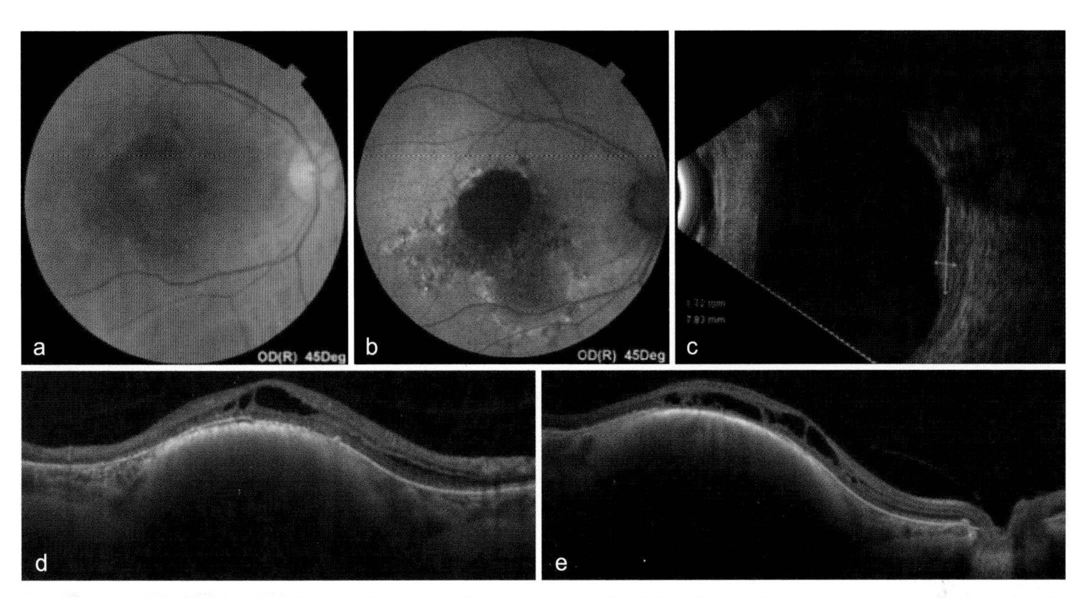

图 15-3　脉络膜痣伴有后极发育的危险因素（a）。在自发荧光图像（b）中显示了一片 RPE 和高 / 低自发荧光区域。B 超显示厚度低于 2mm 的病变（c）。B 扫描 SS-OCT 呈现垂直扫描（d）和水平扫描（e）的视网膜内慢性囊肿。在病变中心有一个 RPE 改变，伴大部分脉络膜毛细血管消失。肿瘤的内部特征显示，沿痣的一些低反射区域有高反射性病变，伴有相应的阴影

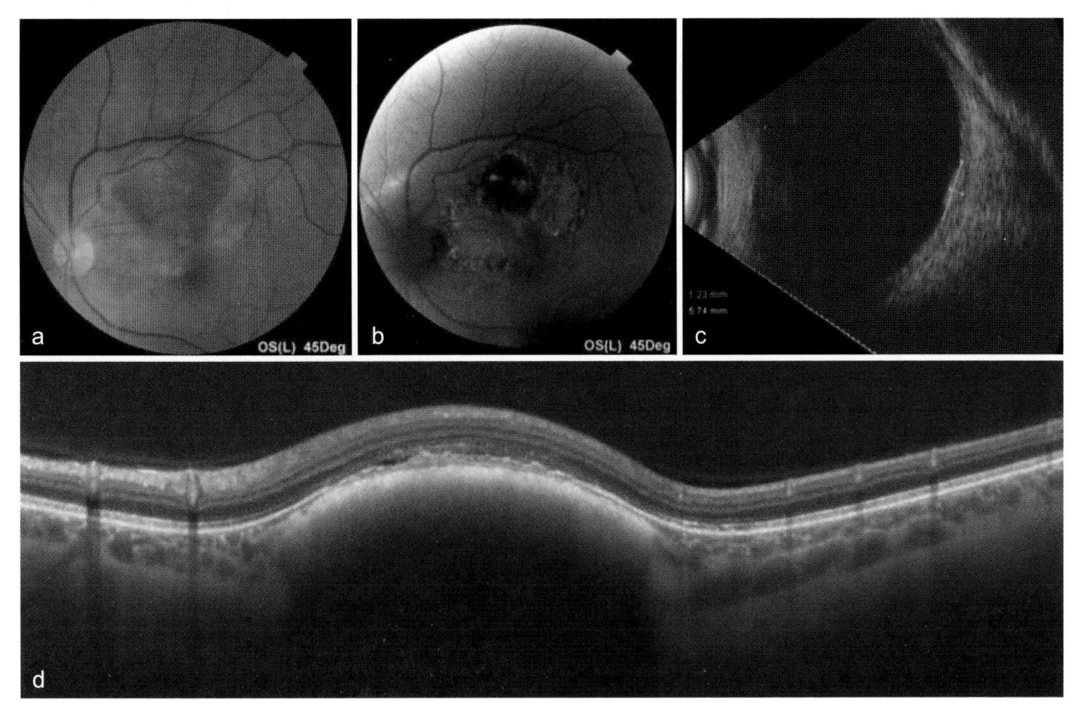

图 15-4　位于颞上方的色素性病变，伴有橙色色素沉着和慢性视网膜下积液（a）。自发荧光图像显示 RPE 萎缩灶和高 / 低自发荧光区域（b）。B 超显示小于 1.5mm 的小病灶（c）。观察到与视网膜下积液和 RPE 波动有关的外部视网膜改变。脉络膜毛细血管层沿着完全的高反射病灶被保留下来，其可以与健康的脉络膜明显区分（d）

hemangioma，CCH）是一种良性血管肿瘤，呈圆形或椭圆形，外观呈橘红色。用SS-OCT对这种病变进行研究显示，圆顶状结构保留了脉络膜毛细血管和肿块内部的血管扩张空间，类似于海绵状图案（图15-8，图15-9）。病变可以和周围脉络膜血管明显区分。

en face SS-OCT可以从病变的冠状位进行扫描。类似于蜂窝状或海绵状的多小叶模式可能在（带有低反射、融合、圆形或椭圆形的血管空间及高反射区，推测是肿瘤的血管壁和结缔组织）分层扫描中被区分（图15-10）。这种快速、无创的方法可以帮助我们把脉络膜血管瘤与其他肿瘤区分开。

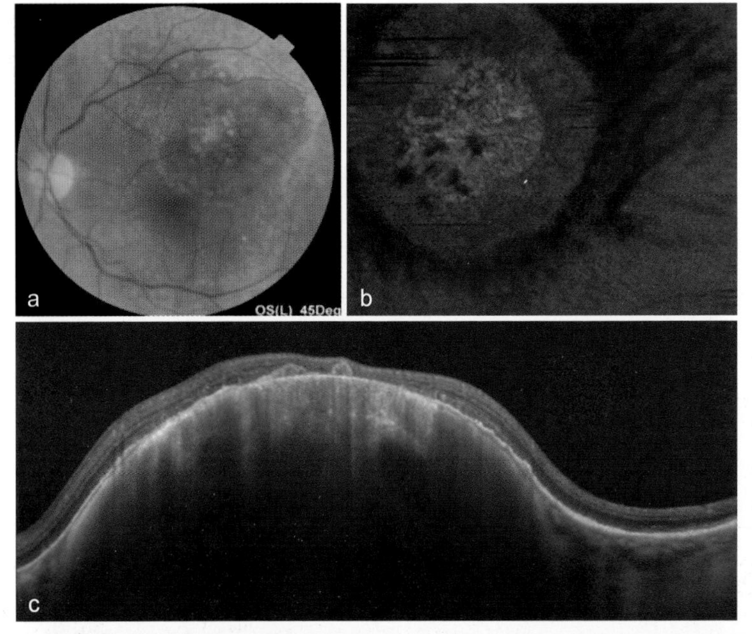

图15-5　位于后极部（a）的脉络膜黑色素瘤。*en face* SS-OCT（b）显示了两个明显区别的区域，一个具有均匀图像的外部晕环和另一个带有低反射腔的圆形中央高反射区域。SS-OCT B扫描（c）显示视网膜厚度萎缩，伴有RPE萎缩，无脉络膜毛细血管保护和具有高/低反射区域的圆顶形病变

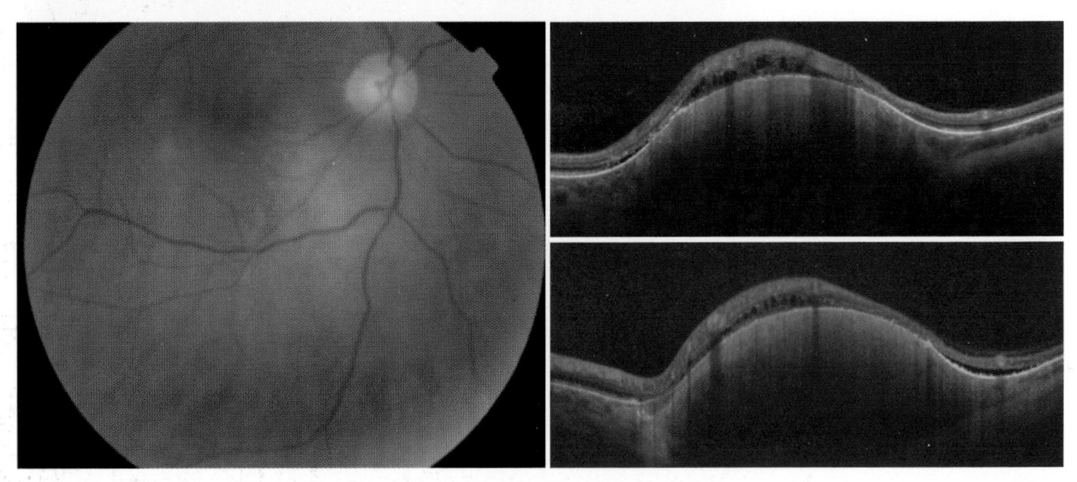

图15-6　视神经上方的脉络膜黑素瘤，其之前已经接受近距离放射治疗。在SS-OCT B扫描中观察到慢性视网膜水肿和视网膜下积液。RPE显示为不规则的高反射线，并且不能区分脉络膜毛细血管。尽管在内部空间中存在一些不规则性，但黑素瘤仍具有均匀的构型

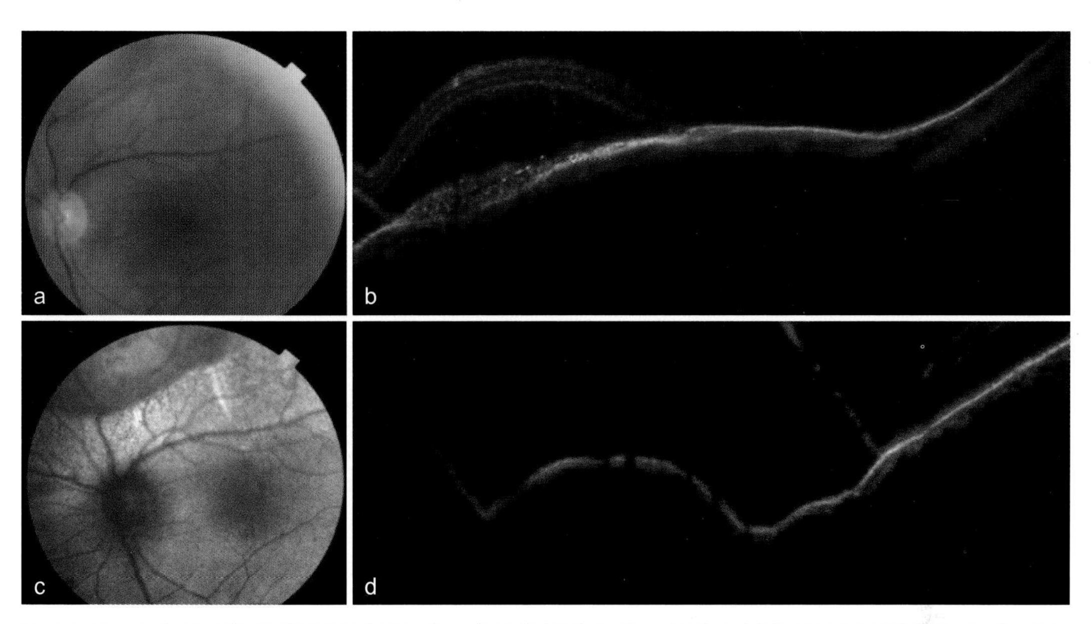

图 15-7　来自肺癌的脉络膜转移显示为无色素的黄色肿块，伴有大量渗出性视网膜脱离（a）。SS-OCT B 扫描显示病变具有“肿块状”构型，内部呈低反射和不规则性

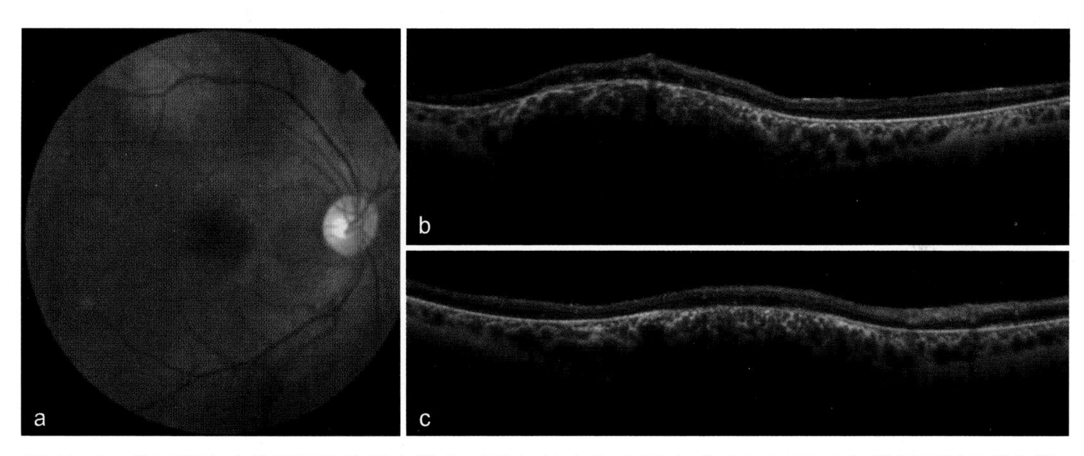

图 15-8　位于颞上方的周围脉络膜血管瘤。垂直（b）和水平（c）SS-OCT B 扫描显示圆顶状构造。以“海绵状”样式保留了脉络膜毛细血管和肿瘤内部的血管扩张空间。病灶的大小可以被完美界定

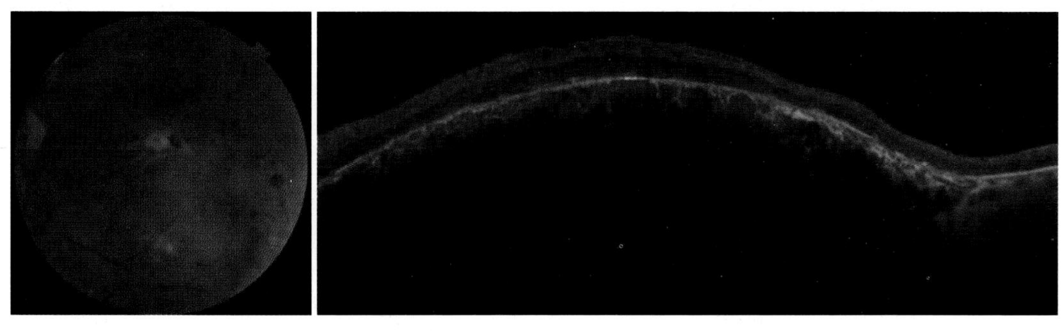

图 15-9　光动力疗法后局限性脉络膜血管瘤。SS-OCT B 扫描显示病变部位有较长的血管间隙

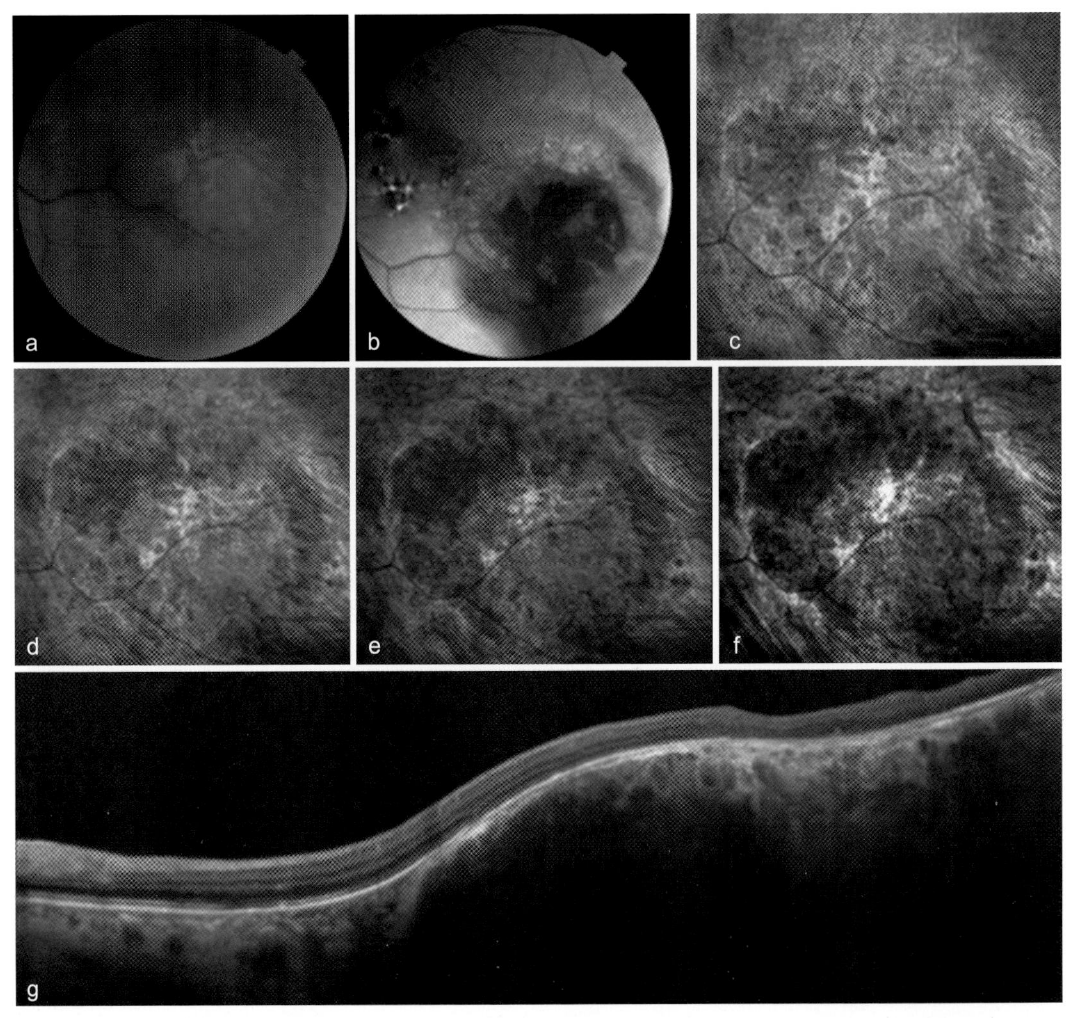

图 15-10 CCH 的多模式成像。(a)彩色眼底像显示颞上方 CCH。(b)具有 RPE 萎缩和病灶周围变化的自发荧光图像。(c，d)从肿瘤内部区域(c)到更深区域(d)的 *en face* SS-OCT 图像。(e，f)在图像(e)中看到多叶状图案或“蜂窝”图案，并观察到肿瘤内部到外部的血管空间扩大(f)。(g)穿过肿瘤的 SS-OCT B 扫描显示血管间隙扩大

参考文献

[1] Filloy A, Caminal JM, Arias L, Jordán S, Català J. Swept source optical coherence tomography imaging of a series of choroidal tumours. Can J Ophthalmol. 2015;50:242–248.

[2] Flores-Moreno I, Caminal JM, Arias-Barquet L, Rubio-Caso MJ, Catala-Mora J, Vidal-Martí M, et al. En face mode of swept-source optical coherence tomography in circumscribed choroidal haemangioma. Br J Ophthalmol. 2016; 100:360–4.

[3] Francis JH, Pang CE, Abramson DH, Milman T, Folberg R, Mrejen S, et al. Swept-source optical coherence tomography features of choroidal nevi. Am J Ophthalmol. 2015; 159:169–176.

[4] Shields CL, Pellegrini M, Ferenczy SR, Shields JA. Enhanced depth imaging optical coherence tomography of intraocular tumors: from placid

to seasick to rock and rolling topography— the 2013 Francesco Orzalesi Lecture. Retina. 2014; 34: 1495–1512.

[5] Shields CL, Manalac J, Das C, Ferguson K, Shields JA. Choroidal melanoma: clinical features, classification, and top 10 pseudomelanomas. Curr Opin Ophthalmol. 2014;25:177–185.

[6] Torres VLL, Brugnoni N, Kaiser PK, Singh AD. Optical coherence tomography enhanced depth imaging of choroidal tumors. Am J Ophthalmol. 2011; 151:586–593.

（周　琼　译）

第十六章

眼内炎症

眼内炎症，特别是后葡萄膜炎，有着各种各样的视网膜的形态学变化。OCT 有着高灵敏度，能发现任何玻璃体黄斑区、视网膜、脉络膜的异常。已经成为葡萄膜炎患者必不可少的评估工具。

SS-OCT 技术可以更好地分析脉络膜结构，即使存在视网膜前或视网膜内轻微高反射渗出时。因此，用完整的黄斑部脉络膜厚度图可以评价病例，甚至监测脉络膜的治疗反应。OCT 可以基于拍摄模式去识别标志性特征而建立明确病因。葡萄膜疾病有关的 OCT 图像可以显示玻璃体黄斑交界处、视网膜和脉络膜的厚度变化，定量显示视网膜和视网膜色素上皮细胞层的变化。

本章旨在总结患者的眼内炎症的主要 SS-OCT 改变：玻璃体黄斑区交界面异常，葡萄膜炎所致的黄斑水肿、炎症性脉络膜新生血管形成和许多其他视网膜变化。

16.1　葡萄膜炎患者的玻璃体黄斑部界面异常

SS-OCT 可获得一个 12mm 宽度的扫描区域。这在玻璃体黄斑界面异常评估中起到重要作用。除了常见的玻璃体黄斑部的粘连和牵引（图 16-1），患有眼内炎症的患者将更有可能形成视网膜前膜（图 16-2）。

16.2　葡萄膜炎引起的黄斑水肿

使用 SS-OCT 可以很容易地观察和分析黄斑部的形态变化。不仅仅是这些，通过高精度的图像也可以追踪治疗之后的后

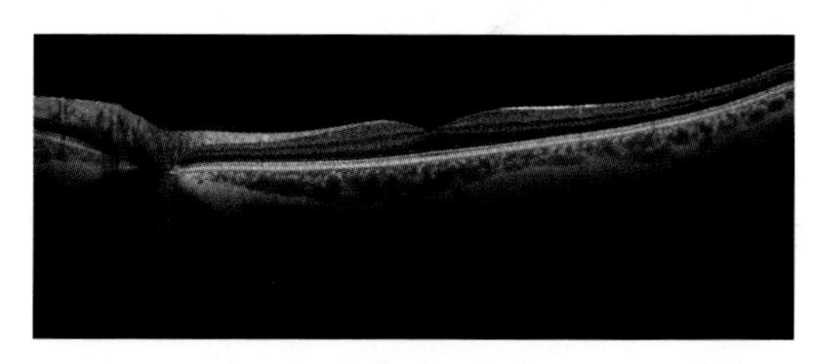

图 16-1　患有睫状体扁平部炎的一个 34 岁女性患者，亚临床广泛的玻璃体黄斑部粘连，视力是 20/25

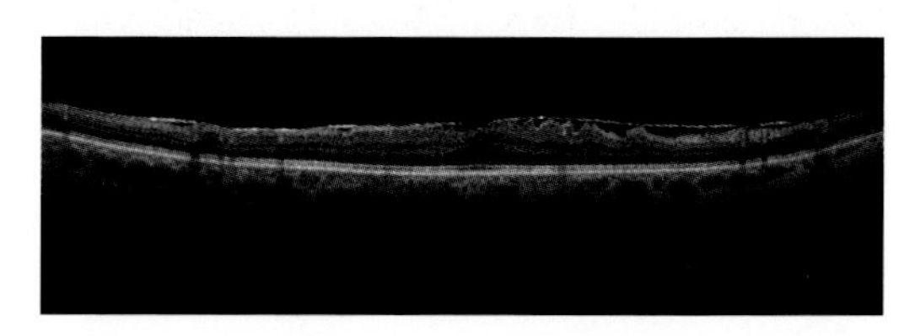

图 16-2　因 Eales 疾病行视网膜激光光凝治疗的 56 岁男性患者，形成了视网膜前膜，视力是 20/40

续改变。在SS-OCT图像里，可以见到葡萄膜炎患者黄斑厚度的增加表现为3种不同的类型。

16.2.1 弥漫性黄斑增厚

在葡萄膜炎性黄斑水肿中，弥漫性黄斑增厚是最常见的类型，占55%。它的特点是视网膜厚度增加，视网膜层结构紊乱，或者有海绵样的低反射区域，在增厚区域里没有囊样腔（图16-3）。

16.2.2 囊样黄斑水肿

囊状黄斑水肿在葡萄膜性黄斑水肿病例中占比例高达25%。虽然它通常与弥漫性黄斑增厚有关，但是与单纯弥漫性增厚相比，存在视网膜内囊状腔往往视觉预后差（图16-4）。局部的囊样黄斑水肿和经系统治疗的黄斑囊样水肿预后通常是好的。但是在随访中此病复发频繁。虽然基本上任何眼内炎症性疾病可能引起囊状黄斑水肿，这是一个典型的"鸟枪样"脉络膜病和青少年特发性关节炎的典型特征。

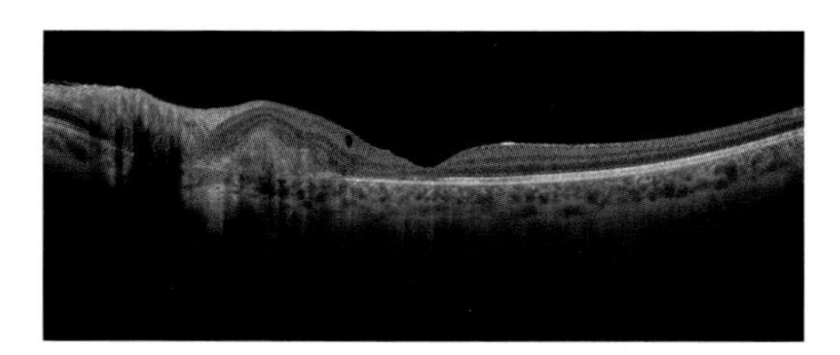

图16-3 一名29岁女性患者，弥漫性黄斑增厚与靠近视盘的炎症相关脉络膜的新血管形成，视力是20/30

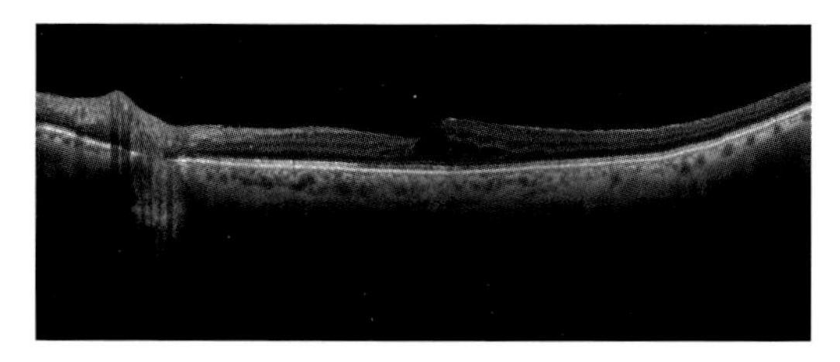

图16-4 一名患有慢性鸟枪样脉络膜病的62岁女性，视网膜中央凹囊状的黄斑水肿，视力是20/40

16.2.3 视网膜下积液

光感受器和视网膜色素上皮细胞之间液体的存在在葡萄膜炎患者中是罕见的，占所有病例的6%。无论如何，视网膜下液的存在影响着预后，因为它是黄斑水肿中导致视力最差的类型。因此，诊断出它的存在后应立即治疗，给予干预措施（图16-5）。Vogt-Koyanagi-Harada疾病的特点是有一个特定的大视网膜下液的空间的外观、纤维蛋白组织小孔形成，以及脉络膜的厚度显著增加，这些都与系统性类固醇强化治疗有关。在SS-OCT图像中可能出现视网膜下液的其他疾病有后巩膜炎、交感性眼炎和视网膜炎等。此外，有脉络膜参与的肉芽肿性疾病（图16-6）或淋巴增殖性疾病也可能引起浆液性视网膜脱离（图16-7，图16-8）。

16.3 炎症性脉络膜新生血管形成

脉络膜新生血管（CNV）存在于几个眼内炎症疾病病例中（图16-9）。与炎症相关的主要葡萄膜炎CNV有多灶脉络膜炎（30%）、点状的内在脉络膜病（70%）和眼假组织胞质菌病综合征（30%）。

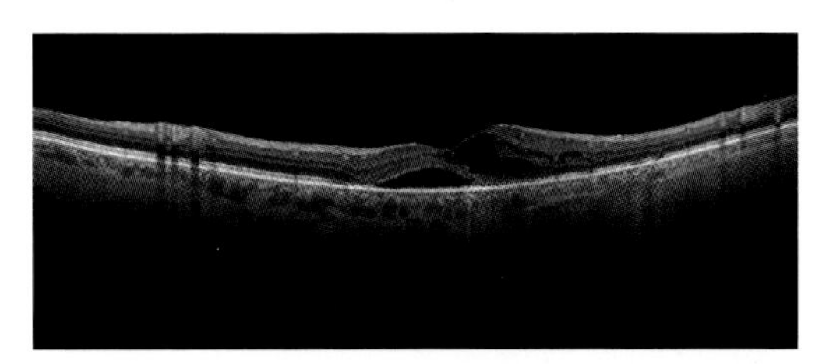

图 16-5 38 岁的后巩膜炎患者，中央凹下液体与囊样黄斑水肿，视力是 20/6

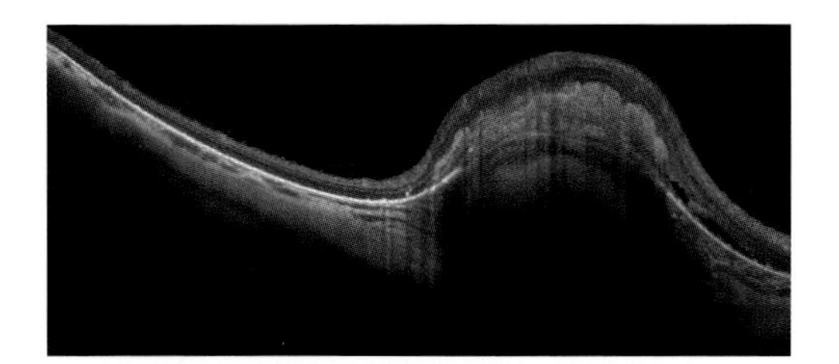

图 16-6 患有粟粒状肺结核的 27 岁男性，视网膜下液及结核性脉络膜的肉芽肿，视力是 20/20

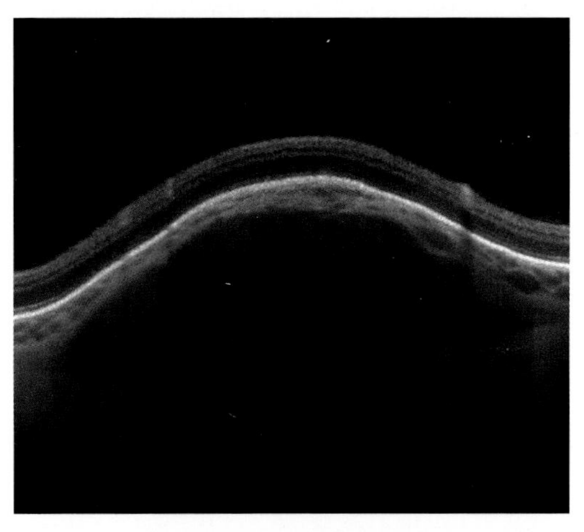

图 16-7 患有系统性滤泡淋巴瘤的 62 岁男性，损伤主要在脉络膜，视力是 20/20

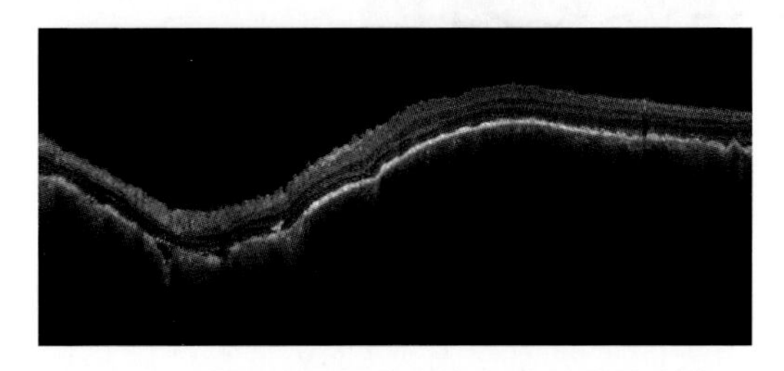

图 16-8 典型的晕船患者患有淋巴结外边缘区 MALT 淋巴瘤，视网膜下液和严重的脉络膜病变，视力是 20/200

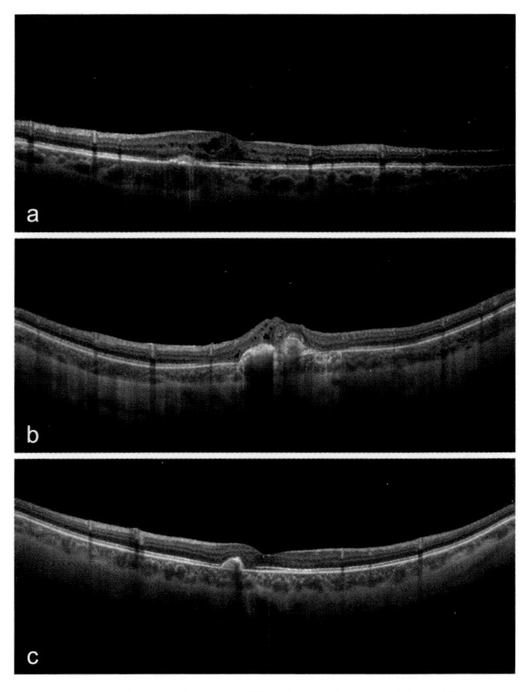

图 16-9 图例为多灶的脉络膜炎脉络膜新生血管（CNV）患者。（a）活动性 CNV，不明确的新生血管，伴复杂和囊状的黄斑水肿（视力是 20/50）。（b）非活动性 CNV，外层视网膜管状和减退的假性囊肿（视力是 20/30）。（c）巩固和治疗之后的 CNV，CNV 完整地被视网膜色素上皮包裹，没有新生血管性活动的证据（视力是 20/20）

16.4 其他视网膜葡萄膜炎患者中的变化

16.4.1 脉络膜炎症的地形特征

仔细观察 SS-OCT 扫描可以明确炎性病变的成分，从而区分视网膜炎（感觉神经的视网膜内高反光病变）、脉络膜炎（脉络膜毛细血管层的高反射病灶，脉络膜的厚度增加）、脉络膜视网膜炎（上述病变的结合）。

也有一些典型的层析迹象高度暗示特

定的实体，高反射损伤短暂存在视网膜色素上皮（RPE）上方，最终呈柱状排列、见于多发性一过性白点综合征患者中；高反射带状病变从内丛状层到外核层的急性黄斑部视神经视网膜病变患者。

16.4.2 视网膜色素上皮萎缩

通过 SS-OCT，可以在视网膜色素上皮细胞的水平识别和评估脉络膜视网膜炎可能导致的广泛穿孔损伤（图 16–10）。这些都是典型的多灶脉络膜炎、点状的内在脉络膜病和眼假组织胞质菌病综合征。同样，在急性后部多病灶性鳞状色素上皮病变（acute posterior multifocal placoid pigment epitheliopathy, APMPPE）中也可以观察到 RPE 的带状萎缩性病变、急性区域性隐匿性外层视网膜病变（AZOOR）、匐行综合征（匐行性脉络膜炎，ampiginous 脉络膜视网膜病变）。

16.4.3 视网膜萎缩性变化

视网膜萎缩可能会发展成程度较轻的血管缺血或脉络膜和 RPE 进一步萎缩。在程度较轻的视网膜缺血情况下，萎缩通常出现在血管稀疏的区域，使其容易识别潜在的变化（图 16–11）。另外，带状萎缩区域对应着脉络膜萎缩上方的视网膜和（或）RPE 区域（图 16–10）。

16.5 评估葡萄膜炎中的脉络膜

在葡萄膜炎中使用成像技术的几个目标中，最重要的是获得发生在脉络膜的病理过程中的一个精确的特征。血管造影技术历来是研究脉络膜的唯一途径。荧光素血管造影对视网膜病理尤其有用，尽管脉络膜的异常迹象也可能观察到。吲哚菁绿血管造影揭示了脉络膜的主要病理变化，对葡萄膜炎患者的发病机制和监测提供了有效数据。然而，劣势包括：这种技术是侵入性的、耗时、难以在患者的随访中多次执行。此外，它没有提供关于脉络膜的横断面成像的足够信息，它也不提供定量数据。通过 SS-OCT 可以很容易地观察和

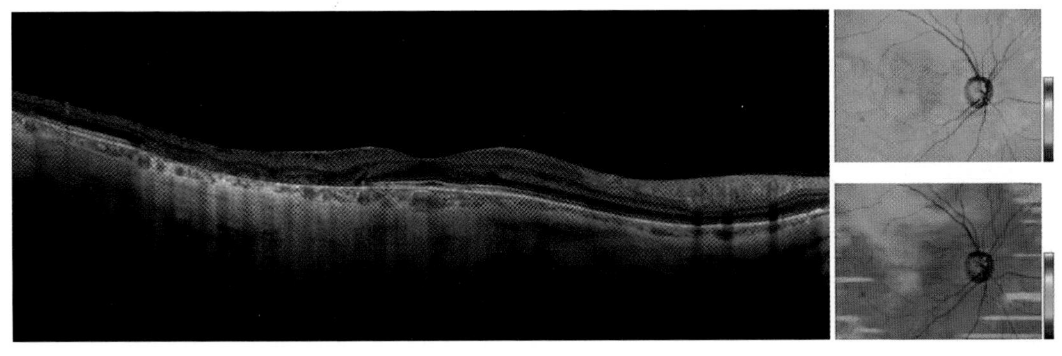

图 16–10 47 岁的患者，未减轻的盾鳞状的脉络膜视网膜炎（ampiginous 脉络膜炎）在外层视网膜层、视网膜色素上皮（RPE）和脉络膜层有萎缩性变化，视力为 20/25。ampiginous 代表多灶色素上皮病（APMPPE）和浆液性脉络膜视网膜炎（serpiginous chorioretinitis, SC）的临床特征的结合

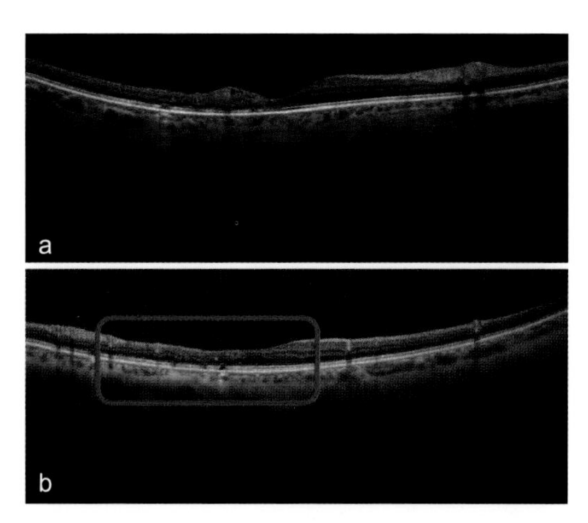

图 16-11 一名 48 岁的继发于 Behcet 疾病的血栓性静脉炎女性，引起继发于血管缺血的带状视网膜萎缩。萎缩位于上颞侧黄斑区，可以清晰地看到萎缩性变化（b）。视力是 20/80。a 为正常人 SS-OCT 图

分析脉络膜的结构。此外，它可以测量其厚度。因此，OCT 是一个很好的工具，既能检测炎症，也能检测治疗反应。因为它已在一些出版物中展示，Kim 等在 Behcet 疾病患者中，活动性阶段相比静止阶段发现更大的脉络膜厚度。Ishikawa 等通过测量脉络膜厚度的变化评估英夫利昔单抗治疗 Behcet 病葡萄膜炎患者的效果。发现这种治疗第一次注射后第二周脉络膜的厚度减少，而且之后脉络膜的厚度得以维持。Zarranz-Ventura 等研究，在一批可能不活跃的点状的内在脉络膜炎患者，通过 OCT 分析显示 1/5 病例存在活动的迹象（视网膜色素上皮上方存在潜在的高反射空间）。Sakata 等描述了一种新的 OCT 发现，可能表明小柳原田病（Vogt-Koyanagi-Harada, VKH）患者在脉络膜层有持续的炎症，脉络膜有增厚或膨胀。OCT 也评估了脉络膜的慢性炎症的后遗症。患者眼部结节病在静止期存在更薄的脉络膜。长期 VKH 患者也有更薄的脉络膜。

参考文献

[1] Michalewski J, Michalewska Z, Nawrocka Z, Bednarski M, Nawrocki J. Correlation of choroidal thickness and volume measurements with axial length and age using swept source optical oherence tomography and optical low-coherence reflectometry. Biomed Res Int. 2014; 2014:639160.

[2] Cunningham Jr ET, van Velthoven ME, Zierhut M. Spectral-domain-optical coherence tomography in uveitis. Ocul Immunol Inflamm. 2014; 22（6）:425–428.

[3] Pakzad-Vaezi K, Or C, Yeh S, Forooghian F. Optical coherence tomography in the diagnosis and management of uveitis. Can J Ophthalmol. 2014; 49（1）:18–29.

[4] Onal S, Tugal-Tutkun I, Neri P. P Herbort C. Optical coherence tomography imaging in uveitis. Int Ophthalmol. 2014;34（2）:401–435.

[5] Odrobina D, Michalewska Z, Michalewski J, Dzięgielewski K, Nawrocki J. Long-term evaluation of vitreomacular traction disorder in spectral-domain optical coherence tomography. Retina. 2011; 31（2）:324–331.

[6] Tranos PG, Wickremasinghe SS, Stangos NT, Topouzis F, Tsinopoulos I, Pavesio CE. Macular edema. Surv Ophthalmol. 2004; 49（5）:470–490.

[7] Gupta V, Gupta A, Dogra MR. Chapter 19. Inflammatory diseases of retina-choroid. In: Atlas optical coherence tomography of macular diseases and glaucoma. 4th ed. New Delhi: Jaypee-Highlights Medical Publishers; 2012. p. 458–540.

[8] Antcliff RJ, Stanford MR, Chauhan DS, Graham EM, Spalton DJ, Shilling JS, et al. Comparison between optical coherence tomography and

fundus fluorescein angiography for the detection of cystoid macular edema in patients with uveitis. Ophthalmology. 2000; 107(3):593–599.
[9] Markomichelakis NN, Halkiadakis I, Pantelia E, Peponis V, Patelis A, Theodossiadis P, et al. Patterns of macular edema in patients with uveitis: Qualitative and quantitative assessment using optical coherence tomography. Ophthalmology. 2004; 111（5）:946–953.
[10] Fardeau C, Champion E, Massamba N, LeHoang P. Uveitic macular edema. J Fr Ophtalmol. 2015; 38（1）:74–81.
[11] Shao EH, Menezo V, Taylor SR. Birdshot chorioretinopathy. Curr Opin Ophthalmol. 2014; 25（6）:488–494.
[12] Comander J, Loewenstein J, Sobrin L. Diagnostic testing and disease monitoring in birdshot chorioretinopathy. Semin Ophthalmol. 2011; 26（4–5）:329–336.
[13] Vitale AT, Graham E, de Boer JH. Juvenile idiopathic arthritis-associated uveitis: clinical features and complications, risk factors for severe course, and visual outcome. Ocul Immunol Inflamm. 2013; 21（6）:478–485.
[14] Oellers P, Jaffe GJ, Proia AD. Clinical-pathological correlation of Vogt-Koyanagi-Harada disease. JAMA Ophthalmol. 2016; 134（3）:343–345.
[15] Papakostas TD, Chee YE, Vavvas D. Posterior nodular scleritis. JAMA Ophthalmol. 2015; 133（1）:e141801.
[16] Magalhães FP, Lavinsky D, Rossi LV, Barbosa L, Moraes N. Sympathetic ophthalmia after penetrating keratoplasty: a case report evaluated by spectral-domain optical coherence tomography. Retin Cases Brief Rep. 2012;6（1）:11–15.
[17] D'Ambrosio E, Tortorella P, Iannetti L. Management of uveitis-related choroidal neovascularization: from the pathogenesis to the therapy. J Ophthalmol. 2014;2014:450428.
[18] Dhingra N, Kelly S, Majid MA, Bailey CB, Dick AD. Inflammatory choroidal neovascular membrane in posterior uveitis-pathogenesis and treatment. Indian J Ophthalmol. 2010;58（1）:3–10.
[19] Matsumoto Y, Haen SP, Spaide RF. The white dot syndromes. Compr Ophthalmol Updat. 2007; 8（4）:179–200.
[20] Gallagher MJ, Yilmaz T, Cervantes-Castañeda RA, Foster CS. The characteristic features of optical coherence tomography in posterior uveitis. Br J Ophthalmol. 2007;91（12）:1680–1685.
[21] Marsiglia M, Gallego-Pinazo R, Cunha de Souza E, Munk MR, Yu S, Mrejen S, et al. Expanded clinical spectrum of multiple evanescent white dot syndrome with multimodal imaging. Retina 2016;36（1）: 64–74.
[22] Mrejen S, Pang CE, Sarraf D, Goldberg NR, Gallego-Pinazo R, Klancnik JM, et al. Adaptive optics imaging of cone mosaic abnormalities in acute macular neuroretinopathy. Ophthalmic Surg Lasers Imaging Retina. 2014; 45（6）:562–569.
[23] Yasuno Y, Okamoto F, Kawana K, Yatagai T, Oshika T. Investigation of multifocal choroiditis with panuveitis by three-dimensional high-penetration optical coherence tomography. J Biophotonics. 2009;2（6–7）: 435–441.
[24] Jung JJ, Khan S, Mrejen S, Gallego-Pinazo R, Cunningham Jr ET, Freund KB, et al. Idiopathic multifocal choroiditis with outer retinal or chorioretinal atrophy. Retina. 2014;34（7）:1439–1450.
[25] Mrejen S, Gallego-Pinazo R, Wald KJ, Freund KB. Acute posterior multifocal placoid pigment epitheliopathy as a choroidopathy: what we learned from adaptive optics imaging. JAMA Ophthalmol. 2013; 131（10）:1363–1364.
[26] Mrejen S, Khan S, Gallego-Pinazo R, Jampol LM, Yannuzzi LA. Acute zonal occult outer retinopathy: a classification based on

multimodal imaging. JAMA Ophthalmol. 2014; 132（9）:1089–1098.

[27] Dolz-Marco R, Rodríguez-Ratón A, Hernández-Martínez P, Pascual-Camps I, Andreu-Fenoll M, Gallego-Pinazo R. Macular retinal and choroidal thickness in unilateral relentless placoid chorioretinitis analyzed by swept-source optical coherence tomography. J Ophthalmic Inflamm Infect. 2014; 4:24.

[28] Abu El-Asrar AM, Herbort CP, Tabbara KF. Differential diagnosis of retinal vasculitis. Middle East Afr J Ophthalmol. 2009;16（4）:202–218.

[29] Arantes TE, Matos K, Garcia CR, Silva TG, Sabrosa AS, Muccioli C. Fundus autofluorescence and spectral domain optical coherence tomography in recurrent serpiginous choroiditis: case report. Ocul Immunol Inflamm. 2011; 19（1）:39–41.

[30] Spaide RF, Goldberg N, Freund KB. Redefining multifocal choroiditis and panuveitis and punctate inner choroidopathy through multimodal imaging. Retina. 2013; 33（7）:1315–1324.

[31] Kim M, Kim H, Kwon HJ, Kim SS, Koh HJ, Lee SC. Choroidal thickness in Behcet's uveitis: an enhanced depth imaging-optical coherence tomography and its association with angiographic changes. Invest Ophthalmol Vis Sci. 2013; 54:6033–6039.

[32] Ishikawa S, Taguchi M, Muraoka T, Sakurai Y, Kanda T, Takeuchi M. Changes in subfoveal choroidal thickness associated with uveitis activity in patients with Behçet's disease. Br J Ophthalmol. 2014; 98:1508–1513.

[33] Zarranz-Ventura J, Sim DA, Keane PA, Patel PJ, Westcott MC, Lee RW, et al. Characterization of punctate inner choroidopathy using enhanced depth imaging optical coherence tomography. Ophthalmology. 2014; 121:1790–1797.

[34] Sakata VM, da Silva FT, Hirata CE, Takahashi WY, Costa RA, Yamamoto JH. Choroidal bulging in patients with Vogt-Koyanagi-Harada disease in the non-acute uveitic stage. J Ophthalmic Inflamm Infect. 2014; 4:1–6.

[35] Güngör SG, Akkoyun I, Reyhan NH, Yeşilırmak N, Yılmaz G. Choroidal thickness in ocular sarcoidosis during quiescent phase using enhanced depth imaging optical coherence tomography. Ocul Immunol Inflamm. 2014; 22:287–293.

[36] da Silva FT, Sakata VM, Nakashima A, Hirata CE, Olivalves E, Takahashi WY, et al. Enhanced depth imaging optical coherence tomography in long-standing Vogt-Koyanagi-Harada disease. Br J Ophthalmol. 2013; 97:70–74.

（黄　亮　刘康成　译）

第十七章

扫频光源光学相干断层扫描和SS-OCTA在中心性浆液性脉络膜视网膜病变、息肉状脉络膜血管病变，以及一些罕见病例中的应用

17.1 中心性浆液性脉络膜视网膜病变

中心性浆液性脉络膜视网膜病变（central serous chorioretinopathy, CSC）（图17-1，图17-2）表现为浆液性视网膜脱离，最常见于年轻男性。Gass怀疑脉络膜血管异常是导致该种疾病的主要原因，吲哚菁绿血管造影结果证实了他的怀疑。

在可疑的病例中，脉络膜厚度对区分CSC和年龄相关性黄斑变性（AMD）是至关重要的。脉络膜始终增厚的是CSC（图17-1，双箭头），而AMD患者的脉络膜则很薄。这表明CSC可能与脉络膜静水压的增高有关。由于该病在大多数情况下是自限性的，常见的处理方式是观察急性病例约3个月。

CSC的治疗仍在讨论中。激光光凝术后脉络膜厚度没有变薄，但在光动力疗法（PDT）后恢复正常。从理论上讲，PDT应该只阻塞脉络膜毛细血管而不影响深层脉络膜血管。然而，Izumi等的报道中，PDT治疗后常见脉络膜大血管直径的减小。

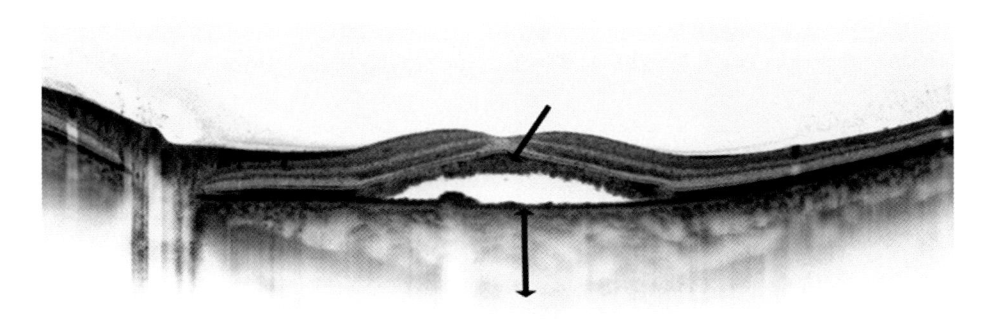

图17-1 扫频光学相干断层扫描（SS-OCT）下的中心性浆液性脉络膜视网膜病变。此图像呈现长期CSC，光感受器延长（顶部箭头）。脉络膜始终增厚（双箭头）

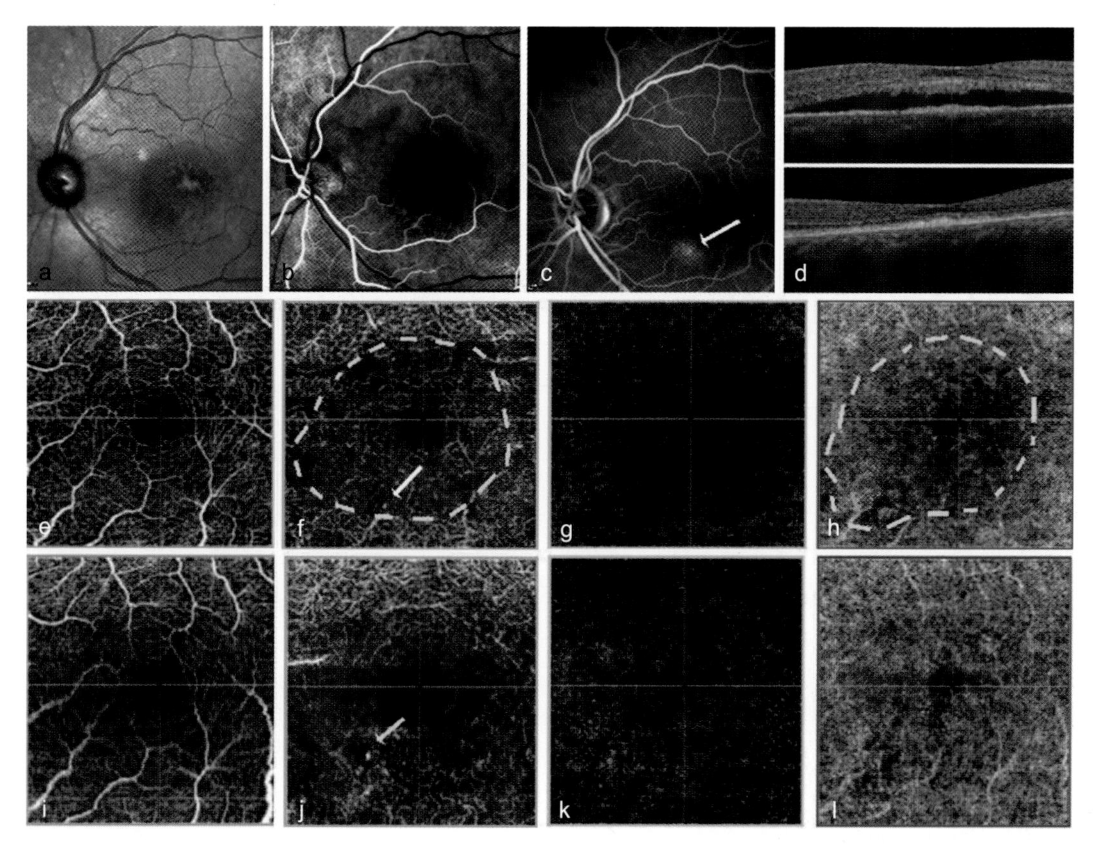

图 17-2 中心性浆液性脉络膜视网膜病变。(a,b,c)激光扫描检眼镜和荧光血管造影提示有液体淤积。箭头处所指为荧光血管造影早期阶段可见激光斑点。(d)SS-OCT 激光光凝术前与术后对比。请注意，激光光凝术后脉络膜厚度没有改变。中间行，扫频光学相干断层扫描血管成像术（SS-OCTA）与荧光血管造影术同一天进行。从左到右的中间行分别为（e）浅表视网膜血管；(f）深层视网膜血管（白色箭头表示激光斑，对应于荧光素血管造影的早期阶段，血管可见度降低的中心区域，用黄线标记，对应于浆液性视网膜脱离）;(g）无血管视网膜色素上皮细胞；(h）脉络膜血管呈现一个低反应中心区域，对应于浆液性视网膜脱离（黄线），另外还有血管扩张（绿色箭头），可能发生渗漏，在低反射点（红色箭头），可能是渗出部位。请注意，在频域 OCTA 上渗漏点很少能观察到。最后一行，激光光凝术后 SS-OCTA 图像。从左开始分别为：(i）浅表视网膜血管；(j）深层视网膜血管（黄色箭头表示激光斑）;（k）无血管视网膜色素上皮细胞；(l）脉络膜血管

17.2 息肉样脉络膜血管病变

息肉样脉络膜血管病变见图 17-3。

17.3 罕见病例的 SS-OCT 和 SS-OCTA 成像

罕见病例的 SS-OCT 和 SS-OCTA 成像见图 17-4 ～图 17-10。

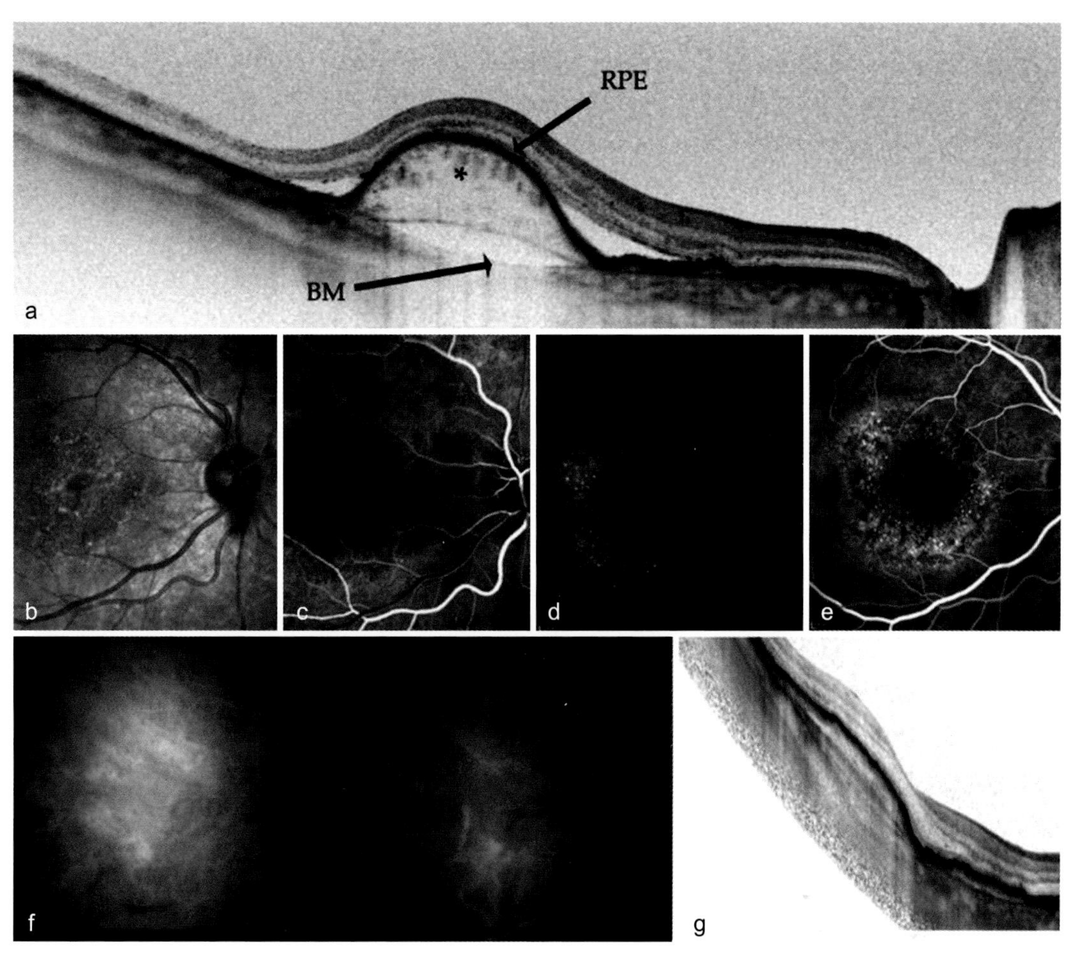

图 17-3　息肉样脉络膜血管病变。(a) SS-OCT 图像显示双边征——PCV 的典型特征。视网膜色素上皮细胞（RPE）好像被分成两层，而事实上我们可以看到 RPE 和 Bruch 膜（BM)。PCV 的另一个特征是息肉样病变充满中等强度的物质（*)。(b ~ e)，荧光素血管造影图像。(f) 为此患者行光动力治疗后的 SS-OCT 图像。(g) 吲哚菁绿血管造影图像

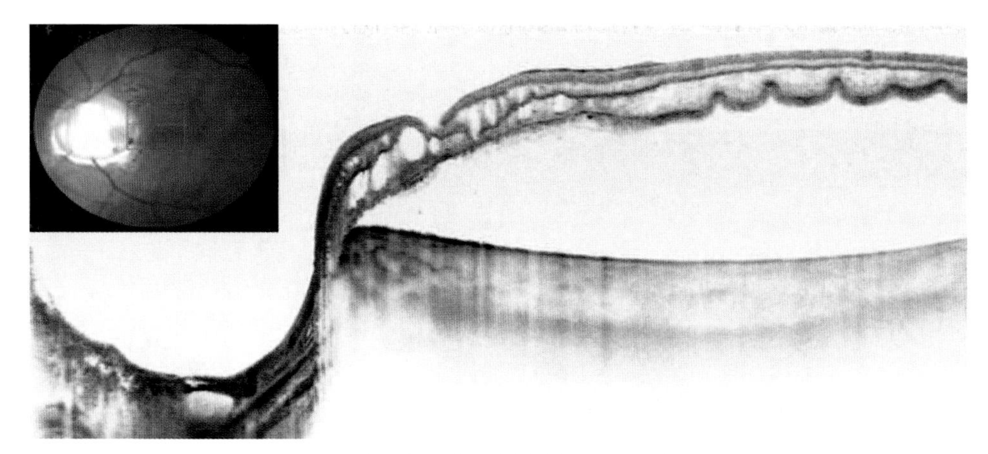

图 17-4　SS-OCT 中的牵牛花症

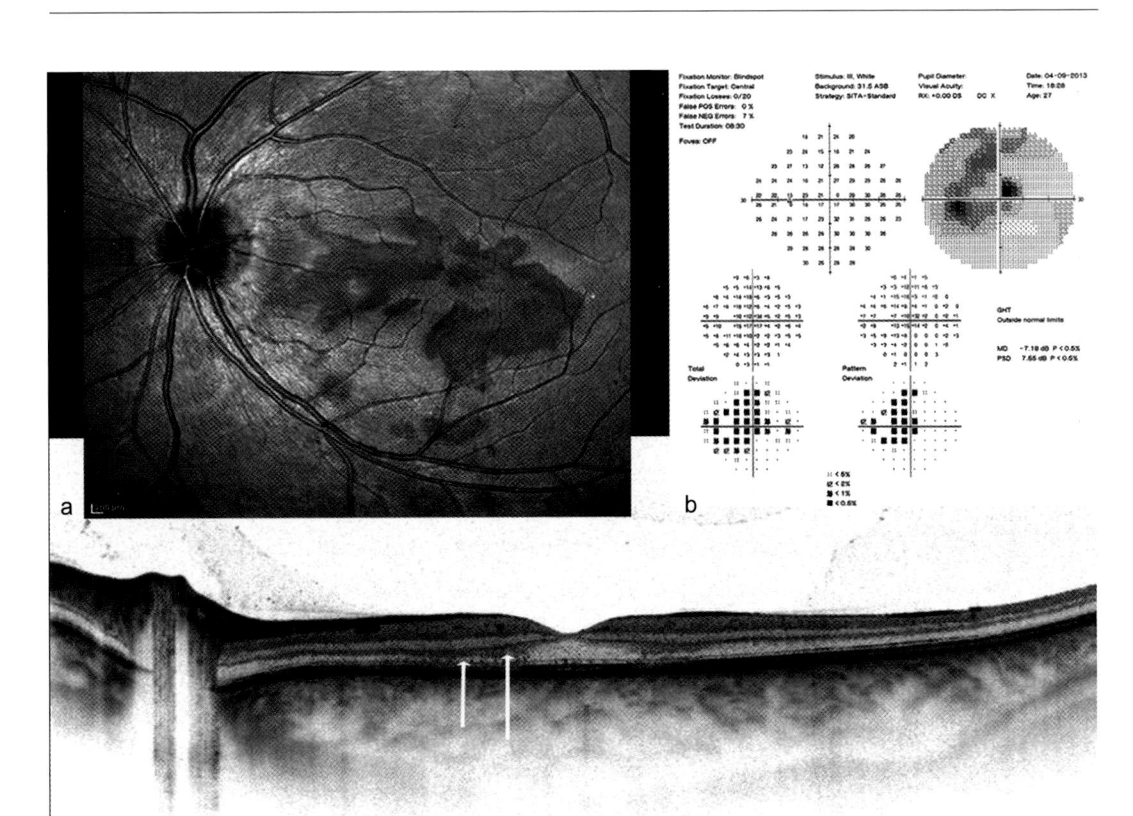

图 17-5 急性黄斑区神经视网膜病变。(a) 激光扫描检眼镜图像。(b) 视野。(c) SS-OCT 图像。箭头指示外丛状层变形

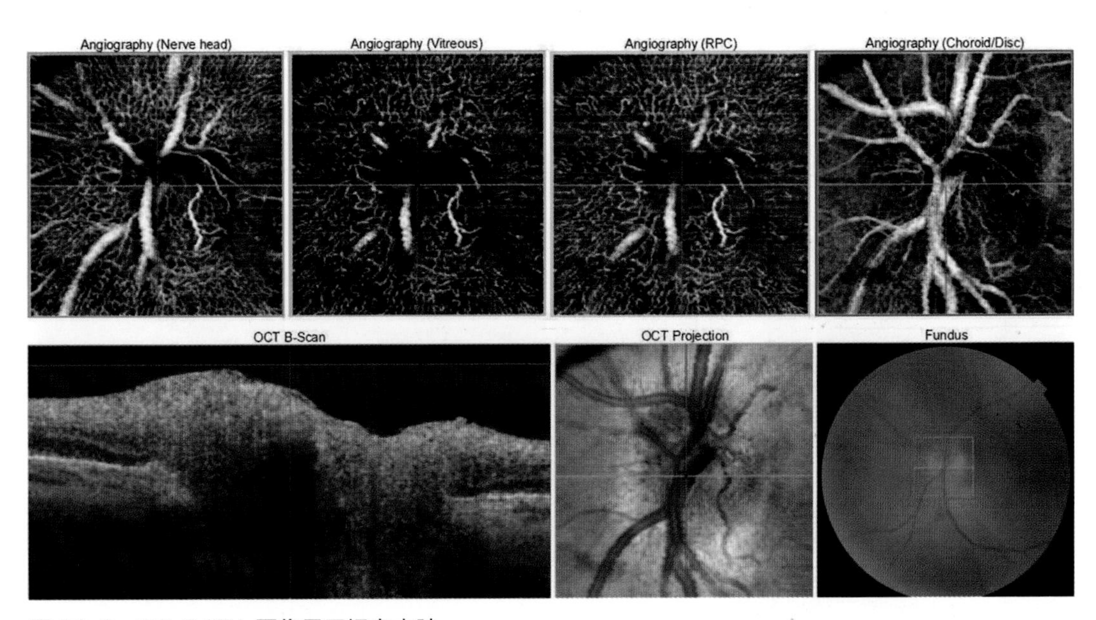

图 17-6 SS-OCTA 图像显示视盘水肿

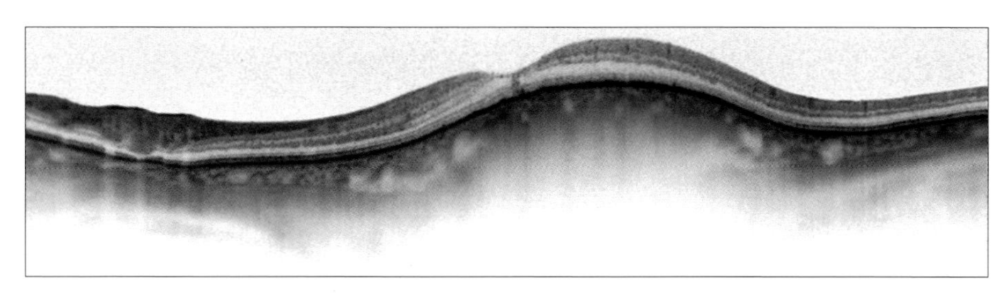

图 17-7 质子治疗后中心凹下方的黑色素瘤

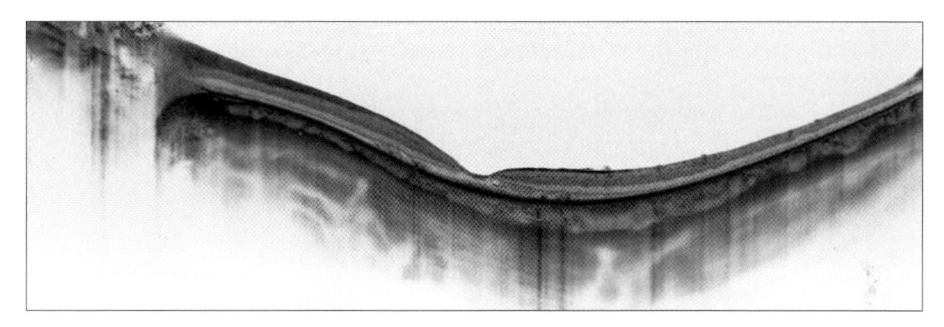

图 17-8 视网膜色素变性。外部限制膜和光感受器在中心凹中可见，但在外周减少。脉络膜变薄

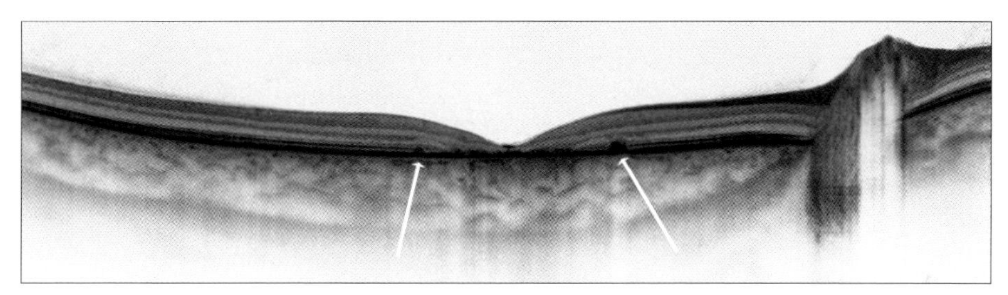

图 17-9 Stargardt 病。光感受器和外部限制膜在中心凹处不存在而在外周可见。箭头处表示光感受器的出现至消失的边缘。脉络膜厚度正常

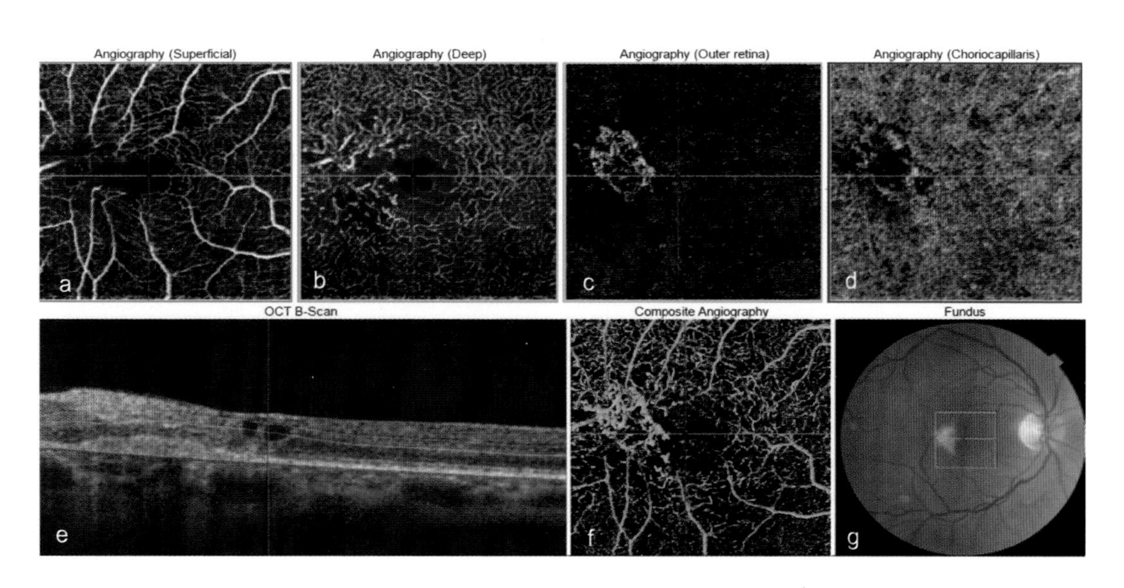

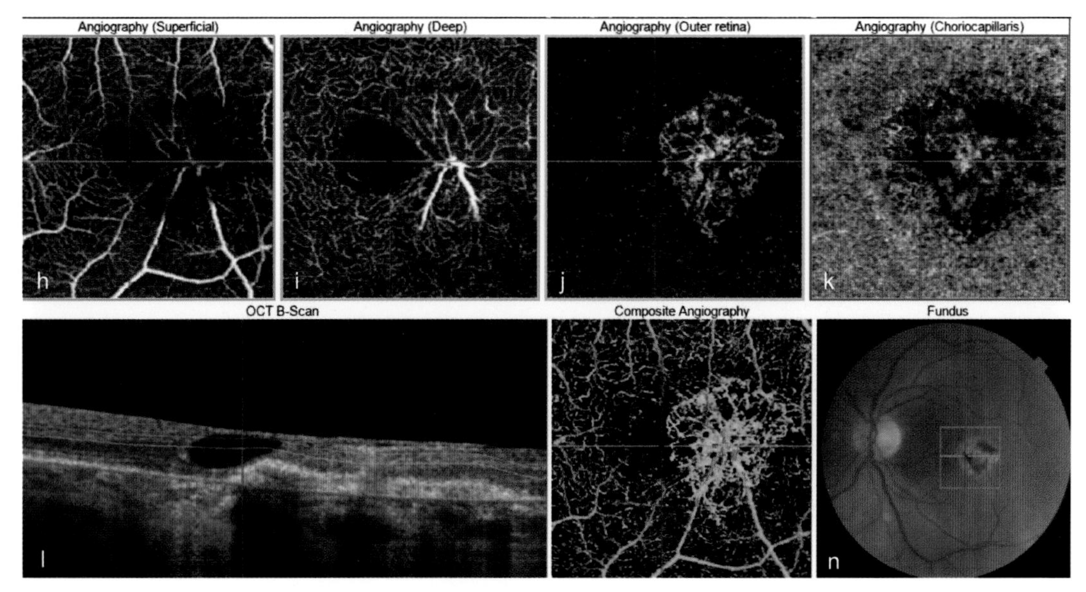

图 17-10 SS-OCTA 中的双侧黄斑毛细血管扩张

参考文献

[1] Gass JD. Pathogenesis of disciform detachment of neuroepithelium.Am J Ophthalmol. 1967; 63:1–139.

[2] Piccoline FC, Borgia L. Central serous chorioretinopathy and indocyanine green angiography. Retina. 1994; 14:231–242.

[3] Imamura Y, Fujiwara T, Margolis R, Spaide RF. Enhanced depthimaging optical coherence tomography of the choroid in centralserous chorioretinopathy. Retina. 2009; 29（10）: 1469–1473.

[4] Izumi T, Koizumi H, Maruko I, Takahashi Y, Sonoda S, Sakamoto T, Iida T. Structural analyses of choroid after half-dose verteporfin. photodynamic therapy for central serous chorioretinopathy. Br J Ophthalmol. 2016. pii: bjophthalmol-2016-308921. doi:10.1136/bjophthalmol-2016-308921. [Epub ahead of print].

[5] Feucht N, Maier M, Lohmann CP, Reznicek L. OCT angiography findings in acute central serous chorioretinopathy. Ophthalmic Surg Lasers Imaging Retina. 2016; 47（4）:322–327.

[6] Costanzo E, Cohen SY, Miere A, Querques G, Capuano V, Semoun O, et al. Optical coherence tomography angiography in central serous chorioretinopathy. J Ophthalmol. 2015; doi: 10.1155/2015/134783.

[7] St Martin JM, Rodman J, Pizzimenti JJ, Duchnowski E. The “double-layer sign”: in vivo imaging of polypoidal choroidal vasculopathy. Optom Vis Sci. 2013; 90（12）: e293–300.

（袁　晴　译）

第十八章

扫频光源光学相干断层扫描和青光眼

青光眼是全球致盲的主要疾病之一。它是一种进行性视神经病变，伴有视盘特有的视网膜神经节细胞损伤和伴随的视野丧失。对于青光眼的诊断和随访，视网膜结构的评估已变得更加重要。光学相干断层扫描（OCT）在临床上的应用有助于更好地理解青光眼及进行疾病的管理。使用 OCT 评估视网膜神经纤维层（RNFL）结构的损伤已成为青光眼诊断和随访的关键部分。最新一代的扫频 OCT（SS-OCT），以增强视盘深层结构和视盘旁结构如筛板（LC）和脉络膜的可视化，被认为在青光眼发病机制的研究中发挥着重要的作用。

18.1 眼后段成像

由于两种不同影像学成像技术，即增强型深度成像 OCT（EDI-OCT）和扫描光源 OCT（SS-OCT）的发展，使得眼部深层结构的可视化得到了明显提高。Spaide 等首先在 2008 年报道了 EDI-OCT 技术以改善对眼后部结构的可视化。利用这项技术，频域 OCT（SD-OCT）设备通过将深层结构尽量接近零平面使得更深层次的眼球结构图像可视化。使用 EDI-OCT 获取的图像可以更好地观察脉络膜结构，并可以精确测量脉络膜厚度。

新一代高穿透 OCT——SS-OCT，具有更长的中心波长（1040 ～ 1060nm 而不是 840nm），可改善对组织的穿透能力，并可更好地观察脉络膜等深部眼结构。

由于这种成像技术的波长较长，在光感受器和视网膜色素上皮层的光散射和吸收能力受到限制。Miki 等使用主观分级系统比较这两种成像技术，表明这两种方法都可用于评估视盘深层结构和视盘旁的深层结构。EDI-OCT 和 SS-OCT 都能显示眼前壁组织表面情况。EDI-OCT 图像中平均可见性评分为 1.04，SS-OCT 图像中为 1.02。与 SS-OCT 图像（平均可见性评分分别为 1.52、2.62 及 2.13）相比，在 EDI-OCT 图像中，前部板层边界（1.33）、后部板层边界（2.10）和层状孔隙（1.99）的平均可见性得分显著更好。而与 EDI-OCT 巩膜内血管（2.82）和脉络膜图像（1.47）相比，SS-OCT 图像（分别是 2.26 和 1.02）的平均可见性得分更好。

SS-OCT 中使用的较长波长的光使得图像不易被脉络膜和巩膜散射以及被视网膜色素上皮和脉络膜吸收。Park 等比较在近视性青光眼患者中使用 EDI-OCT 和 SS-OCT 确定巩膜后缘和 LC 的测量能力。在使用 EDI-OCT 的受试者眼中，31％的可见巩膜的后边界，而使用 SS-OCT 的眼可视化为 53％。EDI-OCT 和 SS-OCT 在高度近视眼中对巩膜成像的能力没有区别。由于 SS-OCT 扫描窗口的宽度和深度较长，因此可以显示整个后极部的巩膜。对 LC 后缘的检出率，EDI-OCT（75％）和 SS-OCT（81％）接近。据报道，使用 EDI-OCT 和 SS-OCT 评估中央凹下脉络膜厚度的观察者组内相关系数（ICC）分别为 0.925（95％ *CI*，0.846 ～ 0.963）和 0.929（95％ *CI*，0.862 ～ 0.971），用于观察中央凹下巩膜厚度，使用 EDI-OCT 和 SS-OCT 的 ICC 分别是 0.890（95％ *CI*,0.742 ～ 0.908）和 0.897（95％ *CI*，0.863 ～ 0.911）；EDI-OCT 和 SS-OCT 测量筛板厚度分别是 0.906（95％ *CI*，0.890 ～ 0.921）和 0.907（95％ *CI*，0.895 ～ 0.930）。对于中央凹下脉络膜厚度，系统间 ICC 为 0.936（95％ *CI*，0.936 ～ 0.978）；中央凹下巩膜厚度为 0.769（95％ *CI*，0.710 ～ 0.854）；筛板厚度则为 0.900（95％ *CI*，0.887 ～ 0.917）。

18.1.1 筛板成像

视网膜神经节细胞的轴突在穿过 LC 之前会聚集形成视盘的神经视网膜边缘，LC 是多孔结缔组织为特征的视盘处的巩膜结构。目前推测 LC 可以为视盘深部区域内的这些视神经纤维提供机械支持。在青光眼疾病中，LC 出现变形和压缩使得结构变薄。LC 孔的形状和大小变化也与疾病的进展有关。总体而言，LC 的变形可能阻碍轴浆流动，破坏对视网膜神经节细胞存活重要营养因子的转运。因此，LC 中结构的改变可能在青光眼的神经元死亡发病机制中起着重要作用。此外，从生物力学角度来看，LC 代表眼球球形结构中的不连续性，这使其更容易受到青光眼中高眼压压力应激的影响。因此，了解影响 LC 结构的因素将进一步阐明青光眼的发病机制。

以局灶性丢失和一般形态学改变为特征的具体影像学图像可能为推测轴索损伤的青光眼发病机制提供应用价值。一项使用 EDI-OCT 评估青光眼局灶性 LC 缺陷的研究报道，在 38 例青光眼患者中，有 34 例出现了各种形状的局灶性 LC 缺陷，而健康眼则无此现象。层状插入的改变是最常见的缺陷类型（59％）。同时阐明局灶性 LC 缺陷与视野（VF）缺陷具有良好的结构 - 功能一致关系。局灶性 LC 缺损在 LC 的上半部或下半部的位置对应于视觉半球结果，在图形偏差图中具有较大的灵敏性损失。研究人员报道，局灶性 LC 缺损的面积与年龄控制之前（$P = 0.003$）和之后（$P = 0.002$）的 VF 平均偏差（MD）显著相关。然而，对 LC 的详细研究需要先对其解剖结构进行准确的可视化。目前已开发出的 SS-OCT 可以增强包括 LC 在内的后部眼结构的可视化。

人类早期的青光眼尸检分析已显示出

LC 的形态学发生了改变，如层状插入的后位移。最近使用 SS-OCT 进行眼后段成像的技术发展使得可以在体内就评估 LC 结构的情况。最近研究表明，与健康对照组相比，前部 LC 插入的位置在原发性开角型青光眼（POAG）的眼中更靠后。在另一项研究中，SS-OCT 已被用于证明与年龄进行匹配的健康眼相比，POAG 眼中的外周 LC 位置更靠后。而且发现垂直外周 LC 比水平外周的 LC 位于更前侧，并且 POAG 眼的垂直 - 水平周边 LC 深度差异显著大于健康对照组。该研究者认为与水平子午线相比，青光眼中垂直子午线中的外周 LC 可能随眼压（IOP）升高而受压增加。

局灶性 LC 缺损也被证明与青光眼性视神经病变有关。Takayama 等研究表明三维 SS-OCT 的体积再定位也是鉴别局灶性全层 LC 缺损的常用方法。局灶性全层 LC 缺损显示为低反射斑点，但比层状孔隙尺寸更大，反射率更低，在连续 B 图像上的高反射 LC 中显示出全层缺损。分析了两种类型的全层 LC 缺陷：椎板腔和椎板剥离。LC 缺损在空间上与青光眼局限性病变（神经视网膜边缘变薄，局限性 RNFL 缺损，视盘旁异常的 RNFL 和视盘出血）的临床征象相对应。

在多因素 logistic 回归分析中，LC 缺损与之前或同时存在的视盘出血及较长的眼轴长度显著相关。Kim 等发现局灶性 LC 缺损在有视盘出血的眼中比在没有视盘出血的眼中更常见（80.6%：39.7%）。并且 LC 缺损也显示出与视盘出血有着显著的空间相关关系（62.1%）。

Miki 等发现，LC 缺损与青光眼及高度近视眼性青光眼的相应视野损伤相关。在没有任何青光眼性视神经病变迹象的高度近视眼中，也会出现 LC 缺损。这些 LC 缺损是否与青光眼有病理学关联尚不清楚。由于近视眼中的 LC 缺损可能是青光眼的早期征兆，对于青光眼和近视患者的 LC 评估显得尤为重要。

Omodaka 等开发了一种新型软件来测量 SS-OCT 视盘扫描图像的有效区域内的 LC 的平均厚度。使用此软件可以同步重建 B 面和表层图像并同时达到可视化。LC 的前边界被定义为凹陷在图像中变得可见，后边界则是图像上凹陷不再可见。使用这种定义 LC 外部边界的方法测量 LC 厚度发现结果的高度可重复性并且与青光眼的严重性相关。研究人员报道的 LC 厚度测量值的变异相关系数为 5.1%。LC 厚度和视盘周围 RNFL 厚度显示密切相关（0.64，$P < 0.01$）。

SS-OCT 可以很好地观察前部 LC，而 LC 后部边界在许多眼中仍然不能清晰可见（图 18-1 ～图 18-3）。

18.1.2　脉络膜成像

脉络膜是视网膜和巩膜之间的血管网状结构，在眼部新陈代谢、体积调节和温度控制中起着至关重要的作用。脉络膜的异常与某些眼病相关，尤其是在视网膜病变的病理生理学上。此外，脉络结构和功能的变化也被推测在青光眼的发生发展中起作用。然而对这种结构的研究最近在尸

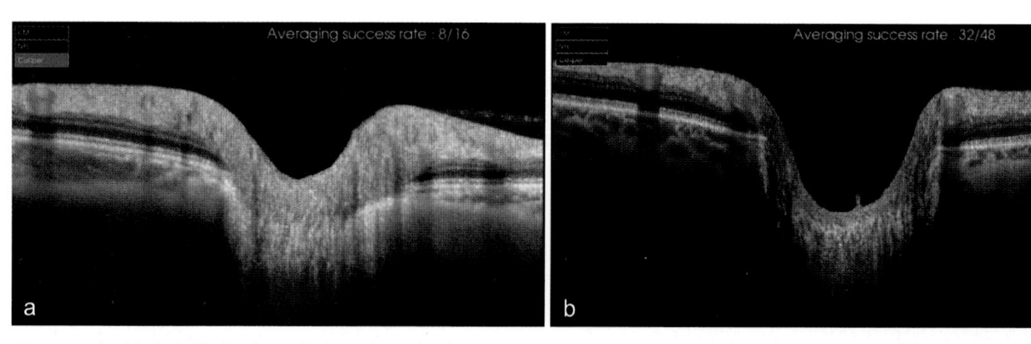

图 18-1　健康个体（a）和青光眼患者（b）的视盘的 SS-OCT 扫描图像。可以看到筛板的前部和（某种程度）后部边界

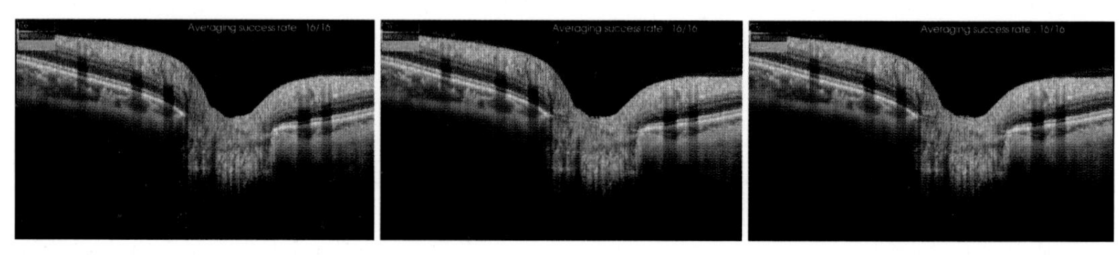

图 18-2　健康眼视盘的 SS-OCT 扫描图像。两名技术员独立使用手动校准来测量筛板的深度。目前，没有自动分层技术可用于此测量

体解剖研究和超声波研究中受到了限制。关于脉络膜的变化和疾病进展过程因果关系的一个重要不确定因素就来自于这些方法测量的精度和敏感性的缺乏。

使用 SS-OCT 的成像技术已经被证明可以增强对脉络膜的可视化（图 18-4）。SS-OCT 在对脉络膜和视网膜厚度的测量效果已经得到了证明。对脉络膜和视网膜厚度的自动测量已被证明是高度可重复的，并同时评估了该设备的频率和人工误差类型。

最常见的图像误差是由眨眼引起的信号丢失。其他出现的人工偏差还包括分段错误和运动伪差等。SS-OCT 同时被用于测量健康和青光眼中的脉络膜厚度。年龄增长、眼轴长度的增长以及变薄的脉络膜厚度之间存在相关关系也得到了描述。在考虑年龄和轴向长度的差异后，青光眼和脉络膜厚度之间没有发现联系。使用 SS-OCT 评估饮水测试后脉络膜的厚度。饮水试验已被用于估计 IOP 波动中峰值的大小，包括在 5 ～ 15min 摄入 1000ml 水。在饮水试验后，视盘周围及黄斑处脉络膜的厚度和体积都出现了显著增加，具有统计学意义。然而，这种现象的临床意义很小，不能解释观察到的 IOP 升高的原因。

为了确定脉络膜是否在青光眼疾病进展中发挥作用，需要进行队列研究来评估脉络膜的变化与青光眼进展之间的关系。

18.1.3　视网膜神经纤维层成像

目前普遍认为，与 SD-OCT 相比，用 SS-OCT 评估 RNFL 参数没有更多的优势，因此对于 SS-OCT 在这方面的应用并没有

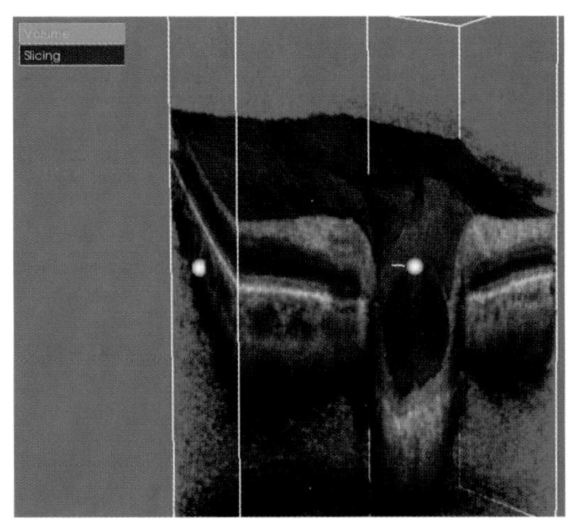

图 18-3　青光眼患者视盘的三维 SS-OCT 扫描图像。使用裁切功能可以暴露特定的相关区域

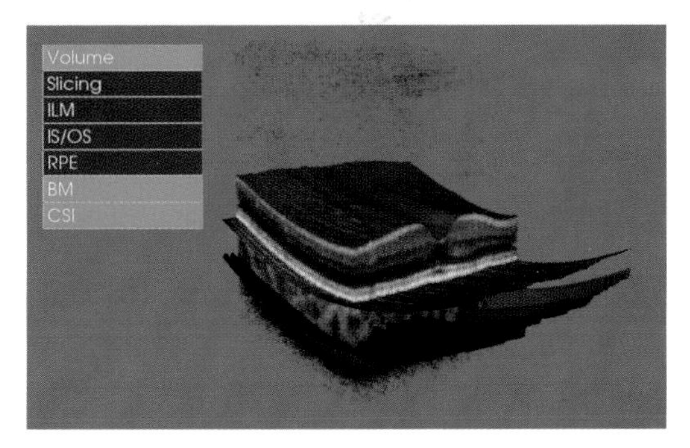

图 18-4　对黄斑区的三维 SS-OCT 扫描图像，显示了视网膜和脉络膜结构。这些彩色的线代表了对脉络膜的自动分割情况

受到太多的关注。Yang 等通过评估 SS-OCT 测量 RNFL 的效果来区分青光眼和健康眼。评估了广角和视盘周围的 RNFL 厚度。由 SS-OCT 测量的 RNFL 厚度的诊断精确度与 SD-OCT 的测量结果相似。该小组还利用 SS-OCT 对其测量黄斑神经节细胞和内丛状层的诊断能力进行了分析。与健康眼相比，青光眼患者中黄斑神经节细胞复合体（mGCC）和黄斑神经节细胞内丛状层（mGCIPL）的厚度明显降低。在对青光眼环视盘周围的 RNFL 测量中，SS-OCT 和 SD-OCT 的参数诊断精确度均显示出相似的能力。对于早期青光眼也表现出良好的诊断价值。

18.2　眼前段成像

对前房角的评估是青光眼治疗和诊断的重要组成部分。尽管房角镜仍然是目前观察房角结构的临床诊断金标准，前段光学相干断层扫描（AS-OCT）也已应用于前房角的评估中。该成像技术可以获得前房角的客观和重复测量值，并在监测房角关闭时提高了诊断性能。

通常使用巩膜突作为评价房角的参考点。用于评价房角的参数包括房角开放距离、小梁网和虹膜的角度、房角隐窝面积和小梁网虹膜之间的空间面积，以巩膜突为依据点进行了评估。使用时域 AS-OCT 并不能总是观察到巩膜突。使用 Casia SS-OCT（Tomey, Nagoya, Japan），McKee 等在 HD 扫描图像中，检查了所有象限，有 95% 的人能观测到巩膜突。除了巩膜突外，Schwalbe 线和 Schlemm 管也均可以被观察到。图像的视觉效果受到扫描位置和扫描密度的影响：在鼻侧和颞侧象限中获得的高清扫描图像与在上、下象限通过 LD 扫描获得的图像相比具有更高的可视化。用 SS-OCT 将巩膜突和 Schwalbe 线同时进行可视化，从而能够测量小梁网的长度。这可以提高对房角测量的精确度，并监测房角关闭。

使用 SS-OCT 测量前房角的结果变异度较低。Liu 等测量了 4 个象限的房角开放距离、小梁网虹膜之间的空间面积以及小梁网和虹膜的角度，并发现所有参数的内部相关系数≥0.83。虹膜厚度、扫描位置、房角尺寸和眼轴长度与房角测量的方差增加有关，但总体来说SS-OCT用于评估和测量前房角是值得信赖的。

周边前粘连（PAS）是虹膜周边和角膜之间的粘连，可以在不同形式的闭角型青光眼中找到。SS-OCT的快速扫描速度可以获得房角的多个高分辨率的横截面图像，以及对PAS的评价。Lai等使用SS-OCT来评估在闭角型青光眼患者中PAS的面积及程度。对PAS面积及相关程度的测量是可重复的。在OCT图像中，通过改变光照条件，可以对房角粘连及房角关闭进行辨别：在黑暗条件下，房角关闭者房角处于闭合状态，在光线打开时，房角则打开，而在房角粘连中，房角始终是关闭的。

使用OCT对PAS进行评估比房角镜更有优势，因为它是一种非接触方法，并能对PAS提供精确的定量测量。这些测量方法可以用来监测PAS随时间的进展情况。另一组评估了使用SS-OCT监测具有浅周边房角的虹膜小梁网接触（ITC）情况，并将结果与超声生物显微镜（UBM）所获得的结果进行了比较。使用SS-OCT评估浅周边房角眼中ITC、PAS及同时存在的房角关闭发生情况，在光照条件下与UBM相比，发生率显著更高。使用SS-OCT评估的ITC范围在黑暗中比在光照中明显更大。在光照条件下，PAS阳性的眼比PAS阴性的眼具有更大的ITC范围。

SS-OCT的高扫描速度也有助于更完整地使虹膜成像及用于对虹膜体积的测量，与时域OCT相比。Mak等使用SS-OCT测量虹膜体积，并分析了虹膜体积与原发闭角型青光眼之间的关系，发现较大的虹膜体积与较小的房角宽度、较小的瞳孔直径及较小的前房容积和较长的眼轴长度有关。在药物散瞳后，平均虹膜体积显著减少，与房角状态无关（房角闭合、POAG和正常眼）。从光亮到黑暗的过程中，19.4%的房角闭合眼，16.7%的正常眼和19.4%的POAG均显示了虹膜体积的增加。使用SS-OCT测量虹膜可以为更好地了解闭角型青光眼的病理生理学提供有用的信息。

总结

总而言之，SS-OCT有可能在对青光眼的结构变化的观察中提供重要的信息。同时需要更多的纵向数据来评估其与SD-OCT在青光眼的诊断和治疗中的效用。

参考文献

[1] Resnikoff S, Pascolini D, Etya'ale D, Kocur I, Pararajasegaram R, Pokharel GP, et al. Global data on visual impairment in the year 2002. Bull World Health Organ. 2004; 82（11）:844–851. Epub 2004 Dec.

[2] Weinreb RN, Khaw PT. Primary open-angle glaucoma. Lancet. 2004; 363（9422）:1711–1720.

[3] Leung CK. Diagnosing glaucoma progression with optical coherence tomography. Curr Opin

Ophthalmol. 2014; 25（2）:104–111.
[4] Quigley HA, Addicks EM. Regional differences in the structure of the lamina cribrosa and their relation to glaucomatous optic nerve damage. Arch Ophthalmol. 1981; 99（1）:137–143.
[5] Banitt M. The choroid in glaucoma. Curr Opin Ophthalmol. 2013; 24（2）:125–129.
[6] Spaide RF, Koizumi H, Pozzoni MC. Enhanced depth imaging spectral-domain optical coherence tomography. Am J Ophthalmol. 2008; 146（4）:496–500.
[7] Margolis R, Spaide RF. A pilot study of enhanced depth imaging optical coherence tomography of the choroid in normal eyes. Am J Ophthalmol. 2009; 147（5）:811–815.
[8] Yasuno Y, Hong Y, Makita S, Yamanari M, Akiba M, Miura M, et al. In vivo high-contrast imaging of deep posterior eye by 1-microm swept source optical coherence tomography and scattering optical coherence angiography. Opt Express. 2007; 15（10）:61.
[9] Unterhuber A, Povazay B, Hermann B, Sattmann H, Chavez-Pirson A, Drexler W. In vivo retinal optical coherence tomography at 1040nm-enhanced penetration into the choroid. Opt Express. 2005; 13（9）:3252–3258.
[10] Chen Y, Burnes DL, de Bruin M, Mujat M, de Boer JF. Three dimensional pointwise comparison of human retinal optical property at 845 and 1060nm using optical frequency domain imaging. J Biomed Opt. 2009; 14（2）:024016.
[11] Miki A, Ikuno Y, Jo Y, Nishida K. Comparison of enhanced depth imaging and high-penetration optical coherence tomography for imaging deep optic nerve head and parapapillary structures. Clin Ophthalmol. 2013; 7:1995–2001.
[12] Park HY, Shin HY, Park CK. Imaging the posterior segment of the eye using swept-source optical coherence tomography in myopic glaucoma eyes: comparison with enhanced-depth imaging. Am J Ophthalmol. 2014; 157（3）:550–557.
[13] Grytz R, Meschke G, Jonas JB. The collagen fibril architecture in the lamina cribrosa and peripapillary sclera predicted by a computational remodeling approach. Biomech Model Mechanobiol. 2011; 10（3）:371–382.
[14] Radius RL. Regional specificity in anatomy at the lamina cribrosa. Arch Ophthalmol. 1981; 99（3）:478–480.
[15] Radius RL, Gonzales M. Anatomy of the lamina cribrosa in human eyes. ArchOphthalmol. 1981; 99（12）:2159–2162.
[16] Tezel G, Trinkaus K, Wax MB. Alterations in the morphology of lamina cribrosa pores in glaucomatous eyes. Br J Ophthalmol. 2004; 88（2）:251–256.
[17] Miller KM, Quigley HA. Comparison of optic disc features in low tension and typical open-angle glaucoma. Ophthalmic Surg. 1987; 18（12）:882–889.
[18] Fontana L, Bhandari A, Fitzke FW, Hitchings RA. In vivo morphometry of the lamina cribrosa and its relation to visual field loss in glaucoma. Curr Eye Res. 1998; 17（4）:363–369.
[19] Quigley HA. Glaucoma. Lancet. 2011; 377（9774）:1367–1377.
[20] Burgoyne CF. A biomechanical paradigm for axonal insult within the optic nerve head in aging and glaucoma. Exp Eye Res. 2011; 93（2）:120–132.
[21] Downs JC, Roberts MD, Sigal IA. Glaucomatous cupping of the lamina cribrosa: a review of the evidence for active progressive remodeling as a mechanism. Exp Eye Res. 2011; 93（2）:133–140.
[22] Kiumehr S, Park SC, Syril D, Teng CC, Tello C, Liebmann JM, Ritch R. In vivo evaluation of focal lamina cribrosa defects in glaucoma. Arch Ophthalmol. 2012; 130（5）:552–559.
[23] Quigley HA, Addicks EM, Green WR,

Maumenee AE. Optic nerve damage in human glaucoma. II. The site of injury and susceptibility to damage. Arch Ophthalmol. 1981; 99（4）:635–649.

[24] Lee KM, Kim TW, Weinreb RN, Lee EJ, Girard MJ, Mari JM. Anterior lamina cribrosa insertion in primary open-angle glaucoma patients and healthy subjects. PLoS One. 2014; 9（12）: e114935.

[25] Kim YW, Kim DW, Jeoung JW, Kim DM, Park KH. Peripheral lamina cribrosa depth in primary open-angle glaucoma: a swept- source optical coherence tomography study of lamina cribrosa. Eye（Lond）. 2015; 29（10）:1368–1374.

[26] Takayama K, Hangai M, Kimura Y, Morooka S, Nukada M, Akagi T, et al. Three-dimensional imaging of lamina cribrosa defects in glaucoma using swept-source optical coherence tomography. Invest Ophthalmol Vis Sci. 2013; 54（7）:4798–4807.

[27] Kim YK, Park KH. Lamina cribrosa defects in eyes with glaucomatous disc haemorrhage. Acta Ophthalmol. 2015; doi: 10.1111/aos.12903.

[28] Miki A, Ikuno Y, Asai T, Usui S, Nishida K. Defects of the lamina cribrosa in high myopia and glaucoma. PLoS One. 2015; 10（9）: e0137909.

[29] Omodaka K, Horii T, Takahashi S, Kikawa T, Matsumoto A, Shiga Y, et al. 3D evaluation of the lamina cribrosa with swept-source optical coherence tomography in normal tension glaucoma. PLoS One. 2015; 10(4):e0122347.

[30] Spaide RF. Age-related choroidal atrophy. Am J Ophthalmol. 2009; 147（5）:801–810.

[31] Imamura Y, Fujiwara T, Margolis R, Spaide RF. Enhanced depth imaging optical coherence tomography of the choroid in central serous chorioretinopathy. Retina. 2009; 29(10):1469–1473.

[32] Haefliger IO, Flammer J, Luscher TF. Heterogeneity of endothelium-dependent regulation in ophthalmic and ciliary arteries. Invest Ophthalmol Vis Sci. 1993; 34(5):1722–1730.

[33] Hayreh SS. Blood supply of the optic nerve head and its role in optic atrophy, glaucoma, and oedema of the optic disc. Br J Ophthalmol. 1969; 53（11）:721–748.

[34] Yin ZQ, Vaegan, Millar TJ, Beaumont P, Sarks S. Widespread choroidal insufficiency in primary open-angle glaucoma. J Glaucoma 1997; 6（1）:23–32.

[35] Hung LF, Wallman J, Smith 3rd EL. Vision-dependent changes in the choroidal thickness of macaque monkeys. Invest Ophthalmol Vis Sci. 2000; 41（6）:1259–1269.

[36] Gloesmann M, Hermann B, Schubert C, Sattmann H, Ahnelt PK, Drexler W. Histologic correlation of pig retina radial stratification with ultrahigh-resolution optical coherence tomography. Invest Ophthalmol Vis Sci. 2003; 44（4）:1696–1703.

[37] Mansouri K, Medeiros FA, Tatham AJ, Marchase N, Weinreb RN. Evaluation of retinal and choroidal thickness by swept-source optical coherence tomography: repeatability and assessment of artifacts. Am J Ophthalmol. 2014; 157（5）:1022–1032.

[38] Zhang C, Tatham AJ, Medeiros FA, Zangwill LM, Yang Z, Weinreb RN. Assessment of choroidal thickness in healthy and glaucomatous eyes using swept source optical coherence tomography. PLoS One. 2014; 9(10):e109683.

[39] Mansouri K, Medeiros FA, Marchase N, Tatham AJ, Auerbach D, Weinreb RN. Assessment of choroidal thickness and volume during the water drinking test by swept-source optical coherence tomography. Ophthalmology. 2013; 120（12）:2508–2516.

[40] Yang Z, Tatham AJ, Zangwill LM, Weinreb RN, Zhang C, Medeiros FA. Diagnostic ability of retinal nerve fiber layer imaging by

swept-source optical coherence tomography in glaucoma. Am J Ophthalmol. 2015; 159（1）:193–201.

[41] Yang Z, Tatham AJ, Weinreb RN, Medeiros FA, Liu T, Zangwill LM. Diagnostic ability of macular ganglion cell inner plexiform layer measurements in glaucoma using swept source and spectral domain optical coherence tomography. PLoS One. 2015; 10（5）: e0125957.

[42] Leung CK, Weinreb RN. Anterior chamber angle imaging with optical coherence tomography. Eye（Lond）. 2011; 25（3）:261–267.

[43] Sakata LM, Lavanya R, Friedman DS, Aung HT, Seah SK, Foster PJ, et al. Assessment of the scleral spur in anterior segment optical coherence tomography images. Arch Ophthalmol. 2008; 126（2）: 181–185.

[44] Liu S, Li H, Dorairaj S, Cheung CY, Rousso J, Liebmann J, et al. Assessment of scleral spur visibility with anterior segment optical coherence tomography. J Glaucoma. 2010; 19（2）:132–135.

[45] McKee H, Ye C, Yu M, Liu S, Lam DS, Leung CK. Anterior chamber angle imaging with swept-source optical coherence tomography: detecting the scleral spur, Schwalbe's Line, and Schlemm's Canal. J Glaucoma. 2013; 22（6）:468–472.

[46] Liu S, Yu M, Ye C, Lam DS, Leung CK. Anterior chamber angle imaging with swept-source optical coherence tomography: an investigation on variability of angle measurement. Invest Ophthalmol Vis Sci. 2011; 52（12）:8598–8603.

[47] Lai I, Mak H, Lai G, Yu M, Lam DS, Leung CK. Anterior chamber angle imaging with swept-source optical coherence tomography: measuring peripheral anterior synechia in glaucoma. Ophthalmology. 2013; 120（6）:1144–1149.

[48] Mishima K, Tomidokoro A, Suramethakul P, Mataki N, Kurita N, Mayama C, et al. Iridotrabecular contact observed using anterior segment three-dimensional OCT in eyes with a shallow peripheral anterior chamber. Invest Ophthalmol Vis Sci. 2013; 54（7）: 4628–4635.

[49] Mak H, Xu G, Leung CK. Imaging the iris with swept-source optical coherence tomography: relationship between iris volume and primary angle closure. Ophthalmology. 2013; 120（12）:2517–2524.

（容　蓉　译）

索引

A

B

C

D

E

F

G

H

I

L

M

N

O

P

R

S

（杨启晨　叶　蕾　译）